VERLAG ANTJE
KUNSTMANN

LIAT ELKAYAM

ABER DIE NACHT IST NOCH JUNG

ROMAN

AUS DEM HEBRÄISCHEN
VON GUNDULA SCHIFFER

VERLAG ANTJE KUNSTMANN

Für Zoë, meinen Augapfel

FLITTER

Sie war überglücklich, dass sie die Hochzeit hinter sich hatte. Der ungeschmückte Wagen hielt vor dem Hotel am Ende der Promenade. Sie stiegen aus, und er umarmte zum Abschied den Fahrer, seinen besten Freund. Sie hatte gute Lust, den Freund, der ihr die ganze Hochzeit über auf die Nerven gegangen war, anzuspucken, entschied aber, dass sich das nicht gut mit ihrem puderrosafarbenen Kleid vertrug. In der einen Hand hielt sie ihr Täschchen, in der anderen die silbernen Servierplatten mit den Resten vom Catering. Hätte sie eine dritte Hand gehabt, sie hätte sich auch noch die Stirn gehalten, die auf dem Boden aufzuschlagen drohte. Was ein Segen, dachte sie, dass sie sich die Haare nicht mit Tausenden Nadeln auftürmen hatte lassen, sonst hätte sie jetzt Stunden damit zu tun, die Nadeln wieder zu entfernen. Die sieben Gläser Whisky, die sie getrunken hatte, machten sich mit einem Prickeln in den Fingerspitzen bemerkbar.

Das Schönste am Brautsein war, dass sie ständig jemand gefragt hatte, ob sie etwas trinken wolle, woraufhin sie diesem bloß das Zauberwort »Whisky« zuraunen brauchte, um sofort mit einem Glas versorgt zu werden. Sie stürzte ihre Drinks in wohlüberlegten Intervallen von mindestens zwanzig Minuten hinunter. Weil sie genug aß und zwischen den Drinks immer wieder ein Glas Wasser trank, wurde ihr nicht übel. Auch das jahrelange Training half vermutlich dabei, dass sie sich nicht besinnungslos betrank. Sie grinste breit, leicht beduselt, aber nur ein kleines bisschen beschwipst. Sie erinnerte sich an eine Hochzeit, bei der sich die Braut auf der Toilette vollgekotzt hatte; an eine Hochzeit, bei der der Bräutigam in Ohnmacht gefallen war, sich den Kopf an der

Treppe aufgeschlagen und die Lippe aufgerissen hatte; an eine, bei der sich der Vater des Bräutigams an die Mutter der Braut herangemacht hatte; und an eine, bei der der beste Freund des Bräutigams so viel blauen Whisky aus dem Flachmann gesoffen hatte, dass er vom Rand der Tanzfläche aus das ganze Steak in hohem Bogen auf das Parkett reiherte. Die Szenen hatten sich so sehr in ihr Gedächtnis eingebrannt, dass sie einen Vollrausch unbedingt vermeiden wollte.

Auf der Hochzeit hatte sie wie wild getanzt. Die Fotografin beschwerte sich nachher, man könne sie unmöglich erwischen, weil sie nicht mal für eine Sekunde nicht in Bewegung war (und der Satz, den sie hinterherschob, gab ihr einen Stich ins Herz: Und du blinzelst auch die ganze Zeit). Doch jetzt, hier in der Hotellobby, hielt sie einen Moment inne und atmete unter den Millionen wirbelnden Glitzerlichtern des riesigen Kronleuchters mehrmals tief durch.

Jonatan hielt ihre Hand nicht, als sie hineingingen, er war zu beschäftigt mit seinen Servierplatten voller Essensreste, beschwerte sich über sein zerknittertes Ralph-Lauren-Sakko, das er nur deshalb zu tragen bereit gewesen war, weil sie es sich gewünscht hatte. Im Aufzug stellte er sich vor den Spiegel, begutachtete sich kritisch, zog die Wangen ein wie ein Model und hielt sie so. Eine vertraute Geste. Jeden Morgen zog er die Wangen auf diese Art ein, nachdem er sich etwa dreißigmal gekämmt und sein Spiegelbild geprüft hatte; auch jedes Mal, wenn er fotografiert wurde, darum sahen seine Lippen auf Fotos immer aus wie zu einem kleinen, wulstigen o geschrumpft. Das Neonlicht gab seinem blassen Teint einen rosafarbenen Ton mit einem Stich ins Graue. Was für ein schrecklicher Fehler, dass sie ihm das pinkfarbene Hemd gekauft hatte, auch noch für sechshundert Schekel! Der V-Ausschnitt lag eng am Hals an, erwürgte ihn fast. Sie selbst war in einem noch viel schlimmeren Zustand, wie sie bei einem flüchtigen Blick in den Aufzugspiegel feststellte. Sie hätte besser nicht gewagt, genauer hinzusehen. Von der Schminke war kaum etwas übrig, nur wenige

Partien ihres Gesichts hielten sich noch tapfer – ein kreisrunder Fleck beigen Make-ups um das linke Nasenloch, die akkurate und ebenmäßige Schicht auf der Stirn –, doch die roten Lippen waren aufgesprungen, und der Pickel am Kinn war zwar abgeklungen, aber die trockene, rissige Haut drumherum blätterte ab. Sie hörte, wie etwas leise auf den Boden des Aufzugs trommelte. Sie bückte sich und entdeckte lauter kleine Perlen, die sich von einem gerissenen Faden ihrer bestickten Vintage-Tasche gelöst hatten.

Als sie den mit einem meerblauen Teppich ausgelegten Korridor entlanggingen, dessen Ende im Licht des Vollmonds schimmerte, fragte sie sich, ob er sie wohl in seinem Armen über die Schwelle heben würde wie im Film. Vor der Tür ihres Hotelzimmers stellte sich heraus, dass ihre Schusseligkeit diese Option – sollte sie je bestanden haben – zunichte gemacht hatte. Im Trubel der nachmittäglichen Hochzeitsvorbereitungen, auf dem Höhepunkt des Dramas aus Schminken, Mutter, begleitender Freundin und dem unablässig vor sich hin bürstenden und schwatzenden Friseur, hatte sie keine Sekunde an den Zimmerschlüssel gedacht, und jetzt, wie Tausende Male zuvor in ihrem Leben, war sie sich nicht mehr sicher, ob sie ihn eingesteckt hatte. Sie standen vor der richtigen Tür, nur nicht auf der richtigen Seite. Er schaute sie an.

»Hast du den Schlüssel?«

Schlagartig wurde ihr klar, und ihm auch: Sie hatte ihn nicht.

Erschöpfung und Enttäuschung standen ihm ins Gesicht geschrieben, ihr auch, nur dass sie sich trotz allem zusammenriss, noch einmal Hoffnung schöpfte und in ihrer Handtasche kramte. Sie fischte einen Lippenstift, ein Plastiktütchen mit Lidschatten und Wattestäbchen, das kaputte Telefon, eine Haarnadel und das Band vom Brautstrauß aus dem schmalen Täschchen. Während sie weiter in der kleinen, jetzt leeren Tasche wühlte, verzweifelt nach einem verborgenen Reißverschluss, nach irgendwas suchte, bemerkte er ein Zimmermädchen, schritt mit strammer Brust auf sie zu und fragte äußerst höflich, sogar mit einem warmen Lächeln:

»Könnten Sie uns vielleicht ins Zimmer lassen? Wir finden den Schlüssel nicht.« Das Zimmermädchen nuschelte etwas Unverständliches auf Russisch. Er antwortete ihr auf Jiddisch, woraufhin ihm das Zimmermädchen ein Lächeln schenkte, sich zerstreut in den Haaren nestelte und eine kurze Antwort gab. Unterdessen wühlte sie weiter in ihrer Tasche und verhakte sich dabei in dem widerspenstigen Faden. Zehn weitere Perlen kullerten über den Korridor. Er wandte sich ihr mit einem hörbaren Seufzer zu, weil er das natürlich hatte kommen sehen, sogar noch Schlimmeres, und bestimmte: »Wir gehen runter in die Lobby.« Sie streifte die Ballerinas ab, die sie zum Wechseln mitgenommen hatte. Ihre Füße erinnerten sich noch immer schmerzlich an die fünf Stunden in den Riemchenpumps, die ihr das Fußgewölbe verkrümmt und den kleinen Zeh zerquetscht hatten. Sie schleppten sich den Korridor hinunter, der plötzlich grün wurde.

Im Aufzug achtete sie darauf, ihren Blick nicht zu heben. Die französische Maniküre hatte sich ausgezahlt, die rosa Grundierung ihrer Zehennägel war unbeschadet, doch ein dunkelroter Strich zog sich über die ganze Breite des Fußrückens, dort, wo sie der Riemen der silbernen Pumps malträtiert hatte. Er nahm ihre Hand, und sie wusste nicht, wessen Hand die kalte und wessen die warme war.

An der Rezeption saß ein Hotelangestellter mit laufender Nase. Vor ihm stapelte sich benutztes Toilettenpapier. Er putzte sich die rote Nase, es klang wie ein Trompetenstoß. »Gesundheit«, sagte sie. »Hören Sie, wir haben den Zimmerschlüssel nicht.«

Neugierig begutachtete der Rezeptionist den Inhalt seines Taschentuchs und fragte: »Ihre Zimmernummer?«

»219.«

Selbst die Nummer ihres Hotelzimmers ließ sich nicht durch zwei teilen, schoss es ihr durch den Kopf. Der Rezeptionist stöberte im Computer und in der Nase. »Wir sind schrecklich müde«, sagte sie.

Er musterte sie von oben bis unten, hämmerte auf die Tastatur ein und verkündete: »Dieses Zimmer wurde noch nicht bezahlt.«

Hitze stieg ihr von den schmerzenden Füßen bis hoch in den Kopf, und die Scham ließ sie erröten. Ihre Mutter war wieder einmal schusselig gewesen, oder sie hatte die Rechnung absichtlich nicht beglichen. »Dann bezahle ich eben«, sagte sie bestimmt, »aber um meine Tasche mit der Kreditkarte zu holen, muss ich ins Zimmer.«

Der Rezeptionist verzog den Mund. »Und woher soll ich wissen, dass das wirklich Ihr Zimmer ist?« Sie hatte keine passende Antwort. »Keine Ahnung, weiß ich nicht.«

Jonatan lief unterdessen hinter ihr hin und her, seine ausholenden Schritte hallten durch die leere Lobby. Ein Panther im Käfig. Der Rezeptionist zog geräuschvoll die Nase hoch und sah ins Licht. »Ich möchte Hatschi machen, aber es kommt nicht«, stellte er fest. Und gähnte. Sie gähnte zurück. Auf dem Tresen stand eine Tasse mit dem Hotellogo, gefüllt mit einer gräulichen Flüssigkeit, in der zwei Stückchen Zitrone schwammen. Der Rezeptionist nahm die Tasse, um den Inhalt zu begutachten, der eine Antwort barg, allerdings nicht auf ihre Frage. »Wir haben eine lange Nacht hinter uns. Sie sehen es ja, wir sind frisch verheiratet. Ich hatte den Schlüssel, ich habe bloß vergessen, ihn mitzunehmen. Bitte machen Sie uns doch endlich auf, schicken Sie jemanden aufs Zimmer, dann finden Sie unsere Sachen dort, mein Name steht auf der Reservierung.«

Zu seiner Erleichterung konnte der Rezeptionist nun endlich niesen, doch da kein Papier mehr auf der Rolle war, suchte er sorgfältig eines aus den benutzten auf dem Tresen heraus, eines mit langem, sauberem Schwanz, und schnäuzte sich erneut mit einem Trompetenstoß.

»Jetzt reicht's, das ist doch eine Zumutung.« Ihre Stimme schwoll an, beinah jaulte sie, ein kaltes, aggressives Jaulen. »Es ist vier Uhr morgens, und ich will in mein Zimmer.«

Sie bemerkte, wie Jonatan ihr eine Hand auf die Schulter legte, und wusste, dass er sie in diesem Moment verabscheute. Wieder einmal überkam sie einer ihrer hysterischen Anfälle. Aus irgendeinem Grund trafen diese zügellosen Attacken stets die einfachen Angestellten. Einmal hatten sie furchtbar in einer Handy-Reparaturwerkstatt gestritten, nachdem sie die Mitarbeiterin anschrie, die ihr angeblich nicht gesagt hatte, dass beim Umstieg auf ein neues Gerät alle ihre Nummern gelöscht würden. Er sagte ihr, so könne man nicht mit den Leuten umspringen, es sei unverschämt. Was hatten sie schon getan? Sie taten nur ihre Arbeit, folgten penibel den Anweisungen, die sie bekamen, und es gab absolut keinen Grund, derart auszurasten. Was war bloß in sie gefahren? Wozu diese Respektlosigkeit?

Sie wusste, wie sehr er dieses Verhalten verabscheute und wie unglücklich der Zeitpunkt war, und biss die Zähne zusammen, um nichts mehr zu sagen. In der Stille ertönte der Schrei in ihrem Kopf wie eine Sirene mit tausend Dezibel. »So geht man nicht mit Kunden um, das ist kein Service. Und hören Sie endlich auf, sich vor mir die Nase zu schnäuzen, das ist ja widerlich.«

Der Rezeptionist musterte sie wieder, dieses Mal aber interessiert, als hätte er sie endlich gehört. Ohne Kommentar zückte er eine weiße Plastikkarte, tippte eine rote Zahl ein, sodass ein grünes Licht aufblinkte, und legte die neue Chipkarte auf den Tresen. Als sie in den Aufzug stiegen, gähnte sie wieder: Irgendwo hatte sie einmal gelesen, dass sich der Grad der Empathie eines Menschen auch darin ausdrückt, wie viel Zeit vergeht, bis er sich vom Gähnen des anderen anstecken lässt. Und hier war weniger mehr: Je weniger Zeit vergeht, umso größer die Empathie.

Jonatan steckte die Karte in den Schlitz, und das Licht leuchtete auf – allerdings rot. Er versuchte es noch einmal, rieb die Karte an seiner Hose, das Licht blieb rot. »Fuck«, sagte sie. »Funktioniert nicht«, sagte er. Sie setzte sich auf den Teppich. »Vergiss es, ich kümmere mich darum«, sagte er. Sie sammelte die Perlen ein, die zuvor auf dem Korridor in alle Richtungen gesprungen waren, rutschte auf zerkratzten Knien über den Boden, in einem Kleid, das viel luftiger und leichter aussah, als es in Wirklichkeit war, während er sich auf den Weg hinunter in die Lobby machte. Als er zurückkam, lehnte sie an der Wand, rasselte mit ihrem perlenbeladenen Täschchen wie mit einer einsamen Kastagnette. Sie hatte das Bedürfnis nach etwas Lärm, um nicht denken zu müssen. Er setzte sich neben sie. »Er hat gesagt, er schickt gleich jemanden rauf.«

»Danke, Pu«, sagte sie.

Plötzlich lächelte er, legte seinen Kopf in ihren Schoß. Sie streichelte über sein glattes Haar und die rauen, molligen Wangen.

Nach einigen Minuten kam ein junger Mann mit einem Stapel Chipkarten und öffnete ihnen die Tür. Die Sache mit der Schwelle hatte sie längst vergessen, er hastete aufs Klo, um zu pinkeln. Auf dem Tisch standen die bananenpunschfarbenen Blumen vom Nachmittag. Eine billige grüne Flasche Champagner, Geschenk des Hotels, thronte lauwarm und anklagend auf einem silbernen Tablett neben dem Bett. Sie öffnete die Reisetasche und zog mit heiliger Ehrfurcht das Nachthemd heraus, das sie sich extra für diesen Anlass gekauft hatte. Er kam in den neuen weißen Unterhosen aus dem Badezimmer. Seine Schenkel waren dünn, aber muskulös. Das Haar hell und feucht, unendlich schön.

»Ich habe mir die Haare nass gemacht, zum Duschen habe ich keine Lust mehr, Pu«, sagte er. Sie war so beschäftigt damit, was sie jetzt zu tun hatte und ob er in dieser Nacht wohl mit ihr schlafen würde und was es zu bedeuten hatte, dass er sie den halben Abend lang ignoriert, ihr nicht einmal in die Augen geschaut hatte, dass sie nur sagte: »Gut, aber ich möchte schon duschen, okay?«

Beladen mit Utensilien ging sie ins Badezimmer, um gleich wieder herauszukommen, weil sie die Zahnbürste vergessen hatte. Er saß auf dem Bett und stocherte in dem Essen vom Catering herum, kaute auf den Resten eines Steaks und besudelte die Bettwäsche mit blutigen Fettspritzern.

Im Badezimmer nahm sie die Badehaube aus der weißen Plastiktüte und verstaute ihre Mähne darunter, damit die glänzende

Hochzeitsfrisur möglichst noch einen Tag länger hielt. Duschte rasch, aber gründlich, besonders sorgfältig wusch sie die Vagina, einschließlich der Schamlippen, dann zückte sie eine frische Rasierklinge, um etwaige Borsten am After zu eliminieren. Sie benutzte das harte Seifenstück des Hotels. Hätte sie eine Flüssigseife von zu Hause mitgebracht, hätte sie riskiert, dass der Spender in der Tasche auslief, und das hatte ihr gerade noch gefehlt. Inspizierte ihr Gesicht im Spiegel. Die Haut war vom Make-up ausgetrocknet, es musste dringend eine Feuchtigkeitscreme her. Sie kramte in der Tasche. Hatte vergessen, welche einzupacken. Kratzte die trockene Haut um den Pickel am Kinn herum ab, auf die Gefahr hin, dass es zu bluten begann, überkleisterte den Schandfleck mit Make-up. Sie wollte unbedingt schön aussehen, und noch mehr wollte sie, dass er ihr sagte, sie sei schön. Lächelte sich selbst im Spiegel an, es sah erbärmlich aus. Wie zum Trost prüfte sie ihren weißen, flachen, von den Alkoholdämpfen brodelnden Bauch. Trug rotes Lipgloss auf und zog das Nachthemd aus der Stofftasche; mit der cremeweißen Spitze am Abschluss war es fast schön genug, um als Brautkleid durchzugehen. Nur die Träger waren schwarz, aus weichem Samt. Das Dekolleté war tief ausgeschnitten. Durchschimmernde rosa Brustwarzen, enge, betonte Hüften und vom Stoff verhüllte dickliche Knie. In der Hoffnung, dass er nicht eingeschlafen war, ging sie zu ihm. Er lag schon im Bett, seine Kleider hatte er wild durcheinander aufs Bett geworfen, sein Blick war schläfrig, aber er lächelte. Auf Spitze sprang er immer an. »Komm«, sagte er mit seiner sanften, niedlichen Kinderstimme, und sie freute sich, dass er wach war, kroch zu ihm unter die weißen Laken. In Sekundenschnelle waren sie ineinander verschlungen. Er unter ihr, doch offenbar hatte er die Stellung bestimmt, nicht sie. Seine Augen waren glasig, ihre von einem dünnen Schleier überzogen. Er kam, ohne etwas zu sehen. War im Nu eingeschlafen.

Sie lag neben ihm und sagte sich: »Mein Ehemann, mein Ehemann. Mein Mann. Mein Mann.« Wieder. Vielleicht diesmal. Vielleicht ein Flüstern. Nur im Herzen. Mein Ehemann, mein Ehemann. Es ist wahr. Wirklich. Sie versuchte, sich selbst zu überzeugen.

Gedanken an die Hochzeit prasselten auf sie ein. Kann es sein, dass Milka wieder schwanger ist? Warum hat Jochai sich nicht gegen den aufdringlichen Doron gewehrt? Warum ist Avischag nicht gekommen? Wie sehr sie sich verausgabt hatte. Sie war hin- und hergependelt zwischen seinen Kiffer-Kumpanen und ihren nerdigen Kollegen einerseits und seiner religiösen Familie und ihrer Clubgänger-Clique andererseits. Der Ort hatte mit seinen zwei Etagen für die Trennung der verschiedenen Welten gesorgt und sie mehr als sechzigtausend Gesichter gestreift.

Auf der Hochzeit von Catherine und David vor einem Monat hatten sich Braut und Bräutigam so wenig um die Gäste gekümmert, dass sie sich für sie schämte. David behauptete, er sei auf einem Trip, obwohl er nicht einmal einen Joint angerührt hatte, ließ sich einfach treiben, während Catherine sich die ganze Zeit mit ihrem Asthmaspray auf die Toilette flüchtete, wo sie sich vor ihrer Schwester versteckte, die ihr mit Puder und Lippenstift dicht auf den Fersen war und immerzu »Touch-up, Touch-up« kreischte. Wegen Catherine und Davids Hochzeitstermin hatten sie ihren eigenen um einen Monat verschoben. Vielleicht wäre aber genau das der richtige Zeitpunkt für sie gewesen, um zu heiraten. Wer weiß das schon. Wirklich. Am meisten wünschte sie, es würde bei ihnen genauso sein wie bei Adam und Carmela, die sich die ganze Nacht geküsst und einander gefragt hatten: »Erinnerst du dich noch, wie ...« »Hast du gesehen, dass ...« »War das ein Spaß, als ...« Immerhin hatten sie sich nicht wie Dafna und Lior gegenseitig die eingegangenen Schecks vorgezählt.

Sie stand auf, ließ Wasser in die Wanne ein, und tänzelnd wie bei einer Verführung kehrten all die kleinen Demütigungen des Abends zu ihr zurück. Alex, der Jonatan nach der Chuppa sein »Beileid« ausgesprochen hatte. Rotem, der, mit der Videokamera betraut, diese aus Versehen ruiniert hatte, sodass niemand die Trauung filmen konnte. Gal, der beinahe die Party verdorben hätte, weil er mit Schirli und Dafna flirtete, bis seine neue Freundin nach der Hälfte des Abends ging. Dafna, die die ganze Nacht wie ein kaputtes Spielzeug auf der Stelle auf und ab gehüpft war, bis ihr das trägerlose Kleid runterrutschte. Rotem, der ihrem gesamten Team aus der Arbeit halbe Ecstasypillen angeboten hatte. Und schließlich ihr Vater und ihre Mutter, die kein einziges Wort miteinander gesprochen hatten.

Er schlief wie ein Stein, und sie wagte es nicht, laut zu schreien und ihn zu wecken. Hellwach und nervös ging sie vom Bett ins Badezimmer und wieder zurück ins Schlafzimmer, vermaß im Kopf die Schritte und Augenblicke. Zog das spermabefleckte Babydoll aus. Sie mussten früh aufstehen morgen, das Zimmer bis elf Uhr räumen, er wollte bestimmt nicht das Frühstück verpassen. Sie hätte am liebsten eine Woche lang auf dem Teppich geschlafen, aber an Schlaf war nicht zu denken. Sie zog das Hemd ihres Mannes an, knöpfte es bedächtig zu und trat auf den Korridor hinaus, wobei sie die Champagnerflasche in die Tür klemmte, damit sie nicht zufiel, und schlich auf Zehenspitzen über den trockenen Teppich zum Fenster am Ende des Korridors. Mondlicht fiel auf den Strand, drei Palmen und eine gelbe Tankstelle. Auf der anderen Seite färbte sich der Himmel bereits violett. Sie presste die Nase gegen die Scheibe, atmete aus und malte mit dem Finger ein Herz auf das Glas. Dann kehrte sie ins Zimmer zurück und kuschelte sich wie immer von hinten fest an ihn und schlief ein. Gut möglich, dass er ihre Hand nahm, aber selbst wenn nicht, änderte es nichts.

Der Morgen zog mit einem starken, gleißenden Licht herauf. Sie hatte versäumt, die Jalousien zu schließen. Alles erstrahlte in Gelb, und sein Haar funkelte, jedes einzelne in einer anderen Farbe. Sie lugte auf die Uhr neben dem Bett. Zehn. Sie waren nicht rechtzeitig für das Buffett aufgewacht. Was ein Glück. In einer Stunde war Check-out. Sie stand auf, um zu duschen. Sie musste das Gesicht noch einmal waschen, frische Abdeckcreme auf den Pickel auftragen. Sie hatte Lust, wenigstens den Swimmingpool auszuprobieren. Sie packte den Lippenstift, seine Kleidung und das hauchdünne Nachthemd zusammen. Putzte sich die Zähne und ließ all die kleinen, verzierten Fläschchen des InterContinental samt Seife und Conditioner mitgehen. Dann schlüpfte sie in den roten Badeanzug und verbarg die schwarzen Ringe unter den Augen hinter der riesigen schwarzen Sonnenbrille, die sie für die Flitterwochen gekauft hatte. Auch er stand auf und folgte ihr lustlos hinunter. Der Hotelpool war mit kleinen Kindern und jauchzenden Familien bevölkert. In ihrem Kopf schallte noch immer die Diskomusik. Lovely day, lovely day, lovely day. Sie ging allein ins Wasser, schwamm auf dem Rücken bis zum Ende des Pools, der so angelegt war, dass man meinte, das Wasser ergösse sich von hier aus geradewegs ins Mittelmeer. Er trat an den Beckenrand, ragte über ihr, ein weißer, schattenwerfender Körper, die Augen zusammengekniffen. Ein Kind feuerte einen bunten Ball ab und traf ihn am Hintern. Verblüfft fuhr er herum, das Kind lachte. Er hob den Ball hoch, schoss ihn hinüber auf die andere Seite des Pools, wandte sich dann an sie und fragte, ob sie Geld für ein Eis hätte, aber sie hörte es nicht. Nur die Stille des Wassers in den Ohren, trieb sie Richtung Meer.

•

Sie warteten auf das Taxi, das sie bestellt hatten. Zwei Menschen. Zwei Koffer. So früh am Morgen, und schon brannte die Sonne. Er fuhr sich mit den Fingern durchs Haar, der Wind, den es nicht gab, hätte es zerzausen sollen. Sie holte ihre neue Sonnenbrille heraus; stets ragten ihre Augenbrauen über den Rahmen, mochte der auch noch so riesig sein.

Als sie sich ins Taxi setzten, tastete sie nach seiner warmen Hand, schloss die Augen. Bei der Auffahrt auf die Ajalon-Schnellstraße wurde ihr übel. Sie hatte schon seit drei Tagen nicht mehr richtig geschlafen und nickte beinahe ein, da piepste plötzlich sein Telefon. Er ging ran: »Wir sind eben losgefahren«, und dann: »Das glaube ich nicht. Wirst du jetzt etwa emotional? Ich habe gerade geheiratet, und du jammerst mir die Ohren voll.« Es folgte eine sehr lange Pause, während der Jonatan, so beobachtete sie es aus dem Augenwinkel, nickte, wieder und wieder den Kopf schüttelte, obwohl sein Gegenüber es nicht sehen konnte. Die Person am anderen Ende der Leitung hörte offenbar gar nicht mehr auf zu sprechen; das konnte nur Alex sein. »David und Catherine sind also mit dem Fahrrad die französische Riviera hinuntergefahren. Und dann was?«, fragte Jonatan und gestikulierte wild mit den Händen. Riss sie hoch und beschrieb Kreise in der Luft. »Er trainiert also. Aus Angst, dass er wieder Letzter wird? In einem Monat fahren wir die ›Meer-zu-Meer‹-Tour, vom Norden runter zum See Genezareth, dann werden wir schon sehen, wer fitter ist.« Es folgte wieder eine lange Pause, dann lachte Jonatan und sagte: »Als wäre er der erste Mensch, der einen großen Fisch geangelt hat. Na klar doch, klar, und die Angelrute war aus Bambusrohr. Und der Fisch ein Meerbarsch, eine Seltenheit, sieben Kilo. Der konnte bestimmt auch reden, der Fisch, hat ihm ein Chanson vorgeträllert, sicher doch ...«

Als sie am Flughafen ankamen und aus dem Taxi ausstiegen, zerbrach der Griff des riesigen Koffers, den sie sich von ihrer Mutter geliehen hatte. Vergeblich versuchte sie, ihn zusammenzusetzen. »Hast du mir auch Socken eingepackt?«, fragte Jonatan. Sie nickte. Der Griff fiel wieder auseinander, sie hielt die einzelnen Plastikteile und den Knauf in Händen. Reglos verharrte sie einige Sekunden auf der Stelle, bis er verkündete: »Damit werde ich schon fertig.« Er schubste den schweren, schlingernden Koffer mit Gewalt vorwärts und verzerrte sich dabei die Armmuskeln. Sie versuchte, mitzuhalten, schleppte sich neben ihm vorwärts, in der einen Hand den Strohhut, in der anderen ihren kleinen, leichten Trolly, der enthielt, wovon sie sich unmöglich trennen konnte: zwei Paar in Stofftaschen eingeschlagene, unglaublich teure Schuhe und einen Beutel mit einem Großvorrat an Kosmetika, der die Katastrophe ihrer alternden Gesichtshaut aufhalten sollte.

Am Schalter der Fluggesellschaft sagte die junge Frau mit Halstuch: »Okay, ist das jetzt alles? Ihr Koffer hat zwei Kilo Übergewicht.« Jonatan schaute sie an, wackelte tadelnd mit dem Finger und zog eine Augenbraue hoch oder versuchte es zumindest, denn ungewollt ging die andere mit. Sie summte leise »Lovely day, lovely day, lovely day«, um nicht daran zu denken, was er sich jetzt wohl dachte.

Vor der Passkontrolle hatte sich eine lange, gewundene Schlange gebildet. Jonatan reihte sich ausgerechnet in die längste ein, just hinter eine Gruppe schwarz gekleideter Orthodoxer. Ein Greis, zwei Erwachsene, vier Kinder. Ein Stapel runder Schachteln für ihre Hüte. Er stellte sich absichtlich dicht hinter sie, die Hände hinter dem Rücken, die Brust nach vorn geneigt, den Kopf schief gelegt. Sein Kinn berührte fast den unteren Hals. Er sah aus wie einer von ihnen. Jonatan zupfte eine Weile an seinen Bartstoppeln und rempelte dann absichtlich einen der Jungen an, der sich auch sofort umdrehte. »Verzeihung«, sagte Jonatan. Der Junge lächelte und neigte den Kopf. »Wohin fahrt ihr?«, fragte Jonatan. »Nach Hause«, antwortete der Junge mit amerikanischem Akzent und maß sie mit einem kurzen Blick. »Und wo ist das?«, versuchte Jonatan, ihn in ein Gespräch zu verwickeln. Der Junge lächelte wieder, schenkte Jonatan einen kleinen Magneten, und noch bevor er ihm danken konnte, wurde der Junge von einem der anderen Kinder am Schaufaden seines Hemds weitergezogen und von dem schwarzen Haufen verschluckt. Die religiöse Karawane hatte die Ausweiskontrolle schon fast erreicht und stimmte lauten Gesang an: »Ein Wallfahrtslied. Ich hebe meine Augen zu den Bergen, woher kommt meine Hilfe?« Jonatan zupfte wieder an seinen Bartstoppeln, fasste sich in den Schritt, beäugte den Magnet mit dem Reisesegen. »Gauner, böse Bestien«, murmelte er, »eine Religion für Paranoide.«

Sie sah auf die Uhr im oberen Bereich der Halle und zählte rückwärts. Die Zeiger bewegten sich im Kreis. Der Flughafen als Transitstation hat tatsächlich keine Stunden für sich allein, die Zeit ist hier relativ, wird vom Moment des Abflugs diktiert. Sie hatten nur noch zwanzig Minuten. Sie ahnte, dass sie durch den Duty-Free-Shop würde hetzen müssen. Bei ihrer ersten gemeinsamen Auslandsreise hatte er sie schnurstracks in einen Elektroladen gesteuert und alle Kopfhörer mit Adapter durchprobiert, bis fast keine Zeit mehr blieb; erst in allerletzter Sekunde hatte sie sich allein zum Parfüm und zum Schmuck durchgeschlagen und im Handumdrehen zweihundert Dollar ausgegeben. Als sie in den Elektroladen zurückkehrte, hatte er sich nicht vom Fleck gerührt, stand mit offenem Mund da, die Unterlippe voller Wut über sie, die ihn alleingelassen hatte, trotzig vorgeschoben. »Warum bist du einfach weggegangen?«, fragte er, und sie erinnerte sich, dass er ihr einmal davon erzählt hatte, wie er als Kind im Kaufhaus verloren gegangen war und seine Mutter ihn nicht wiederfand, sodass er noch Jahre später Albträume davon hatte. Da war sie wütend auf sich selbst geworden. Bei ihrer zweiten Reise wich sie nicht von seiner Seite. Selbst dann nicht, als er im Spielzeugladen eine intelligente Tanzmatte kaufen wollte, die man an den Computer anschließt, um dann zu allen möglichen Popsongs darauf zu tanzen. Sie pflichtete ihm enthusiastisch bei, auch wenn sie sich zur Begeisterung zwingen musste, denn sie war sich absolut sicher, sie würden diese Tanzmatte, sobald die erste Euphorie abgeklungen war, nie wieder benutzen, nicht einmal als Badvorleger. In Gedanken rechtfertigte sie den Kauf mit dem Argument, dass sie das Spiel gut für ihre Arbeit testen könne, und schwor sich parallel, eine Lehre aus dieser Sache zu ziehen. Und tatsächlich, jetzt, zu Ehren ihrer Flitterwochen, bat sie ihn zärtlich und äußerst vorsichtig, sich im Duty-Free-Shop doch bitte zu trennen. Er war einverstanden, sie würde ihn bei den CDs antreffen, und ging leichten Schrittes davon. Vielleicht macht der Ehering es ja leichter, sich auch mal zu trennen, obwohl er sie ein bisschen am Finger juckt. Sie wanderte rüber zu den harten Getränken, griff, ohne zu überlegen, nach einer Packung Zigaretten und legte sie gleich wieder zurück, denn Jonatan ging davon aus, dass sie mit dem Rauchen aufgehört hatte. Stattdessen warf sie eine Flasche Glenfiddich in den Korb und krönte ihr Einkaufsritual mit einem Chanel-Lippenstift Nummer 226, der den sprechenden Namen »Die Nacht ist noch jung« trug, zum Preis von fünfunddreißig Dollar. Eines Tages würde die Produktion exakt dieser Nummer eingestellt werden. Was für ein Horror. Das hatte die Heldin eines Buches erleben müssen, das sie gelesen hatte. Und war deswegen glatt durchgeknallt. An der Kasse kaufte der junge Mann vor ihr einen Berg M&Ms für fünfhundert Dollar. »Die kleinen Flacons von Cacharel hier packen Sie bitte auch noch ein.« Als sie mit dem Bezahlen dran war und die Bordkarte vorzeigen sollte, fand sie den blauen Umschlag mit dem Reiseplan nicht, den sie von der Frau aus dem Reisebüro ihrer Mutter bekommen hatte. Darin befanden sich natürlich auch die beiden Flugtickets. Das schiere Grauen. Sie stürmte durch den neonbeleuchteten Gang zurück zum Whisky; die etwa hundert Meter dorthin schienen ewig, eine endlose Reihe aus Fläschchen über Fläschchen in allen erdenklichen Formen. Welch große Erleichterung, als der Umschlag in dem Regal gegenüber vom Whisky auf sie wartete, versteckt unter dem dämlichen Strohhut, den sie ebenfalls liegen gelassen hatte.

Im Flugzeug dann, als ihnen die Stewardess ihre Sitzplätze zuwies, mussten sie feststellen, dass sie auf verschiedenen Seiten des Gangs saßen. Sie geriet in Stress, es erschien ihr wie ein schlechtes Omen. Die Dinge sprachen wieder zu ihr. In weinerlichem Ton wandte sie sich an die Stewardess: »Aber das sind unsere Flitterwochen.« Die Stewardess zog eine perfekt gezupfte Augenbraue hoch; ja, sie war eine echte Meisterin im Hochziehen nur einer Augenbraue. »Es tut mir wirklich leid«, sagte die Stewardess, der es ganz und gar nicht leidtat, mit dem Gesichtsausdruck von jemandem, der schon unzählige Beschwerden gehört hat. »Der Flug ist ausgebucht, und Sie haben Ihre Sitzplätze nicht beim Vorab-Check-in reserviert.« Sie ging weiter, schloss nacheinander die prallvollen Gepäckfächer über den Köpfen der Passagiere.

»Aber es sind unsere Flitterwochen«, sagte sie noch einmal zu Jonatan, jetzt in einem etwas schrilleren Jammerton. Sie merkte, wie ihre Stimme brach, sie beinah schon weinte, was sie selbst überraschte.

»Soll ich nach jemandem rufen?«, fragte Jonatan. Sie nickte und machte sich innerlich auf eine vierstündige Katastrophe gefasst. Wo sollte sie nur ihren Strohhut verstauen? Ihn aufzusetzen, war lächerlich, und in den vollgestopften Ablagen würde er zerknautscht. Jonatan beugte sich zu ihr herüber, wollte die beiden Mädchen, die neben ihr saßen, dazu überreden, den Platz zu tauschen. Die beiden kicherten und wollten sich partout nicht voneinander trennen, also wandte er sich an den bärtigen Mann neben sich und sagte: »Wären Sie vielleicht so nett? Ich möchte neben meiner Frau sitzen.« Dieser eine Satz allein war die ganze Reise wert. Ihr fiel ein Stein vom Herzen. Der Bärtige wechselte sogar sehr gern, ein hübsches Plätzchen neben den zwei glucksenden Mädchen, deren Kichern sich allerdings beruhigte, als er sich neben sie setzte. Die eine der beiden bemerkte verzweifelt, dass ihr neuer Nachbar nach Schweiß roch.

Für sie aber war die Welt jetzt wieder in Ordnung. Sie hoben ab in ihre Flitterwochen und saßen nebeneinander. Der Hut ruhte auf ihren Knien, seine Hand lag in ihrer. Jetzt nur nichts essen, dann würde sie sich auch nicht übergeben müssen.

Nach der Landung schlug ihnen schon in der Gangway heiße Luft entgegen und blies ihr den Hut vom Kopf. Sie rannte dem Hut hinterher, bis er mit einer Drehung zu Füßen eines Reisenden landete. Als sie sich nach dem Hut bückte, strich sie mit der Hand versehentlich über ein Paar braune, butterweiche Mokassins, über denen die Kuppel eines strammen Wanstes in modisch geschnittenem Streifenanzug hervorragte, gekrönt von einem rosafarbenen Halstuch, weißem Bart und einer hohen zerklüfteten Stirn. Ein älterer Herr mit dunkler, offenbar gepuderter Haut und dünnem Schnäuzer warf ihr einen warnenden Blick zu. Dann schlurfte er in seinen Mokassins ein paar wenige Schritte vorwärts, drehte sich zur Wand und zündete sich hinter vorgehaltener Hand eine Zigarette an; er nahm drei tiefe Züge und atmete zweimal aus. Anschließend spuckte er geräuschvoll auf die Zigarette, die er zuvor hinter der gewölbten Hand versteckt hatte, und die Glut erlosch.

Sie überlegte, wann sie selbst die Zeit dazu haben würde, sich kurz davonzustehlen, um eine zu rauchen. Der Mann hob seine geballte Hand, es sah aus, als wollte er sie im nächsten Moment ansprechen, doch da hörte sie Jonatan rufen. Hand in Hand machten sie sich auf den Weg zum Gepäckband. Auf nichts freute sie sich jetzt mehr als auf das Wiedersehen mit ihren schönsten Kleidern. Sie betete zum Gott der Luftfahrt und des Shoppens, dass nur ja nicht die geflügelten Sandalen von Hermès verloren gingen. Jedes Mal, wenn das mechanische Riesenmaul einen weiteren Koffer ausspuckte, reckte sie erwartungsvoll den Hals. Aber nein, ein Koffer nach dem anderen sprang heraus, nur ihrer wollte nicht kommen. Es waren allesamt metallisch blitzende Plastikkoffer auf vier Rollen, während sie nach einem schwarzen, weichen, zerbeulten Koffer Ausschau halten mussten. Da überkam sie das heftige Verlangen, so, wie sie war, zu den Koffern auf das Gepäckband zu hüpfen und sich dort oben im Kreis zu drehen.

Auf der Fahrt nach Venedig aß er drei Sandwichs mit Rucola und Prosciutto für je acht Euro. Die weitläufige Landschaft zog in einem Gemisch aus Grün und Braun vorbei. Sie schloss die Augen, öffnete sie wieder, aber die farbige Leinwand draußen blieb genauso hässlich wie zuvor. Sie musste versuchen, zu schlafen. Als sie endlich in einen leichten Schlummer fiel, legte er seine Hand auf ihr Bein. Sie war sofort ganz aufgeregt, griff nach dem Telefon, um ein Foto zu machen. Seine Hand mit dem großen Ehering umschloss ihren Oberschenkel.

Als sie entschieden, am Bahnhof ein privates Wassertaxi zu nehmen – auch wenn das die teuerste Option war –, schien für einen Augenblick alles in Ordnung: Ganz Venedig tat sich vor ihnen auf. Der Himmel war strahlendblau, das Wasser grün und trüb, der große Palast zeigte sich am Horizont, die Kuppel von Gerüsten umstellt. Im Schlepptau des Bötchens tanzten Wassertropfen, die sich in allen Farben des Regenbogens brachen; am Hals des Fahrers, ihres Steuermanns, wehte ein rosafarbenes Tuch. Es war wirklich alles sehr ruhig, die Republik machte ihrem Namen alle Ehre: Selbst der geflügelte Löwe schien träge zu gähnen.

Jonatan lächelte ein wohlbedachtes Lächeln, damit man ja nicht seine unvollkommenen Zähne sähe, sie streckte die Zunge heraus. Und er machte ein Foto von ihnen beiden.

•

Die Reise war das Hochzeitsgeschenk ihrer Mutter. Ein Geschenk, das sie sich nicht gewünscht und darum auch nicht freudestrahlend entgegengenommen hatte. Sie traute sich normalerweise nicht, sich etwas zu wünschen, und ein Geschenk annehmen will auch gelernt sein, ein Talent, das sie nicht besaß. Doch weil sie so gern nach Venedig wollte, ja unbedingt sogar, riss sie sich zusammen und nahm das Geschenk an, unterwürfig und innerlich grollend. Er meinte zwar, Venedig sei zu touristisch, aber sie bestand darauf: Venedig oder gar nichts.

Sie konnte sich gut an die Stadt erinnern. Die erste Italienreise hatten ihre Eltern ihr zum Abschluss des Armeedienstes geschenkt. Als sie aus dem prächtigen Rom nach Venedig kamen, wurde ihr klar, dass sie sich nie in diese Stadt verlieben könnte. Schon auf den ersten Blick war sie abgestoßen von all den arg modrigen, verfallenen Gebäuden. Ihre Eltern und sie waren an der Haltestelle, die nur rund zweihundert Meter vom Hotel entfernt lag, aus dem Vaporetto gestiegen; doch trotz des Stadtplans irrten sie mit den schweren Koffern, bis oben hin vollgepackt mit den in Rom gekauften Schuhen, etwa eine halbe Stunde lang treppauf, treppab und über unzählige Bogenbrücken durch die kleinen Gässchen. Verwöhnte Göre, die sie war, hatte sie ihrer Mutter, der von dem Schiffsgeschaukel noch ganz schlecht war, vorgeworfen, das alles sei nur ihre Schuld: Warum nur waren sie solche Geizhälse, dass sie sich kein Wassertaxi bis direkt vor die Tür leisteten?

Und schämte sich gleich darauf natürlich, dass sie sich so dreist und undankbar benahm. Es war schon spät, als sie endlich ihr Hotel erreichten; etwas zu essen bekamen sie jetzt nur noch in dem zum Hotel gehörigen teuren Restaurant. Doch an diesem Abend schmeckte ihr das venezianische Essen aus süßen Sardinen, Polenta und schwarzer Tintenfischsoße zu den Spaghetti ganz und gar nicht. Es schmeckte nach Verzweiflung. Im Morgenlicht dann verwandelte sich Venedig in eine Art touristische Parodie: Sie traten aus dem Hotel, um die Stadt zu erkunden, und die Gondelwettfahrt auf den Kanälen, all die Schiffe mit den bunten Flaggen, hob ihre Stimmung. Sie ließen nichts von dem aus, was der Touristenführer empfahl und Venedig zu bieten hatte: den »O sole mio« singenden Gondoliere, die Buntglasbläser von Murano, die Korallenketten, die Tauben auf dem Markusplatz, Aperol Spritz, Prosciutto und Melone. Sie trug ein Kleid, das sie sich extra für Venedig aufgehoben hatte: kurz, in Gelb und übersät mit roten Blumenblüten. Als sie es anprobierte, philosophierte ihre Mutter: »Gelb passt nicht zu uns sterblichen Menschen.« Und: Wann sie sich endlich die Haare waschen würde? Doch sie beharrte und wusch sich während der ganzen fünf Tage ihrer Reise das Haar nicht ein Mal. Sie hatte es zuvor sorgfältig zurechtgeföhnt, denn mit ihren neunzehn Jahren ertrug sie sich nur mit geglättetem Haar. Später, beim Betrachten der Fotos von der Reise würde sie sich dafür schämen, wie sehr das Kleid ihre kurvigen Formen betonte. Auch an ihrer glatten weißen Haut, den glänzenden Augen und Haaren würde sie sich nicht erfreuen. Trotzig sollte sie sich nicht über ihr breites Becken, die molligen Arme hinwegtrösten lassen und sich erinnern, wie nach vier Tagen, als sich das Boot langsam von Venedig entfernte und sie ans trockene Festland brachte, mit einem Mal, ohne dass sie gewusst hätte, warum, die Tränen nur so geflossen waren. Sie hatte ihre feuchten Wangen berührt und sich gewundert. Seit Jahren hatte sie nicht mehr geweint, und jetzt diese Tränenbäche, deren Herkunft sie sich nicht erklären konnte. Vielleicht kamen sie aus der Zukunft? Denn siehe da, jetzt war sie wieder zurück, war wieder in Venedig. Für ihre Flitterwochen.

•

Von dem Augenblick an, da sie das Hotel betraten, spürte sie, wie sich etwas in ihr veränderte. Ein übler Gestank wehte vom Pier herüber. Sie waren in dem wunderbarsten Hotel an den Ufern des Kanals untergebracht, das sie je gesehen hatte. Es war eigentlich kein Hotel, sondern ein richtiger Palast; an den Wänden hingen riesige, schwere Ölporträts von gepuderten Schönheiten, die Decken schmückten goldene Schnitzereien und ausladende Muranoglas-Leuchter in der Gestalt von Sepien, die ihre langen, dünnen Tentakeln in alle Richtungen ausstreckten. Es fehlte nur ein Zwerg im Concierge-Anzug vor einem kirschroten Samtgebirge und der Soundtrack zu »Twin Peaks«.

Als sie die Tür zu ihrem Zimmer öffneten, war es, als zerfiele die Wirklichkeit in zwei eng verbundene Teile, wie eine Schwarz-Weiß-Fotografie, auf die jemand ein transparentes Pergament gelegt hat, um darauf Formen und Räume mit zartem Buntstift abzupausen. In der einen Wirklichkeit wirken die Farben bunt und einladend. Gelbe Rosen sind in einer Vase drapiert, die Wände in einem kräftigen Hellblau gestrichen, die Spiegel vergoldet. Das Zimmer ist typisch venezianisch, zauberhaft. Weitläufig, mit in den Boden eingelassener Badewanne, in der man zu viert baden könnte, und Wänden aus Marmor, deren schwarz-weiße Adern sich ineinander verschlingen.

In der anderen Wirklichkeit ist alles verzerrt. Das Bett besteht aus zwei eng nebeneinanderstehenden Hälften, wie es bei den Europäern üblich ist. Das Zimmer ist lang und schmal wie ein Korridor. Ein mächtiger Spiegel hängt so an der Wand, dass er das Bett spiegelt – sie würde gezwungen sein, sich selbst splitternackt beim Sex zuzusehen. Sie öffneten das Fenster, das auf ein Stück Kanal, größtenteils aber auf die Wand des Gebäudes gegenüber blickte. Warum hatten sie kein Zimmer nach vorne raus bekommen, eines mit wunderbarem Ausblick, fragte sie sich, warum nicht die Honeymoon Suite? Sie schauten aus dem Fenster, er umarmte sie von hinten, so wie sie es gernhatte, und legte sein Kinn auf ihre Schulter.

»Ich will runter in die Lobby, die sollen uns ein anderes Zimmer geben«, sagte sie.

Aber er hatte Lust, sich verwöhnen zu lassen, hauchte ihr ins Ohr: »Ich will lieber mit dir schlafen.«

»Nein«, erwiderte sie mit einer Entschiedenheit, die sie selbst verwunderte. »Wir müssen sofort umziehen, noch bevor wir auspacken.« Er weigerte sich, und sie blieb stur; schließlich ging sie allein hinunter, wo man ihr mitteilte, es gebe keine freien Zimmer mehr. Daraufhin erkundigte sie sich, ob es Massage gebe, und man sagte ihr, schon in einer halben Stunde sei ein Termin frei.

Die Masseure, ein Mann und eine Frau, waren um die dreißig, genau wie sie beide, nur eben zwei Italiener, sonnengebräunt und mit wallendem Haar, ein gesunder Glanz umgab sie wie ein Glorienschein. Er war schön wie ein griechischer Gott, sie schön wie eine Göttin, ihre Arme muskulös und behaart. Die Frau fragte sie, ob sie lieber vom Mann oder ihr selbst massiert werde. Sie drehte sich fragend nach Jonatan um, doch der winkte ab, es war ihm egal.

Sie überlegte, was schlimmer wäre: Wenn die Frau ihn berührte und er einen Ständer bekäme, würde sie vor Eifersucht darüber sterben, dass er die andere anziehender fand als sie, die ihm so vertraut war. Aber wenn der Mann sie massierte, würde sie vor Scham vergehen, dass ein fremder Mann sie berührte. Sie kam zu keinem eindeutigen Ergebnis. Es wäre viel weniger peinlich, wenn die Frau sie massieren würde, aber umso grauenhafter, wenn der Mann ihn massierte und ihn das scharfmachte. War ja schon vorgekommen. Zumindest bei ihm.

Sie entschied sich für die Variante mit den offensichtlich weniger negativen Folgen und wählte für ihn die Frau. Die Masseure zogen die Betten auseinander, holten eine Lage blitzsauberer, gebügelter Laken und legten sie mit großen Wogen wie zwei synchronisierte Maschinen über die Betten. Anschließend sollten sie duschen. Jonatan ging zuerst, er würde schneller fertig. Schon nach zwei Minuten war er zurück, ein Handtuch um die Hüften gebunden wie ein russischer Boxer. Als sie dann im Bademantel aus der Dusche kam, nahm sie erstaunt zur Kenntnis, dass der Mann damit beschäftigt war, Jonatan durchzuwalken. Was sollte sie dazu sagen? Ihr blieb nichts anderes übrig, als sich der Berührung einer fremden Frau zu überlassen, die nur ihre Arbeit tat.

Die Masseurin nahm eine Flasche klebriges Jasminöl, das alles andere als betörend roch, und gab ihr zu verstehen, dass sie sich, nachdem sie allen Schmuck abgelegt hatte, auf den Bauch legen sollte. Beim Abstreifen des Eherings kam eine trockene, gerötete Stelle zum Vorschein. Die Masseurin knetete die Muskeln an ihren Schulterblättern, ein angenehmes Gefühl, das allerdings an der Oberfläche blieb. Sie hätte es vorgezogen, wenn die muskulöse Italienerin ihren Daumen tiefer in den verspannten Muskel ihrer Klientin gedrückt hätte, um den Schmerz und die Anspannung zu lindern, die sich in den letzten Wochen vor der Hochzeit darin angesammelt hatten. Der Mann schien seinen Dienst besser zu verrichten, sie lugte rüber und sah ihn gekonnt Jonatans Schienbein bearbeiten. Der genoss es sichtlich, mit geschlossenen Augen und entspanntem Gesichtsausdruck.

Aber konnte es vielleicht sein, dass die Berührung der Masseurin auf geheimnisvolle Weise doch mehr bewirkte, als sie dachte? Denn irgendwann zwischen Schultern und Fußsohlen schlief sie zum ersten Mal seit drei Tagen ein. Der Schlaf war nicht tief, aber süß. Als sie aufwachte, ging Jonatan telefonierend im Zimmer auf und ab. Er sprach ein so gebrochenes und stotterndes Englisch, dass sie zusammenfuhr. Dieser israelische Akzent. Offensichtlich hatte man ihn von der Rezeption aus angerufen, um Bescheid zu geben, dass ein anderes Zimmer für sie bereitstand. Nur dass sie das Zimmer jetzt nicht mehr wechseln wollte. Aber nachdem sie derart gedrängt hatte, musste sie es durchziehen. Alles andere wäre unverschämt. Nachdem sie offiziell die Augen aufgemacht hatte, teilte er ihr außerdem mit, es habe sie jemand von der Arbeit angerufen, und zwar ganze drei Mal. Sie sank in sich zusammen, saß fest zwischen Skylla und Charybdis, dem Satan und dem tiefblauen Meer. Vor ihrer Abreise hatte Jonatan sie darum gebeten, keine Arbeit mit in die Flitterwochen zu nehmen, und widerwillig hatte sie sich gefügt. Doch wenn Aviad dreimal anrief, musste etwas vorgefallen sein. Hoffentlich würde es ein kurzes Gespräch. Die Sekretärin ihres Büros stellte sie in eine Konferenz durch, die bereits im Gange war, und sie wusste gleich, warum er angerufen hatte. Auf dieses Gespräch mit dem Venture-Capital-Fonds, der sie unterstützen wollte, hatten sie lange gewartet. Als sie zugeschaltet wurde, nahm Gal, der stellvertretende Geschäftsführer, gerade richtig Fahrt auf, skizzierte poetisch und geistreich den Plot in dem neuen Spiel »Prometheus und Pandora«, das sie gerade entwickelten. »Wir beginnen die Quest bewusst am allbekannten Ende der Geschichte«, sagte Gal, »und erzählen sie weiter: Was passiert, wenn sie die Hoffnung aus der Büchse entlässt. Wir servieren hier ja keine Quiche, ich meine, Verzeihung, keinen Kitsch.«

Aviad sprang ihm zu Hilfe: »Was danach mit Pandora geschieht, das hat bisher noch niemand als Geschichte erzählt.«

»Und was passiert am Ende, wenn Sie all das schon am Anfang verschleudern?«, fragte eine ihr unbekannte Frauenstimme.

»Wir gehen zurück zum Anfang der Geschichte, hören mit dem Konflikt auf, ob sie die Büchse öffnen soll oder nicht«, sagte Gal.

»Und wem soll das gefallen?«, fragte die Frauenstimme kalt.

Sie beschloss, sich einzumischen: Die User würden das Spiel mehrmals spielen, um immer schlauer zu agieren. »Hören Sie auf zu quatschen, erklären Sie mir lieber, wie Sie genügend Werbeanzeigen akquirieren wollen«, erwiderte die Investorin und legte auf.

»Das war Tacheles, sie hat recht«, fasste Gal die Konferenz zusammen. Sie sackte in sich zusammen. Jonatan starrte sie an. »Meiner Meinung nach geht es hier gar nicht um die Anzeigen«, sagte sie, während Jonatan sich betont langsam vor ihr anzog, sein Hemd zuknöpfte, den Rücken streckte, seine Brustmuskeln spielen ließ, ohne sie aus den Augen zu lassen. Eine lebendige Werbeanzeige. »Wie meinst du das?«, fragte Aviad.

Sie zuckte mit den Schultern, wollte schon zu einem Plädoyer ansetzen, klarstellen, dass sie keine Wahl hatten, doch der Spalt zwischen Jonatans Lidern wurde von Sekunde zu Sekunde schmaler und schmaler. »Was an Geld hereinkommt, ist das eine, wie viele Anzeigen, das andere. Konzentrieren wir uns doch einfach auf das Geld, das reinkommt. Das ist das Wichtigste«, sagte sie.

»Schon wieder du und dein buddhistischer Schmu. Weil das Denken die Wirklichkeit bestimmt, ja?«, fragte Gal. Sie wies darauf hin, dass ihre Argumentation in diesem Punkt absolut wissenschaftlich sei, so unzweifelhaft wie der Schnurrbart von Schrödingers Katze, aber ihre Kollegen schienen nicht überzeugt. Als sie das Gespräch beendete, sagte Jonatan vorwurfsvoll: »Du nimmst deine Arbeit nicht mit? Leere Versprechungen.« Er verdrehte die Augen und verließ das Zimmer. Das neue Zimmer war deprimierend. Kleiner, Standardausstattung. Eine Holzdecke ohne einen von diesen Kronleuchtern mit Tentakeln, die denjenigen, der ihn anblickt, auf den Meeresboden des Schlafes ziehen. Als sie die Koffer auspackte, musste sie feststellen, dass sie ausgerechnet die Gesichtsseife vergessen hatte. Sie fühlte sich mies.

Abends gingen sie in »Harry's Bar« zum Essen. Selbst Jonatan konnte sich dafür begeistern, weil sie ihm erzählte, dass Orson Welles immer hierhergekommen war und das Lokal noch immer einem Sohn oder Enkel von Giuseppe Cipriani gehörte, dem Erfinder des Carpaccio. »Wer ist dieser Harry eigentlich?«, überlegte er. Das Lokal lag in unmittelbarer Nähe zu ihrem Hotel; unterwegs kamen sie an den vier Pferden vorbei, die aus dem Hippodrom in Konstantinopel entführt worden waren, und es schien, als würde eines von ihnen sie mit seinem funkelnden, rubinroten Auge verfolgen. Sie blieb neben einem Schaufenster von Missoni stehen, überschlug, ob sie genug Geld für das Kleid mit dem Zickzack-

Muster hätte. Im Grunde schon, aber es war das Geld, das sie beide für ihre Flitterwochen geschenkt bekommen hatten, es war für gemeinsame Unternehmungen bestimmt, nicht für materiellen Firlefanz.

Die Bar selbst lag im ersten Stock. Zwei junge, hübsche Männer standen hinter dem Tresen und mixten Getränke. Auch der Bellini war Giuseppes Erfindung, oder zumindest hatte er den Namen des Getränks geprägt. Ein großes Schild wies darauf hin, dass Fotografieren verboten sei und: »Dreitausend Bellinis werden hier täglich serviert.« Ein Bellini kostete fünfzehn Euro und kam in einer schmalen Schale, garniert mit genau acht Oliven. Das Getränk hatte dieselbe Farbe wie die Gewänder der Heiligen auf den Gemälden irgendeines Bellini aus der Renaissance, daher sein Name.

Sie stiegen die Treppen zur zweiten Etage hinauf, wo sich das Restaurant befand. Arrigo Cipriani selbst stand neben einem antiken Teewagen am Eingang, ein kleiner, geschrumpfter Greis in elegant geschnittenem Streifenanzug, und drückte den Gästen die Hand. Er wechselte zwei Worte mit ihnen. Er trug den Namen des traditionsreichen Restaurants. Arrigo freute sich, dass sie auf Flitterwochen hier waren. Seine, so erzählte er, hatten er und seine Frau im Konzentrationslager Dachau verbracht. Bevor sie ihn nach dem Grund fragen konnten, schwebten Kellner in weißen, gebügelten Jacketts wie Möwen herbei und trugen sie auf ihren Schwingen mit sich fort. Man brachte sie zu einem Tisch für zwei mit funkelndem Silberbesteck und direkt neben dem Fenster, vor dem die Piazza in ihrer ganzen Pracht erstrahlte.

Am Tisch links von ihnen saß eine amerikanische Familie. Der etwa sechsjährige Sohn trug dasselbe blau-weiße Matrosenhemd wie sein Vater, das Mädchen akkurat geflochtene Zöpfe und ein geblümtes Lilly-Pulitzer-Kleid. Die Mutter trug ein Twinset aus feinem Cashmere und das Haar geglättet, die heugelben Strähnchen waren zu einem Pferdeschwanz zusammengerafft, der ihren markanten Kiefer gut zur Geltung brachte. Der Vater zerlegte mit Expertise einen Hummer, und die Kinder verknoteten sich die

Hände bei dem Versuch, die Pasta-Streifen, wie es sich gehört, mit Gabel und Löffel zu Nestern aufzurollen.

Rechts von ihnen saß ein greises Paar, mit silbernem Haar, die runzligen Hände innig ineinander verschlungen. Sie malte sich aus, wie Jonatan am Ende um die Rechnung bitten und Arrigo ihm dann sagen würde, das sei nicht nötig, die beiden Alten hätten bereits für sie bezahlt. »Wir haben in unseren Flitterwochen auch hier gegessen«, würden die Alten sagen, ihnen warmherzig zulächeln und hinzusetzen: »Und jetzt feiern wir goldene Hochzeit.« Was für ein gutes Omen für die Zukunft das wäre.

Während sie ihre Vorspeise aßen (Carpaccio natürlich, das ihrer Meinung nach göttlich schmeckte und das Jonatan »richtig super« fand), betraten drei Frauen das Restaurant, »die Komtessen, geradewegs aus einem Film von Visconti«, wie er bemerkte. Die erste, um die vierzig, trug einen prächtigen Haarturm und ein noch prächtigeres Dekolleté. Sie küsste Arrigo unter dem Geklirre dunkler Ketten und Kreuze und mit schmatzenden Lippen auf beide Wangen. Ihr Kleid bestand aus Schichten fester, schwarzer italienischer Spitze, das Witwenmodell von Dolce & Gabbana. Die zweite Frau trug exakt dieselbe Garderobe, nur ohne Dekolleté, und da sie mager war wie ein Skelett, wirkte sie wie ein junges Mädchen, das sich mit den Kleidern ihrer Mutter aufgedonnert hatte, wären da nicht die Falten an ihrem Hals gewesen. Sie sah der ersten Frau sehr ähnlich, doch die Jahre und Sorgen hatten ihr Gesicht gezeichnet. Schwestern, schlussfolgerte sie, oder vielleicht auch Mutter und Tochter. Die dritte war tatsächlich noch ein Mädchen, um die sechzehn, mit rosigen Wangen, in einem roséfarbenen Chanel-Kostüm und mit einem weißen Hündchen, das sie wie eine Handtasche unterm Arm trug. Die drei setzten sich an den runden Tisch in der Mitte, und das Hündchen wurde mit einem eigenen Stuhl beehrt.

Während die Komtessen Bellinis hinunterkippten und Jonatan mit den Hummerzangen ihres Hauptmenüs kämpfte, guckte das Hündchen über den Rand des Stuhls, verfing sich dabei in der um die Tischbeine gewickelten Leine und schwebte so einen Moment zwischen Himmel und Erde. Das Mädchen sprang sofort auf, um ihm zu helfen, verlor dabei das Gleichgewicht und brach in hysterisches Geschrei aus. Die Kellner eilten zu Hilfe, doch Jonatan kam ihnen zuvor, streckte seinen langen Arm aus, rettete das gurgelnde Hündchen und die Situation. Die Komtessen klatschten begeistert in die Hände und jubelten laut. Die beiden Älteren erhoben sich, küssten Jonatan auf beide Wangen und gestikulierten, sie sollten sich doch zu ihnen an den Tisch setzen. »Der Tod in Venedig, aber wirklich«, flüsterte er ihr zu, stand auf und folgte der Einladung. »Wir haben hoffentlich Ihr Gespräch nicht gestört, oder?«, sagte eine der Komtessen in gebrochenem Englisch. »Nein, wir reden nicht so viel miteinander in letzter Zeit«, erwiderte Jonatan, während die Kellner den restlichen Hummer an den Tisch hinüberbrachten, woraufhin die greise Komtesse ihm zeigte, wie man die Zangen richtig packen musste.

Als sie am anderen Morgen aufstand, lagen ihre Kleider noch immer im ganzen Zimmer verteilt, sie hatte ausgepackt, aber nichts in den Schrank gehängt; das puderfarbene Satinkleid war völlig zerknittert. Sie hatte die Kleider extra für die Flitterwochen gekauft und monatelang in der brennenden Erwartung geschont. Ihre Flitterwochen, darauf hatten sie sich geeinigt, würden großartig werden. Sie konnte sich nicht erinnern, was genau sie vergessen hatte, einzupacken, aber sie war sich sicher, dass etwas fehlte. Der Ausschlag unter dem Ring kratzte wieder. Da musste schnellstens eine Creme drauf.

Sie blätterte in der italienischen Ausgabe der Vogue, die sie am Flughafen gekauft hatte. Man musste das Magazin gar nicht lesen, die Bilder sagten genug. Sieh mal an, ein Paar bonbonfarbene Lackpumps. Jonatan fischte den MP3-Player, den sie ihm zum Geburtstag geschenkt hatte, aus der Tasche und zu ihrer Freude auch den Adapter für einen zweiten Kopfhörer, sodass sie zusammen hören konnten. Aber er griff nur nach seinen Kopfhörern, den schwarzen. Sie schmiegte sich ganz dicht an ihn, um herauszufinden, welche Musik er gewählt hatte. Der wummernde Bass verriet es ihr: Rage Against the Machine. Wie beruhigend. Er lächelte sie an und holte ihre weißen Kopfhörer hervor, damit sie mithören konnte. Er roch noch immer nach frischem Gebäck.

»Weißt du was? Beim letzten Mal, als ich in Venedig war, wollte ich eigentlich gar nicht herkommen. Die Fontänen, Schuhe und das Eis in Rom waren mir viel lieber. ›Diese Stadt ist doch sowieso am Versinken, und Wasser konnte ich noch nie leiden‹, das ungefähr habe ich damals zu meiner Mutter gesagt. Aber meine Mutter ließ sich nicht davon abbringen: Ein Besuch in Venedig wäre wichtig für meine Bildung.«

»Was sagst du, ich habe nichts gehört.«

»Ich habe furchtbare Kopfschmerzen. Ich glaube, ich brauche einen Kaffee, dann gehen sie weg.«

Sie schlenderte allein über den Markusplatz. Ein ganzer Teppich aus Tauben bedeckte die Piazza, es war widerlich; sie kackten alles voll, flogen direkt auf sie zu; während sie noch dabei war, vor einer Taube den Kopf einzuziehen, verfing sich schon die nächste in ihren Haaren. Um sie herum streckten die Leute die Hände aus, Tauben landeten auf ihren Köpfen, auf ihren Füßen, und alles war übersät, umringt, überschwemmt von Tauben. Sie zogen wie die Ratten in Rudeln herum, nicht wie Vögel. Ein hübsches Mädchen mit langen Locken sagte kichernd auf Hebräisch: »Oma, mach ein Foto, ich hab drei auf mir sitzen, schnell!«

In den unzähligen Schaufenstern rund um die Piazza wiederholten sich dieselben Läden in der immergleichen Form; da gab es Ketten und Aschenbecher aus Muranoglas, bunte, mit Punkten und Blumen verzierte Ledertaschen, Bäckereien, Sonnenschirme, haufenweise Unterhosen und BHs. Hässlich eigentlich, aber die Gehirnwäsche wirkte. Sie musste unbedingt diese dämliche Handtasche mit den Schmetterlingen haben, und das orangene Korallen-Medaillon und die blau-weiß gestreifte Bluse auch. In keinem der Läden gab es Zigaretten. Dafür in jeder Bäckerei Ricotta-Pastete.

Sie ging in eine Parfümerie, suchte nach einem Duft, der die von Gerüchen schwangere Luft der Piazza überlagern würde. Das Parfüm, das sie suchte, hieß »Capri«; ihr Flakon war schon lange leer, sie hatte es damals bei ihrem ersten Besuch in Venedig gekauft. Ja, warum waren sie für ihre Flitterwochen eigentlich nicht nach Capri gefahren? Auf eine ruhige, sonnenvergoldete Insel, wo sie in türkis schimmerndem Wasser baden konnten. Sie kaufte sich das Parfüm nicht. Hatte es sich nicht verdient.

Stattdessen kaufte sie heruntergesetzte Schlüpfer aus Spitze. Es gab nur noch welche in sehr kleinen Größen und gelbe. Die passten ihr. Für ihn kaufte sie Trikotunterhosen, bedruckt mit diesen schnuckeligen Zeichentrickfiguren der Familie Barbapapa. Als sie mit Tüten beladen ins Hotel zurückkehrte, hatte sie drei Zigaretten geraucht und war besänftigt. An der Schwelle des Hotels kratzte ihr Ehering wieder, auch das Gesicht juckte. Wieder spürte sie ihren Geist in sich, wie ein Blubbern. Ein glühend heißer Dampf. Im dunklen Korridor auf dem Weg ins Zimmer stieß sie auf das gewaltige Ölporträt einer Frau in gelbem, durchsichtigem Kleid. Darunter stand »Lady Penelope«. An der Wand über dem Gemälde hing ein antikes Schwert; wie gern hätte sie es aus der Scheide gezogen und einmal, von oben nach unten, ein großes X in die Leinwand geschlitzt. Wie gern hätte sie der Dame das rote Band heruntergerissen, den Lippenstift abgewischt, das Grübchen in ihrer Wange durchlöchert. Und die Früchte aus dem Körbchen zu ihren Füßen, die Kirschen, Bananen, Ananas, eine nach der anderen gegen die Wand geschleudert. Das Porzellankörbchen mit hüpfenden Freudensprüngen in Tausende Splitter zerschmettert. Oh ja, sie hatte große Lust, sich die Kappe des Concierge zu schnappen, der schweigend die Tüten hinter ihr hertrug, und ihre Zähne in den rot blitzenden Plastikschirm zu hauen. Doch sowie sie diese Lust in sich aufwallen spürte, waren sie auch schon an ihrem Zimmer angelangt, sodass sie den Concierge nur noch rasch mit einem großzügigen Trinkgeld bedachte. Sollen die Totengeister zwischen uns herumflackern oder gleich alles verschlingen, dachte sie auf der Schwelle zum Zimmer, ohne zu wissen, ob sie Jonatan dort antreffen würde oder nicht. Ja, warum eigentlich nicht? Es war einerlei; genau wie in dem Moment, wenn Ms. Pac-Man im Spiel stirbt, wird auch sie sich einfach hinstellen und sagen: »She dramatically swoons and falls.«

Am nächsten Morgen buchten sie in der Lobby eine Gondelfahrt und setzten sich dann zum Frühstück auf die Dachterrasse. Sie bestellten weich gekochte Eier und köpften sie mit dem Messer, vermischten den tropfenden, orangenen Dotter im Becher mit dem Eiweiß und salzten das Ganze leicht. Ein Kellner trat mit einer riesigen Pfeffermühle an ihren Tisch, streute über ihre Köpfe hinweg noch etwas schwarzen Pfeffer auf die Eier, reichte dazu ein Stück weiche Butter auf silbernem Untersetzer, außerdem eine heiße, duftende Kaffeekanne, fluffige Brioches, rote Himbeermarmelade und Würfelzucker. Er schenkte ihr Kaffee ein, und Jonatan ließ jeweils einen Würfelzucker in ihre Tassen plumpsen. Er rührte sogar um, obwohl sie ihren Kaffee immer ohne Zucker trank. »Irgendwann werde ich es mir merken«, sagte er. Ein anderer Kellner stellte ein Körbchen auf den Tisch, ausgelegt mit einer Stoffserviette, darin winzig kleine, duftende Brötchen, die Ähnlichkeit mit den Krallen eines Habichts oder eines anderen Raubvogels hatten. Eine bräunliche Kugel, aus der spitze, hakenförmige Fingernägel aus Teig hervorragten.

Während sie sich in der Lobby einen Pullover überzog und sie auf ihre Gondel warteten, sagte Jonatan: »Du weißt, das ist alles bloß Bluff für die Touristen, alles aus Plastik, diese ganzen Gondeln, eine große Show, die werden bestimmt bei uns um die Ecke in Petach Tikwa hergestellt.«

»Na und? Kann doch trotzdem schön sein«, konterte sie stur.

Als ihr Gondoliere kam, ein bärtiger Mann in gestreiftem Hemd und Gürtel mit Gucci-Logo, der auch Bankier hätte sein können, fing Jonatan sofort ein Gespräch mit ihm an. Er hieß Marco, war selbstverständlich in Venedig geboren und kannte, so schien es, jedes Boot und jeden Menschen, die diese Kanäle passierten. Marco sang auch ein bisschen für sie, allerdings nicht mit dem größten Schmelz, und als Jonatan ihn bat, sie zu den abgelegeneren Gebieten zu bringen – »fahren Sie uns nur nicht dorthin, wo alle hinwollen« –, war ihm das willkommen. Auf den Hauptverkehrskanälen, die die Touristen besonders liebten, gab es viele Staus.

Marco steuerte den schwarzen Drachenkopf mit den Zügeln im Maul hinüber zu den farbloseren, weniger überlaufenen Gebieten. Ihre einsame Gondel glich einem in die Erde gelassenen Sarg; über den Himmel zogen weiße Wolken, und die Boote auf den Kanälen wurden noch weniger. Vor ihnen erstreckten sich Wassergassen und verlassene erste Stockwerke, überall ragten Holzpfähle mit Eisennägeln auf, die grünliche Schlacke kroch die Steinwände hoch.

»Es sieht gar nicht danach aus, als wäre Venedig versunken«, sagte Jonatan, »die unteren Stockwerke sind nicht überschwemmt.«

»Das hängt von der Flut ab«, sagte Marco. »Sie kommt viermal täglich. Aber niemand stört sich daran, denn hier wohnt keiner mehr. Die Preise sind nicht zu bezahlen.«

»Eine Wohnung in Venedig ist also keine wirklich gute Investition in die Zukunft?«, versuchte sich Jonatan an einem Scherz. Zur Strafe schlug Marco enthusiastisch vor, sie zu fotografieren. Und sie freute sich sogar darüber. Anders als Jonatan. »Must we?«, fragte er, doch Marco drängte sie und schob, ihr Smartphone schon in der Hand, auch noch hinterher: »Warum küssen Sie sich nicht?« Später würden sie feststellen, dass ihre Gesichter auf dem Foto nur zur Hälfte sichtbar waren, aneinandergepresst im Krampf eines künstlichen Kusses.

Sie stiegen aus der Gondel und spazierten zum jüdischen Ghetto. Jonatan las ihr ein paar Zeilen aus der Broschüre vor, die am Eingang zum Viertel ausgeteilt wurde: »Wenn die Juden über Mussolini redeten und sich beschweren wollten, ohne dass man verstand, wer gemeint war, nannten sie ihn den ›großen Goi‹.« Als die

Sonne unterging, aß er süße Sardinen mit grünen Trauben. Sie verzichtete auf das Grab von Ezra Pound.

Auf dem Weg zurück zum Hotel zog Jonatan sie in eine finstere Gasse, in deren Mitte eine breite Fontäne stand, zum Sprung ansetzende Leoparden, in Marmor gebannt. Die Fenster ringsum waren zerbrochen, die Farbe blätterte von den Wänden ab, Grün, Gelb, Braun, Rot. Sie bemerkte das, als er ihre Hände gegen eine der Wände presste, ihr den Slip herunterriss und sie von hinten vögelte. Ihre Finger versanken im Moder und färbten sich grün.

Am nächsten Morgen verließen sie Venedig, und schon gegen Mittag waren sie an den Ufern des Gardasees. An der Rezeption ihres Hotels liehen sie sich Fahrräder für eine Tour. Der Himmel hätte blauer nicht sein können. Zwischen Straße und See lugte hier und da eine große, zerfallene Villa hervor. Ein gelbes Schloss, in dem Vögel statt einer Prinzessin hausten. Ein altes Häuschen aus rotem Ziegelstein, an dem ein gelbes Neonschild prangte und versprach: Pizza Pizza Pizza. Ein Strand, an dem einige Dutzend Italiener in der Sonne brieten.

Er fuhr voran, sie folgte. Hoffte, das In-die-Pedale-Treten würde für Entspannung sorgen, Endorphine freisetzen. Die Sonne verwischte Konturen, schickte ihnen Strahlen, molti-belli. Er fuhr schnell, die schwerfälligen Scheiben der Stadträder drehten sich in eingespieltem Rhythmus. Gelegentlich machte er einen Katzenbuckel; und ausgerechnet hier, hinter ihm, wenn er nicht sprach und auch sie vor Anstrengung schwieg, fühlte sie sich wohl. Selbst die Wut schien ihr willkommen. Sie konnte sie aushalten. Alles war in bester Ordnung.

Im Ortskern eines kleinen Ferienstädtchens mündete die Straße auf einen öffentlichen Platz. Vor einem Eiscafé stiegen sie von den Fahrrädern. Zwei weiß gekleidete Jungen standen hinter ihnen in der Reihe und warteten geduldig, während er die Geschmacksrichtungen Orangenschokolade und Pistazie probierte. Er nahm drei Kugeln, sie eine. »Hat dir das Fahrradfahren gutgetan?«, fragte sie. Er nickte. Das Schokoladeneis hinterließ eine braune Spur auf seiner Wange.

»Möchtest du vielleicht ein bisschen durch das Städtchen spazieren? Schau mal, ist doch richtig nett hier.«

»Etwa, um noch mehr zu shoppen?«, erwiderte er. Sie verneinte, gab es nicht zu, dass sie eigentlich genau das wollte. Sie wollte nur nicht zu viel Geld verprassen.

»Hier ist nicht wirklich was los. Komm, fahren wir weiter. Eine kleine schöne Rundfahrt, einmal um den See.« Zu ihrem Entsetzen wollte er tatsächlich den ganzen See umrunden. Bitte nicht.

»Das sind aber ganz schön viele Kilometer, ich glaube kaum, dass ich das durchstehe.«

»Du musst nicht stehen, das ist ja das Tolle, bloß sitzen und treten.«

Sie schwieg. Was sollte sie dazu sagen? Er wusste doch, dass sie keine gute Kondition hatte.

»Na gut, dann ruhe ich mich eben im Hotel aus.«

»Willst du nicht an den See? Wir könnten ein bisschen baden?«

»Nee, danke, ich lege mich lieber im Hotel aufs Ohr.«

Sie fuhren zurück, er wieder voraus, schnell und immer weiter, und sie mühte sich ab, mitzuhalten. Zu ihrer Erleichterung war es nicht mehr weit bis zum Hotel, links von ihnen lag schon der Badestrand, ganz bunt vor lauter Sonnenschirmen.

»Willst du nicht mal am See anhalten?«, fragte sie hoffnungsvoll.

»Ich sagte dir doch schon, ich habe keine Lust«, erwiderte er und legte noch einen Zahn zu.

»Worauf hast du dann Lust?« Ihr stand ein kleiner Anstieg bevor, deshalb trat auch sie noch schneller in die Pedale, verlor kurz die Kontrolle, schwankte und stürzte vornüber in den Kies. Der Schmerz verschlug ihr die Sprache. Ihr war sofort klar, dass sie sich nicht ernsthaft verletzt hatte. Einige Steinchen klebten an den Händen, beinahe waren sie in die dünne Hautschicht eingedrungen, so aber hinterließen sie nur rote Abdrücke. Das linke Bein war verdreht, und als sie es bewegte, spürte sie einen leichten Schmerz. Er war weitergefahren, drehte sich nun um und sah sie auf dem Boden liegen.

Er blieb sofort stehen, fuhr aber nicht zu ihr zurück. Er fixierte sie lange mit wütendem Blick, als wäre sie ein kleines Mädchen, das etwas Dummes verbrochen hatte. Wenn er sie so anschaute, musste sie immer automatisch weinen, diese Kränkung war größer als der Schmerz. Am Ende kam er doch noch zu ihr und half ihr, aufzustehen. Sie wünschte nichts sehnlicher, als in seine Arme zu fallen und in inniger Umarmung von ihm getröstet zu werden, aber sie hatte das Gefühl, sie durfte das nicht tun. »Du nimmst mich noch nicht mal in den Arm«, flüsterte sie tonlos.

»Was?«, fragte er.

»Ich finde es seltsam, wie du reagierst«, sagte sie, »warum bist du nicht gekommen und hast mich umarmt?« Wieder war er durch die Prüfung gefallen.

»Dieser ganze Pfuschfitz ist mir fremd«, sagte er und stieg wieder auf sein Fahrrad. Als er gen Horizont davonraste, überlegte sie, was er gemeint haben könnte. »Phase«? »Ferien«? Oder »Flitter«?

Lustlos fuhr sie allein zum Privatstrand des Hotels und suchte sich ein schönes Eckchen. Die Sonne stand tief am Himmel, die Wellen kräuselten sich sanft. Vom Nachbarstrand dröhnte laute Musik herüber, bésame, bésame mucho. Sie breitete ihr Handtuch nahe am Wasser aus, versteckte ihre Tüte darunter und tauchte ins blaue Nass. Der See umfing sie, sie tauchte unter, tauchte wieder auf, auf und ab, brach durch die Wellen, schwamm unter Wasser, wusch alle Gedanken von sich ab. Und so, ganz leer geworden und erfrischt, trat sie wieder auf den heißen Sand, spannte akkurat die Enden des Handtuchs aus, kümmerte sich nicht um Sonnenschutzcreme und zückte ohne das geringste Schuldgefühl die Zigarette, die sie zwischen den Seiten ihrer Ferienlektüre versteckt hatte: »Herzog« von Saul Bellow, sie hatte noch keine einzige Zeile darin gelesen. Um sie herum rauchte niemand; statt aufzustehen und jemandem das Feuer zu stehlen, schloss sie die Augen und stellte sich vor, sie hätte ein grässliches Date mit einem tollen Mann. Oder ein tolles Date mit einem scheußlichen Mann. Jeder Gedanke war ihr lieber als der an Jonatan. Sogar den Gedanken an Sex mit dem widerlichen Alex fand sie jetzt witzig.

Der bombastische Sex war in der Tat die Wurzel des Problems, hier lag der Grund für den großen Irrtum von allem, was mit Jonatan zusammenhing. Seitdem sie zusammen waren, empfand sie es als einen Segen, wie einfach doch der Körper gestrickt war: Er musste vor allem als nützliches Werkzeug zur Erforschung der Wirklichkeit dienen, denn er allein war das Fundament der Wirklichkeit. Diese Erkenntnis war ein langer Prozess gewesen und darüber hatte sie Jonatan kennengelernt. Dieser kühle Gedanke nutzte ihr bei der Arbeit, aber nicht in ihrem Liebesleben. Nachdem sie jahrelang immer wieder die falsche, wenn auch stets genau durchdachte, der Vernunft geschuldete Wahl getroffen hatte, die deshalb nur in der Theorie ausgezeichnet funktionierte, hatte sie bei Jonatan das erste Mal auf ihr Herz gehört, das heftig geschlagen hatte. Der Rhythmus des Herzschlags gewann gegen den Tyrannen, das drängelnde Hirn. Sie hatte sich das erste Mal in ihrem Leben dessen despotischer Diktatur widersetzt und den Gefühlen ihres Körpers vertraut, diese zu Alleinherrscherinnen gekrönt, sie alles entscheiden lassen. Nicht weil diese Gefühle so angenehm gewesen waren (das waren sie), sondern weil sie bei allem, was ihr Privatleben betraf, ihre eigene Logik stets selbst voraussah, prüfte und einordnete: leere Magie. Eitler Dunst. Unsinn. Weil die Ratio sich immer wieder als irreführend herausstellte, war die Entscheidung fürs Fleisch ironischerweise der einzig logische Schritt. Hier biss sich die Katze in den Schwanz. Von nun an wäre das Körperliche der Schlüssel ihrer Wahrheit. Wahrheit war Liebe, und Liebe begann beim Fleisch. Es hatte nichts Spirituelles an sich, wenn der Geist den Körper gefangen nahm, im Gegenteil. Die Materie segnete die Seele.

Darum vertraute sie der Weisheit ihres Körpers und hörte auf ihn, als er ihr sagte, wohin sie gehen solle. Ja, gewiss stand jetzt der

Satan zwischen ihnen und brachte mit Verve seine Anklage vor, bis er ganz heiser wurde. Denn zum ersten Mal, seitdem sie mit Jonatan zusammen war, kam ihr die Möglichkeit in den Sinn, mithilfe eines fremden Körpers, eines anderen Mannes das Raum-Zeit-Kontinuum aufzusprengen. Ihre Augen wanderten hin und her. Aha, da, ein blonder, sonnengebräunter Mann mit zwei Kindern. Oder dort hinten, ein schmusendes junges Pärchen. Und schon entdeckte sie einen Einsamen, der in der Sonne briet und jetzt auch sie bemerkte, von oben bis unten musterte, lächelte und sich mit einem schweren, silbernen Feuerzeug eine Zigarette anzündete. Sie fingerte zwischen den Buchseiten nach ihrer Zigarette, als ginge es um einen kleinen Immobilienbesitz.

Im Hintergrund erklang plötzlich »Hey«, dieser Song von den Pixies, den die DJs in ihrer Jugend immer am Ende einer Party gespielt hatten. Ja, sie waren fest aneinandergekettet, doch was diese Kette zusammenhielt, waren keine Gesetze oder Zeremonien, es war Liebe. Und sie verstand, sie musste nicht aufstehen und sich mit Jonatan versöhnen, sie war nicht dazu verpflichtet, aber etwas in ihr wollte es. Also stand sie auf, faltete die Decke zusammen, drückte die Zigarette aus und ignorierte den braun gebrannten, schleimigen Italiener, dessen Gesicht und Oberkörper rasiert waren und der sich mit den Händen in den Hüften, irgendwas auf Italienisch oder Französisch brabbelnd, vor ihr aufgebaut hatte. Sie wusste noch nicht, was genau sie Jonatan sagen wollte, aber sie war in der richtigen Stimmung, voller Liebe und Reue. Nachdem sie dem Meer den Rücken zugewandt hatte und den grünen Hügel hinaufgeklettert war, sah sie zahllose junge Paare, die eng umschlungen den Sonnenuntergang betrachteten. Obwohl sie allein war, fühlte sie sich ihm unendlich nah, so nah sogar, dass sie irgendeinen Fahrradfahrer in der Ferne für ihn hielt und ihm Wogen der Liebe entgegenschickte. Erst als der Fahrradfahrer mit gewaltiger Geschwindigkeit immer näher kam, begriff sie, er war es wirklich, ein Ende, wie sie es zu erträumen gar nicht erst gewagt hätte.

Jonatan stieg vom Fahrrad, und sie umarmten sich fest, verschmolzen wie auf dem Gemälde von Edvard Munch in einem innigen Kuss. Er sagte: »Ich habe geträumt, du wärst für immer fort gewesen, habe entsetzlich geweint, dann bin ich aufgewacht und habe begriffen, du bist wirklich fort, und habe noch mehr geweint. Es tut mir leid. Ich lass dich nicht mehr gehen.« Er hatte einige Leckereien mitgebracht: Brot und Würste, eingelegte Artischocken und eine mit Bast umwickelte Flasche Chianti; alles, was man für ein Picknick in der Abenddämmerung brauchte. Er öffnete die Flasche, nahm einen Schluck, bot auch ihr einen an und schlug dann vor, noch kurz im See zu schwimmen, bevor die Sonne unterging. Sie tauchten ins Wasser ein, die Beine versanken im weichen Sand, und sie küssten sich. Hätte sie jemand dabei gefilmt, er hätte sie bestimmt einmal mit der Kamera umkreist.

DIE SÄUGER-MASCHINE

DAS WISSEN DES KÖRPERS

Tag: 1
Datum: 25.12.
Zeitpunkt des Blasensprungs: 1:38 Uhr

•

Sie hatte großen Durst, wollte aber nicht um etwas zu trinken bitten, aus Angst, wieder auf die Toilette zu müssen.

•

Wie spät es wohl war? Vielleicht war es schon Zeit, aufzustehen. Sie öffnete die Augen.

In einem mit strahlend weißen Bettlaken bezogenen Eisenbett, nur eine Handbreit von ihr entfernt, lag eine rothaarige Frau auf der Seite und stopfte Sachen aus dem Nachtschränkchen in eine große Nylontasche von Hello Kitty. Der dicke Bauch der nackten Frau hing nach unten. Die Wangen waren gerötet. Der Vorhang ihres Bettes war zurückgezogen, und sie trug das Lächeln einer Gesalbten.

»Sie haben ganz schön geschnarcht. Es war so laut, dass ich dachte, Sie wachen selbst davon auf. Ihre erste Geburt?«

Sie nickte.

»Kaiserschnitt?«

Sie nickte.

»Ich hab schon zwei hinter mir und lebe noch. Ich bin Chaja. Im Badezimmer sind Badelatschen, sie sind ganz neu, können Sie mir glauben, da müssen Sie sich nicht ekeln.«

•

Flüsterstimmen weckten sie. Eine flackernde Neonbirne. Der Vorhang rundum zugezogen. Eine dunkelgrüne, mit rosa Blümchen übersäte Wand aus Stoff.

»Gott sei Dank. Dreimal auf Holz geklopft. Wir haben es nur dem Segen von Rabbiner Schimschoni zu verdanken, dass bei Schirani trotz Steißlage alles gut gegangen ist. Sein Name sei gepriesen. Ohne PDA. Umso besser.«

»Schirani, Liebes, trinkst du auch Dunkelbier? Und iss ein paar Mandeln, das ist gut fürs Stillen.«

»Ich trinke ja. Mama, es reicht jetzt.«

Um die eine Hand war ein dünnes, weißes Nylonband gebunden, an der anderen der Verschluss befestigt, der sie mit dem tropfenden Infusionsbeutel verband. Trotz der groben blauen Wolldecke fror sie an den Zehenspitzen. Sie wollte jemanden rufen, aber da war niemand, nach dem sie hätte rufen können. Sie war allein. Wollte nicht nach dem Unterleib tasten. Wollte nichts wissen. Wollte nur aufstehen. Das Gesicht des kleinen Mädchens sehen.

•

Dieses Mal weckte sie ihr trockener Mund. Die Zunge klebte am Gaumen. Und wieder diese Stimmen. Fremd. Kaum zu unterscheiden.

»Hier, nimm sie. Das ist Iris, Schirani.«

»Mein Spatz, wie geht's? Sie haben mich in Stücke gerissen.«

»So hat es Gott gewollt.«

»Du hast keine Ahnung, was da draußen los war. Ich und Jossi standen mitten auf der Ajalon-Schnellstraße im Stau, es war fünf Uhr morgens, und ich hatte alle drei Minuten Wehen. Die Motorhaube fing an zu rauchen, Jossi stellte ein Warndreieck auf, ich wand mich vor Schmerzen auf dem Rücksitz. Ich war außer mir, und kein Taxi in Sicht, nichts. Leben in mir und die Straße tot. Schließlich hielt auf der anderen Seite ein Auto mit zwei jungen Burschen um die zwanzig, unterwegs nach Hause von irgendeiner Party, und die haben uns mitgenommen. Das ganze Auto stank nach Bier und Zigaretten. Wir sagten: ›Zum Ichilov.‹ Aber die haben gar nicht kapiert, wovon wir reden. ›Wo, was für ein Ichilov?‹«

Schirani war also die neue Wöchnerin im Zimmer. Sie wollte den Vorhang beiseiteschieben, doch als sie versuchte, sich aufzusetzen, wurde ihr schwindlig. Sie zögerte kurz, dann drückte sie auf den Notknopf. Eine Frau in Weiß erschien und zog den Vorhang auf. Fünf Uhr dreißig morgens. »Jetzt sehen wir doch mal, ob Sie Wasser lassen können. Was ist Ihnen lieber, Tabletten oder eine Spritze gegen die Schmerzen? Sie können auch beides haben. Und das Trinken nicht vergessen, hier ist Wasser für Sie. Ziehen Sie bitte Krankenhaushemd und Unterhosen an und nehmen Sie einen frischen Verband mit.«

Die Schwester half ihr aus dem Bett und begleitete sie zur Toilette, viereinhalb Schritte. In der einen Hand hatte sie den Infusionsbeutel und die Utensilien, mit der anderen hielt sie sich das Krankenhaushemd zu – hinten offen, dass Schirani und Schiranis Mutter jetzt bloß nicht guckten.

Sie löste einen Knoten hinten und setzte sich.

Sie spürte nichts. Es war nicht so, dass sich nichts verändert hätte, es hatte sich extrem viel verändert. Der Bereich, in dem operiert worden war, vom Bauchnabel abwärts, war wie taub, sie fühlte dort nichts. Keinen Schmerz, kein leichtes Prickeln. Nicht mal einen Luftzug auf der Haut. Aber sie konnte Pipi machen. Ein Wunder. Das Gehirn sendete den Befehl dorthin, wo sie selbst nichts als Leere spürte. Und siehe da, es lief, deutlich hörbar. Das Wissen des Körpers.

Sie nahm den roten Verband ab und linste nach unten. Eine breite, mit kleinen Nadelstichen stramm zusammengehaltene Schnittwunde. Der Bauch sah aus wie ein Gesicht: Brüste – Augen, Bauchnabel – Nase und, seit Neuestem, darunter der Schnitt – ein breiter, rosafarbener Mund. Sie hatten offensichtlich einen ziemlich langen, geraden und gleichmäßigen Schnitt von rechts nach links gezogen und, als das nicht reichte, entlang einer etwas kleineren, diagonalen Linie noch nachgeschnitten. Darum lächelte sie der Mund von da unten jetzt leicht schief an.

Nach dem Waschen öffnete sie die Box mit der Einwegunterwäsche, die die Schwester ihr zugesteckt hatte: weiße Netzschlüpfer, geschnitten wie Hot Pants. In Schwarz wären sie fast sexy. Solche Schlüpfer hätten eigentlich in ihrer Krankenhaustasche sein sollen, denn sie hatten auf der Was-in-die-Krankenhaustasche-kommt-Liste gestanden. Natürlich war die Tasche jetzt nicht hier. Sie hatte sie nämlich noch gar nicht gepackt. Zwei Monate vor dem Termin. Damit hatte niemand gerechnet.

Sie kam aus der Toilette, wollte der Schwester von ihrem Erfolg erzählen, aber die war verschwunden.

Zu ihrer Überraschung fand sie im Regal neben dem Tisch ihre Schuhe, sie warteten dort geduldig zusammen mit den gebrauchten Strümpfen. Sie bückte sich, doch der Körper streikte, ein unerklärlicher Widerstand blockierte sie. Sie nahm die Zehen zur Hilfe, um einen Strumpf herauszufischen und in den Schuh zu gleiten. Trat aus dem kleinen Zimmer auf den Korridor der Abteilung, den Infusionsständer neben sich her rollend und dabei mit dem Schwanz aus Plastikschläuchen wedelnd.

Alle Zimmer mündeten in den zentralen Raum, der vor ihr lag: Linoleumboden, Formica-Stühle und ein riesiges, leeres Buffet auf einem Metalltisch, hinter dem sich das Stationszimmer befand. Sie ging zu der Station, wartete, lehnte sich gegen die Säule am Empfangstresen. Eine Schwester spähte hinter dem Vorhang hervor.

»Wer sind Sie?«

»Ich muss zu ihr, zu meinem Baby.«

»Aber wer sind Sie?«, wiederholte die Schwester leise, sprach langsam jede Silbe einzeln aus. »Wie lautet Ihr Familienname?«

»Schneider.«

Die Schwester schaute in den Computer, und ihr Gesicht färbte sich safrangelb. »Sie hatten erst vor wenigen Stunden einen Kaiserschnitt, Sie sollten überhaupt nicht herumlaufen.«

Ganz in ihrer Nähe stand ein Rollstuhl. Vielleicht schaffte sie es bis dahin, sie musste nur noch einmal durchatmen. Die Schwester kam aus der Station heraus, schob den Rollstuhl zu ihr, setzte sie hinein und fuhr sie durch schwere Türen hindurch in einen größeren, kühlen Korridor.

Im orangenen Licht des weitläufigen Korridors leuchtete grell ein Neonschild: »Geburtshilfe – Wartezimmer«. An den Wänden hingen riesige Bilder in Schwarz-Weiß. Die Schwester steuerte mit einer Hand den Rollstuhl, mit der anderen den Infusionsständer. Die Bilder folgten rasch aufeinander wie in einem Film. Das erste zeigte eine jemenitische Hochzeit. Ein kleiner Bräutigam kniete unter der Last der traditionellen Gewänder nieder. Die Augen der Braut waren mit blauem Lidschatten geschminkt, sie hatte kleine Silbersternchen im Haar, das Hennaornament eines Kreises auf der Handinnenfläche. Kaftane hüpften im Kreis. Die Bilder waren nicht nach einer erkennbaren Logik aufgehängt. Dann, am Ende der Reihe ein einziges, ungewöhnliches Bild: eine alte Eisenbahn in klassischer Zentralperspektive, die einen Tunnel verließ und in eine offene, europäisch anmutende Landschaft aus immergrünen Tannen und dornigen Büschen fuhr. Hinter der Eisenbahn, wo alles verschwand, stand ein Schild und wünschte Gute Fahrt.

WO GOLD FLIESST

Tag: 1
Datum: 25.12.
Neugeborenes: lebt
Kopflage
Tag der Entbindung: 32. Schwangerschaftswoche + drei Tage

•

Räderquietschen. Und stopp. »Da sind wir«, sagt die Schwester. Auf dem Schild an der weißen, schweren Tür vor ihnen steht: »Neonatologische Intensivstation. Zutritt nur für Angehörige von Patienten. Kein Zutritt für Kinder.« Die Schwester schiebt sie behutsam vorwärts, öffnet die schwere Tür. Mit einem »Wusch« und »Klack« schlägt sie hinter ihnen zu.

Die Reise geht weiter durch einen langen, engen Neonkorridor mit gelben Fliesen, an vielen verschlossenen Türen vorbei bis zu einem großen Waschbereich am Ende. Die Schwester parkt sie vor den Waschbecken, öffnet mit einem kleinen goldenen Schlüssel ein Schränkchen, zieht einen Packen gelben Stoffs daraus hervor, zeigt auf ein Schild und sagt: »Machen Sie, was hier steht, und dann ziehen Sie sich bitte wieder an.« Bevor sie sich abwendet, weist sie auf eine große, weiße Tür: »Das ist der Eingang.«

Auf dem Schild über dem Waschbecken wird alles detailliert erklärt. Zunächst muss man Schmuck und Uhren ablegen und sich dann zwei Minuten lang mit der rosafarbenen Flüssigseife die Hände und Unterarme waschen. Ordentlich schrubben, anschließend mit Wasser nachspülen, damit die Bakterien durchs Becken abfließen. Eine ältere Frau kommt hinzu und stellt sich neben sie.

Bestimmt eine Oma. Die Frau ist über und über mit Ringen und Armreifen behangen, legt sie aber nicht ab. Sieht sie nicht, was auf dem Schild steht? Das gehört sich nicht. Sie schrubbt sich mit der rosafarbenen Seife die Hände. »Oma, die Verschlüsse Ihres Goldschmucks wimmeln nur so vor Bakterien«, müsste man ihr sagen. Müsste ihr klarmachen, wie rücksichtslos das von ihr ist. Sie hat ihr Zeitgefühl verloren. Warum hängt hier keine Uhr? Sie schrubbt weiter. Die Bakterien-Oma ist fertig mit Waschen, dann kann sie auch aufhören, sie hat sich viel länger gewaschen. Sie desinfizieren sich beide. Ich soll mich einreiben, denkt sie. Eine Minute lang mit der blauen Septol-Lösung. Was ist Septol? Es ist kühl und brennt. Also, gut damit einreiben. Kurz abtrocknen und dann die Hand erneut eine Minute lang damit einreiben. Flüssige Minze. Im fünften Schritt muss man ein steriles, gelbes Krankenhaushemd überziehen.

Und jetzt ab durch die weiße Tür mit dem roten Schild »Zimmer 1«.

In Zimmer 1 flackern überall winzige, zuckende Lichter, und es ertönt ein ständiges Piepen in allen möglichen Tonlagen wie in einem deutschen Techno-Club. Rings um sie herum stehen durchsichtige Kästen, Puppenhäuser für Säuglinge. Am Kasten gleich neben ihr hängt ein Zettel: »Schneider, die Tochter von«. Der Adrenalinstoß lässt sie taumeln.

Da ist sie ja, sie liegt nur mit einer kleinen Windel bekleidet in dem aquariumartigen Inkubator und bewegt die Lippen, als würde sie saugen. Aber ihr Körper sieht gar nicht aus wie der eines Säuglings, sie ist unglaublich dünn, da ist kein Fettpölsterchen, nur Haut und Knochen, der Kopf fast wie von einem Alien. Man darf nur die Hand reinstecken, mit einem Nylonhandschuh, sie aber nicht berühren.

Schneider, die Tochter von hängt an einem Wirrwarr aus verzweigten Kabeln. Auf dem Monitor, mit dem die Kabel verbunden sind, flimmern Zahlen, aus denen man die Funktion jedes einzelnen ableiten kann. Eines misst den Puls, ein anderes den Rhythmus der Atemzüge, eines grün, das andere rot, wie bei einer explosiven Fracht. Und noch etwas wird hier gemessen, eine Reihe grauer, wechselnder Zahlen zieht flink über den Monitor. Was kann das sein?

Jemand legt ihr die Hand auf die Schulter, sie fährt hoch und dreht sich um. Aus einem grünen Kittel blickt sie die Schwester an. »Was hat diese Zahlenreihe zu bedeuten?«, fragt sie mit zitternder Stimme.

»Wollen Sie sich setzen?«, fragt die Schwester.

Nein, sie will nicht. Was sie will, ist der Schwester übers Haar streichen. Deren schwarzes Haar sieht dornig und stachelig aus, doch sie weiß, wenn sie die Hand ausstreckt und darüberstreicht, wird es sich weich und flaumig anfühlen. Die Schwester sieht sie mit offenem Mund an, sie möchte bestimmt etwas Wichtiges, Entscheidendes über Schneider, die Tochter von mitteilen. Da piept es plötzlich laut am anderen Ende des Zimmers, das Piepen hört nicht auf, und alle Anwesenden strömen in Richtung dieses hohen, kreischenden Tons. Drei Frauen in Grün und drei Männer in Weiß eilen herein und beugen sich in einem Kreis über die pfeifende Stelle. Irgendein Säugling. Erst als sich der Kreis auflöst und zwei Schwestern aus ihm heraustreten, kann man sehen, dass der Inkubator, um den sie stehen, ein bisschen anders aussieht als die anderen. Größer und mit noch mehr Kabeln und Drähten ausgestattet.

Plötzlich erklingt eine göttliche Stimme vom Himmel und verkündet: »Schau dich hier nicht um. Nicht nach rechts und nicht nach links. Schau nur auf dein eigenes.« Es dauert einen Augenblick, bis sie begreift, dieser Befehl ist an sie gerichtet. Ja, genau sie ist gemeint, sie hat sich umgesehen und dabei verbotenerweise mit den Augen andernorts herumgestochert; eine Sünde hat sie damit begangen, eine, die nicht weniger fatal ist als die Sünde von Lots Frau. Beklommen dreht sich Schneider, die Mutter von wieder zum Inkubator und bemerkt plötzlich, dass zwei Schwestern neben ihr stehen. Die ältere von beiden, die, mit der sie eben schon gesprochen hat, ist eine sehr gepflegte, perfekt geschminkte Frau, das grauviolette Haar trägt sie zu einem Beehive aufgesteckt. Sie kommt ihr bekannt vor. Nur woher?

Die andere Schwester ist noch jung, hochgewachsen und hat einen kugeligen großen Bauch, mit dem sie fast gegen Schneiders Gesicht stößt. »Ich bin Smadar«, sagt der Bauch mit niedlicher Stimme.

»Sie sind schwanger«, stellt Schneider verblüfft fest. Irgendwie das Letzte, womit sie hier gerechnet hat.

»So ist es«, erwidert die Schwester und fährt einmal mit ihrer Hand um den ganzen Hügel herum. »Kommen Sie, wir bringen Sie zur Stillunterstützung, da müsste jetzt jemand frei sein, der sich um Sie kümmert.«

Die ältere Schwester schaut sie noch immer mit lila geschürzten Lippen an und warnt: »Nicht vergessen, achten Sie immer nur auf Ihr eigenes.«

Entsetzen überfällt Schneider, die Mutter von. Es ist unvermeidlich, dass sie sich erschreckt. Aber dann erinnert sie sich plötzlich, warum die ältere Schwester ihr bekannt vorkommt, und es schnürt ihr die Kehle zu. Sie sieht aus wie die verlorene Schwester von Mrs. Slocombe aus dieser britischen Fernsehserie »Are you being served?«, die sie als Kind immer angeschaut hat.

»Da ist ja Schwester Rinat. Gehen Sie mit ihr mit«, sagt Schwester Smadar.

»Aber ich will ... ich hatte noch gar keine Zeit, das Mädchen ... ein bisschen bei ihr zu sein.«

»Sehen Sie doch, das Frühchen schläft, fassen Sie es besser nicht an.«

Zu dritt stehen sie um den Inkubator, und sie betrachtet ihre Tochter, wie sie in der durchsichtigen Arche ruht. Sie kann nichts tun, nur schauen.

Die Stillberaterin, Schwester Rinat, ist klein, hat blassrosa Haut, eng stehende Augen, ein Grübchen in der linken Wange und ein breites, dickes Gesicht wie eine dieser Cabbage Patch Kid-Puppen. Schwester Rinat zieht sie wortlos hinter sich her. Sie verlassen das große, geschäftige Zimmer 1 und gehen auf den leeren, dunklen Korridor, von dort in eine dunkle, fensterlose Nische mit Neonlicht. Auf einem Tisch und auf dem Boden stehen Kartons, randgefüllt mit Materna-Verpackungen und pastellfarbenen Plastikflaschen. Schwester Rinat gibt ihr ein Blatt zum Durchlesen. Sie habe keine Kopien davon, sagt sie, obwohl sie eigentlich welche austeilen sollte. »Also das Blatt bitte nur kurz durchsehen und dann zurückgeben, gut?«

Laut Überschrift handelt es sich um »Hinweise der Neonatologischen Abteilung für die Eltern von Frühgeborenen«.

Sie kommt nicht weiter als bis zur Überschrift, da Schwester Rinat ein leeres Reagenzglas aus ihrer Kitteltasche zieht und sie auffordert, das Hemd zu öffnen. Ohne eine Reaktion abzuwarten, streckt sie die Hand aus, packt die linke Brust und drückt die Brustwarze zusammen. Sie presst sie zwischen ihren Fingern, kneift fest zu, es brennt entsetzlich wie ein heißer Blitz. Gleichzeitig stellt Schwester Rinat eine Frage nach der anderen:

»Warum haben die Wehen eingesetzt?«

(Weiß sie nicht.)

»Warum wurde ein Kaiserschnitt gemacht?«

(Weil plötzlich das Fieber angestiegen ist.)

»Hatten Sie vor zu stillen?«

(Ja, schon. Sie hatte auch vor, zu Walgesängen und Sitarklängen zu gebären anstatt mithilfe eines Schlachtmessers, reicht das?)

»Welche Woche?«

»Welche Lage?«

Welche? Welche? Welche?

Schwester Rinat weiß die Antworten bereits, zumindest das Wichtigste, denn das steht alles im Krankenhausbogen mit dem Aufkleber »Schneider, die Tochter von« auf ihren Knien. Wahrscheinlich sollen die Fragen sie, die hier angezapft und ausgequetscht wird, vom Schmerz ablenken. Obwohl Ausquetschen nicht das richtige Wort dafür ist. Wenn man genau sein will, ist das, was hier passiert, eigentlich Missbrauch, eine Invasion in ihre Intimität, der sie wehrlos gegenübersteht. Entsprechend groß ist der Schmerz.

Ein Mädchen in himmelblauem Sweatshirt späht kurz durch das Fenster in der Tür, und Schneider, halbnackt, macht sich vor Verlegenheit ganz klein. Schwester Rinat knetet unbeirrt weiter. Die Brustwarze wird steif und schrumpft, sie wirkt sogar dunkler, die Knübbelchen auf dem Warzenhof werden spitzer. Es fällt ihr schwer, nicht hinzuschauen. Sie hofft inständig, dass etwas herauskommt. Eine bedrückende Stille liegt über ihnen: Die eine schaut, die andere arbeitet hartnäckig weiter. Nach einigen Minuten sieht es ganz danach aus, dass die Brustwarze ein erstes Tröpfchen Milch absondert. Und dann noch eines. Schwester Rinat fängt einen Tropfen nach dem anderen mit dem Reagenzglas auf. Sie sagt etwas über den Apparat und die Tuben, dann quetscht sie weiter. Schneider, die Mutter von schweigt.

»Was Sie da jetzt in Ihren Brüsten haben, das nennt man Kolostrum, das ist Gold wert«, sagt Schwester Rinat, »die goldene Milch.«

Schwester Rinat schüttelt das Reagenzglas so heftig, dass ihre schlaffen Wangen flattern; das, was Muttermilch sein soll, ist eher eine gräuliche Flüssigkeit, auf der ein Häutchen durchsichtigen Fetts schwimmt. Schneiders Stirn ist noch immer vor Schmerz verkrampft.

»Das geht vorbei. Hauptsache, es kommt was raus. Sie haben Glück, denn manchmal kommt nach einem Kaiserschnitt erst mal gar nichts«, erklärt Schwester Rinat und schnipst dicht vor Schneiders Gesicht mit den Fingern, damit sich der Muskelkrampf löst.

Schwester Rinat holt weitere Reagenzgläser aus einer Schublade hervor. »Machen Sie es so, wie ich es Ihnen gezeigt habe, auf Ihrem Zimmer. Auch wenn Sie nur ein paar Tropfen herausholen, sie sind einige Stunden haltbar, und wir füttern sie dann damit über die Nahrungssonde.«

Und schon ist Schwester Rinat aus dem Zimmer.

•

Schneider stapft über den Korridor, den Infusionsständer hinter sich, als plötzlich ein entsetzliches Kreischen die stickige Luft durchschneidet, eine Stimme, wie sie noch nie zuvor aus einem menschlichen Wesen hervorgebrochen ist. Da, wo der Korridor eine Biegung macht, im Lichthof des Neonscheins, haben drei Schwestern in Grün das Mädchen in dem himmelblauen Sweatshirt gepackt. Die Schwestern halten sie an Ärmeln und Kapuze fest, sie kann sich kaum regen. Das Mädchen windet sich, streckt sich zur Form eines Pfeils, dessen Spitze auf Zimmer 1 weist. Schneider, die Mutter von beobachtet durch das durchsichtige Fenster, wie ein grüner Tintenfisch aus Schwestern und Ärzten mit unzähligen rudernden Tentakeln den riesigen Inkubator umschwirrt. Sie versetzen dem Frühchen Stromstöße, eins, zwei, drei. Schwester Smadar kommt aus dem Zimmer. »Wir tun alles, was in unserer Macht steht, das müssen Sie uns glauben«, hört Schneider sie zum Mädchen im himmelblauen Sweatshirt sagen.

Glaubt denn hier überhaupt jemand etwas? Und was, wenn nicht?

Schneider verordnet sich selbst, den Anblick, wie sie dem Frühchen Stromstöße gegeben haben, damit es am Leben bleibt, sofort zu vergessen. So eine winzige Kreatur. Was für ein kleines Körperchen. Und sie begreift, dass sie sich wie ein Glückspilz fühlen sollte. Das Aufflackern einer Erkenntnis, die aber sofort wieder vom weißen Wal der Angst verschlungen wird.

Schneider, die Mutter von sollte sich jetzt entweder Sorgen um die Zukunft machen oder zufrieden sein, dass ihr Mädchen trotz allem am Leben ist. Aber sie verspürt weder Sorge noch Freude. Sie hat kein eindeutiges Gefühl, nur eine unbestimmte Ahnung.

BLUMEN, TEDDYBÄREN UND KOCHTÖPFE

Tag: 1
Datum: 25.12.
Uhrzeit: –
Geburtsgewicht: 1595 Gramm
Anmerkungen: Zeigt bei Einlieferung in die Neonatologie gesunde Reflexe, atmet selbstständig, hämodynamisch stabil
Antibiotika und Nahrung über Sonde verabreicht

Dr. A. Saad

Schneider ist auf dem Korridor der Frühchen-Station gefangen. Der Eingang der Geburtshilfestation ist geschlossen. Durch die schweren Milchglastüren kann sie die fließenden Bewegungen eines Menschen erahnen, also los, der Herde nach. Frauen schieben transparente Kästen umher. Gäste sind mit Blumen, Teddybären und Kochtöpfen beladen. Schneider klingelt an einer kleinen Glocke, erst dann öffnet sich der Sesam.

Unter dem Schild »Geburtshilfe 2« verkündet ein zweites Schild: »Das Frühstücks-Buffet ist ab acht Uhr geöffnet und nur für die Wöchnerinnen bestimmt. Familienangehörige werden gebeten, sich nicht daran zu bedienen.« Es ist sieben Minuten nach sieben und das aufgebaute Buffet schon fast leer. Nur zwei harte Eier, etwas Rührei und ein paar Blätter Kopfsalat sind übrig geblieben. Ein einziges Produkt gibt es noch in Hülle und Fülle: Leben, arabischen Joghurt in allen erdenklichen Sorten. Eine große Familie mit sechs Erwachsenen und zwei Kindern sitzt vor kleinen blauen Tabletts; sie knabbern an irgendeinem grauen Fertigessen.

Es ist nicht eindeutig zu erkennen, wer von ihnen die Wöchnerin ist. Von den drei Frauen trägt keine einzige ein Krankenhaushemd. Sie hat Hunger, aber nicht auf Leben. Alles, nur nicht Leben.

Beim Stationszimmer hält man sie wieder auf. »Sie könnten noch etwas Voltaren vertragen, nicht wahr? Wann war die letzte Einnahme?« Kann sie noch etwas Voltaren vertragen? Sie kann überhaupt nichts vertragen. Aber jetzt, da sie es ihr anbieten, spürt sie die Schnittwunde. Schmerzhaft, deutlich. Sie tritt ins Stationszimmer. Eine Patientin zieht den Vorhang zu, eine andere rafft das Krankenhaushemd, und wieder eine andere lässt sich unterwürfig eine Nadel in den Hintern rammen.

•

Auf Zimmer 12 liegt Schirani im linken Bett. Ihr Mann ist gerade dabei, ihr die dünnen, glatten, glänzenden Beine einzuölen; ein rosiges, molliges Baby döst zwischen ihren Brüsten. Es sieht ganz anders aus als ihre Kleine, Schneiders Baby. Über dem offenen, durchsichtigen Babybett hängt ein Zettel: »Attias, der Sohn von, 3800 Gramm«. Schneider weiß, sie soll nicht nach den anderen sehen, aber Schirani, ihr Mann und das Baby sind so sehr in diesem glückseligen Moment der Entspannung nach dem Stillen geborgen und beachten sie nicht, dass sie hemmungslos auf diese intime Dreieinigkeit starrt. Das Baby sieht aus wie eine rötliche, kahle Riesenkartoffel. Es ist überhaupt nicht süß, sondern eins von diesen Babys, die nur aus Nase bestehen; alles, was man sieht, ist Nase. Krumm. Enorm. Gonzo.

•

»Nezi und Musa waren da, Flora hat auch angerufen. Und morgen kommt der Rabbi für den Segen.«

»Wann denn? Am besten kommt er gleich hierher ins Krankenhaus.«

»Natürlich kommt er hierher. Izi bringt ihn, Schirani. Ist eine echte Strecke von Beit Schemesch hierher.«

»Der Kleine hat noch Hunger. Guck dir das an. Er isst wie sein Vater. Iss, Schätzchen, iss, dass du mit Gottes Hilfe schön gesund bleibst. Hach, ich habe Lust auf ein Croissant. Liebes, holst du mir eins von der Bäckerei?«

•

Schneider streckt sich auf dem Bett aus, legt das Reagenzglas mit der kostbaren Milch für das Baby auf einem Stück Taschentuch oben auf die Kommode, schließt den Vorhang und ruft ihn an. »Bist du aufgestanden?«, fragt er.

»Ich war gerade auf der Abteilung«, sagt sie, »also bei den Frühchen. Jetzt bin ich wieder im Zimmer.«

»Warum hast du mir nicht Bescheid gesagt?«, fragt Jonatan. »Ich komme sofort, ich habe hier unten in der Lobby geschlafen.«

Und tatsächlich, da kommt er schon. Er sieht ganz aufgelöst aus. »Wahnsinn, wie du geatmet hast, echt beeindruckend. Hat mich richtig reingezogen. Hast du es mitbekommen? Sie haben die Kleine rausgeholt und sofort auf die Intensivstation gebracht. Sie war gerade erst eine Sekunde auf der Welt, diese weiße Wolke, da wurde sie schon in den Armen der Schwester aus dem Zimmer getragen. Ich bin hinter ihr hergelaufen und dabei mit dem Fuß im Kabel von deinem Narkosegerät hängen geblieben. Der Anästhesist hat mich angeschrien. Ich habe gemerkt, da ist ein Widerstand, aber das Kabel wollte sich einfach nicht entwirren. Dann haben sie mich desinfiziert, wegen diesem klebrigen Schleim an ihr – wie nennt man das noch?«

»Ich schlaf gleich ein.«

SOGAR BEI GIRAFFEN

Tag: 1
Datum: 25.12.
Uhrzeit: –
Urin: –
Ausscheidungen: –
Gewicht: 1605 Gramm

Als sie aufsteht, ist das Zimmer leer. Schneider, der Vater von ist nicht da.

Schirani und ihr Gefolge, das Baby eingeschlossen, haben sich ebenfalls in Luft aufgelöst. Sie ruft ihn an – auf dem Display leuchtet ein Bild von ihm, wie er auf einem Pferd reitet –, aber er geht nicht ran. Unter den ungelesenen Nachrichten ist eine zwei Stunden alte SMS: »Ich bin auf der Frühchen-Station. Komm, wenn du wach bist. Später hole ich dir Kleider und eine Tasche.«

Eine Schwester kommt herein, schaut sie an, prüft die Temperatur und schlägt ihr vor, sich zu waschen. Sie bittet, vorher ihr Baby sehen zu dürfen, aber die Schwester lehnt ab. Schneider muss absolut sauber sein, wenn sie in die Neonatologie geht. »Es besteht die Gefahr einer Infektion, es ist zum Wohl des Neugeborenen.« Für den Fall, dass sie in der Dusche nicht stehen könne, hätten sie einen Plastikstuhl. Die Schwester stellt einen kackbraunen Plastikstuhl aus dem Gartencenter unter die Brause. »Und die Schnittwunde aussparen, da darf jetzt keine Seife und kein Wasser dran!«, warnt sie.

Der Boden in der Dusche klebt tatsächlich. Das Paar rosafarbene Badeschlappen von Hello Kitty, die ihr die Rothaarige vererbt hat, wartet unter dem Waschbecken. Zögernd schlüpft sie hinein. Aber die Badelatschen sind noch gar nichts im Vergleich zu dem Stuhl. Schneider denkt an all die Hintern, die darüber gerutscht sind, und obwohl sie sich unter dem Wasserstrahl kaum auf den Beinen halten kann, schafft sie es auch nicht, sich zu setzen. Stattdessen klammert sie sich mit einer Hand an ihren treuen Begleiter, den wackeligen Infusionsständer.

Sie geht wieder auf die Frühchen-Station, desinfiziert sich schrittweise die Hände: eine kleine Ewigkeit. Sie brennt darauf, ihr Kind zu sehen, aber es muss sein. In dem eidottergelben Krankenhaushemd betritt sie Zimmer 1.

Schneider, die Tochter von befindet sich nicht an ihrem Platz.

Die Essenz des Schreckens.

Sie schaut sich um. Einen Schritt nach rechts, zwei zurück. Vielleicht doch links. Drückt die Finger auf den Hals, dort, wo der Puls zuckt. Der Inkubator ist weg. Wo ist das Baby? Wo haben sie sie hingebracht? Ist sie vielleicht gestorben? Es stehen acht weitere Inkubatoren im Zimmer. Soll sie sie einen nach dem anderen durchgehen und nachschauen? Vielleicht ist sie auf der Intensivstation. Sie erkennt ihr Baby nur über das Namensschildchen am Inkubator, und es ist ihr unangenehm, die jetzt alle zu prüfen.

Vier Schwestern wirbeln durch das Zimmer. Sie steht da, fassungslos, wartet, dass eine von ihnen stehen bleibt. Und tatsächlich, eine nimmt sie wahr. Sie trägt ein Augenbrauenpiercing, einen dicken schwarzen Lidstrich ums Auge und das riesige Tattoo eines Stechrochens auf dem linken Arm.

»Wo ist mein Baby?«

»Wer sind Sie?«

»Ich bin Schneider.« Sie hat bereits gelernt, dass man sowohl Mutter als auch Tochter hier Schneider nennt. So beginnt Symbiose.

»Sie ist hier, kommen Sie.« Der Schwanz des Stechrochens zeigt wie ein Wegweiser auf die Inkubatoren in der Mitte des Zimmers. Und tatsächlich, da liegt Schneider, die Tochter von immer noch in einem fest verschlossenen Inkubator. Sie hält ein Kabel in der Hand, und am Bauch und im Bereich vom Herzen sind Elektroden angebracht. Da ist auch ein neues dünnes und grünes Kabel in der Nase.

»Was ist los mit ihr?«

Die Schwester blättert durch die Dokumentation in dem Ringbuchordner, der am Inkubator festgemacht ist. Schneider hat ihn erst jetzt entdeckt.

»Hat nicht gekackt«, sagt Schwester Stechrochen.

Das ist nicht gut. Das hört sie am Tonfall.

Sie erinnert sich, wie der Bruder ihres Mannes einmal erklärt hat, wenn frisch geborene Kälber kacken und essen, dann ist das ein Zeichen, dass alles in Ordnung ist. Problematisch wird's, wenn sie das nicht tun.

Schwester Stechrochen geht weiter. Niemand beachtet sie, obwohl sie es dringend nötig hätte. Zum ersten Mal legt sie eine Hand auf Schneider, die Tochter von. Eine in Nylon eingepackte Hand. Mama ist hier. Sie zieht sich unter der Berührung zusammen. Sie ist warm. Atmet. Das Baby lebt. Aber die Einsamkeit des Brutkastens ist unendlich.

Ob sie denkt, sie ist allein? Weiß sie es? Die Geburt, das In-die-Welt-geworfen-Werden, ist traumatisch: Autismus, Schizophrenie, Aufmerksamkeitsdefizitstörung, all diese Möglichkeiten sind Schneider bewusst. Das Hormon, das ausgeschüttet wird, wenn man verliebt ist, wie heißt das noch gleich? Oxy-toxy? Sie erinnert sich an eine Zeile, die ihr einmal ins Auge gesprungen ist: Untersuchungen an jungen Frauen mit Kaiserschnittgeburt haben gezeigt, dass diese ihre Sprösslinge nicht mehr automatisch auf der linken Körperseite halten, damit sie die beruhigenden Herzschläge spüren. Bei Säugern aller Art haben Mütter, die gleich nach der Geburt von ihrem Nachwuchs getrennt wurden, sich später nicht gut darum gekümmert. Sogar bei Giraffen ist das so.

»Mutter Schneider?«

Es ist das erste Mal, dass sie jemand Mutter nennt. Also ist sie jetzt offenbar Mutter. Richtig, sie ist Mutter. Eine biologische Tatsache.

»Das Frühchen hat heute gespuckt. Viel. Wir haben eine Mahlzeit ausgelassen. Wie läuft es mit dem Abpumpen?«, fragt Schwester Smadar mit ihrer niedlichen, bereits vertrauten Stimme.

»Abpumpen?«

»Die Muttermilch? Hat man es Ihnen nicht erklärt? Aber die Tuben haben Sie?«

Tuben? Tuba? Tube? Soviel sie weiß: Hätte sie zwei bestimmte Tuben nicht, gäbe es hier jetzt kein Baby. Was will Schwester Smadar ihr sagen?

»Mutter Schneider, Sie müssen sich schleunigst Tuben kaufen. Unten im Erdgeschoss gibt es ein Babyparadies. Da bekommen Sie die. Ansonsten können Sie die Pumpen im Stillzimmer nicht verwenden.« Sie lächelt Schwester Smadar an, um zu zeigen, dass sie die wörtliche Bedeutung ihrer Aussage verstanden hat, auch wenn sie den Sinn noch immer nicht begreift. Sie muss sich Tuben im Babyparadies kaufen. Auf die To-do-Liste damit.

»Haben Sie denn wenigstens ein Reagenzglas abgegeben?«, fragt Schwester Smadar, aber sie antwortet nicht. Was soll sie auch sagen? Dass sie es schlicht vergessen hat? »Und wenn es nur ein paar Tröpfchen sind«, sagt Schwester Smadar, »bringen Sie so schnell wie möglich ein paar Tröpfchen her.«

Ein verantwortungsloses Dummerchen tritt aus Zimmer 1 auf den Korridor der Frühchen-Station und ruft sofort ihre Mutter an. Die sagt: »Wie schön, dass du angerufen hast. Ich bin gerade auf deiner Station angekommen. Und suche dich ... Aber, Kicki, es ist Freitag. Zwei Uhr nachmittags. Das Babyparadies macht gleich zu ... Okay, ich versuche, welche zu bekommen.« Sonst muss sie warten, bis Schabbat vorbei ist. Schalom.

•

Schneider kehrt geschlagen auf die Geburtshilfe 2 zurück. In Zimmer 12 sind alle Betten leer. An Attias Bett sind drei Luftballons festgebunden: »It's A Boy«, mit drei Ausrufungszeichen, dann ein blaues, freundliches Pferdchen im Galopp und ein dritter Ballon, von dem unklar ist, was er darstellen soll. Ein Herz? Einen Seestern? Einen Geburtstagskuchen in der Form einer Lokomotive? Irgendeine gute Fee hat eine Tasche auf ihr Bett gestellt. Diese rosa-orange-gestreifte Tasche aus Handtuchstoff kennt sie. Es ist keine, die jeder sehen sollte, keine, die man gern mitnimmt. Normalerweise sammelt sie in dieser Tasche die Kleidung, die in die Trockenreinigung muss. Sie öffnet den Reißverschluss: Kleider. Getrocknete Pflaumen. Ein Frauenmagazin in einer knisternden Plastikfolie, eine Körpercreme mit Lavendelduft. Alles deutet darauf hin, dass ihre Mutter die für sie gepackt hat. Schneider stopft die Tasche in ihr Schränkchen, schließt den grünlichen Vorhang, zückt das Reagenzgläschen und drückt die rechte Brustwarze zusammen.

Nichts kommt.

Ihre Tochter sabbert. Sie hängt an einer Sonde. Behält die Nahrung nicht im Körper, obwohl sie ihr gewaltsam zugeführt wird. So benommen ist sie nicht, dass sie nicht verstünde, dass der Magen dieses Würmchens, das eigentlich noch zwei Monate an der Nabelschnur hätte hängen sollen, natürlich viel lieber Muttermilch nimmt.

Wieder und wieder. Autsch, autsch, autsch.

Bestimmt wird es leichter, wenn sie erst die Tuben hat und den Pumpapparat benutzen kann. Dann wird die Milch wie Flusswasser strömen.

Sie drückt, kneift, quetscht, aber nichts kommt. Nada. Nix. Sie muss es einfach schaffen. Jetzt. Die Schwester hat gesagt, jetzt ist die Milch wie Honig. Schneider ruft ihre Mutter an und tyrannisiert sie. »Was heißt nichts? Dann fahr zur Ajalon Mall. Hauptsache, du hast mir Creme mitgebracht. Was haben die noch? Vielleicht schließen sie erst um vier. Dann besorg mir heute noch eine

Handpumpe aus der Apotheke. Ich bin mir sicher, die haben so was. Und wenn du schon unterwegs bist, dann kauf auch ein paar von diesen Netzschlüpfern, bei den normalen geht immer der Verband ab. Und Malzbier.«

Ihre Mutter kann sich alles merken.

Schirani kommt mit Mutter, Mann und Baby ins Zimmer. Schneider zieht den Vorhang fest zu, damit keiner durch einen Spalt hereinsehen kann. Schließt sich selbst hinter den Stoffwänden ein, tastet nach dem Reagenzglas, das sie auf der Kommode liegen gelassen hat, stellt die Lehne des Bettes hoch, streift die Bluse ab, entkorkt das Reagenzglas und drückt erneut die Brust. Drückt und drückt und drückt. Zwanzigmal, dreißigmal. Die Stelle, auf die sie drückt, wird schon ganz rot, aber es kommt nichts raus. Sie kneift wieder zu. Es gelingt ihr nicht, sich selbst Schmerz zuzufügen. Dafür hat sie immer schon andere Menschen gebraucht.

•

»Das hat der Rabbiner von dem Kabbalisten mitgebracht, Schirani.«

»Jalla, wird aber auch Zeit. Gleich ist Schabbat.«

»Ja, eine Königin lässt man nicht warten. Uns aber auch nicht, oder? Also los, wir werden sonst bis Schabbatausgang nicht fertig.«

»Gib mal den Faden, Izi, so. Hol ihn aus der Tüte. Dann sprichst du das Gebet ›Ana bechoach‹, ›Bitte, befreie mit der Kraft‹. So ist es gut.«

»Um den Segen zu geben, brauchst du nur jemanden, der dich liebt. Was, Schirani liebst du deinen Mann etwa nicht?«

»Lustig. Ich lach mich tot. Mama, was ziehst du nur für ein Gesicht?«

»Schirani, Liebes, der Rabbi hat gesagt, ein Mann ist besser.«

»Selbst einer wie Izik, der nicht an die Macht der Blicke glaubt?«

»Daran muss man nicht glauben, das ist ein Segen.«

»Ist der nicht gegen den bösen Blick?«

»Jalla. Izi, jetzt ist nicht die Zeit zum Philosophieren. Das ist doch nur Gerede. Nimm den roten Faden. Binde ihn um die linke Hand meines süßen Sohnes, lass einen Fingerbreit Luft, so. Sprich den ersten Vers und mach den ersten Knoten. Und nach jedem weiteren Vers, den du aufsagst, machst du den nächsten Knoten, bis zum vorletzten. Dann sprichst du flüsternd den letzten und machst den siebten Knoten.«

»Geht das noch ein bisschen komplizierter?«

»Steht alles hier auf dem Blatt. Mama hat es dir ausgedruckt. Jalla, mach schon, mein Schatz.«

»Aber der Faden ist zu lang.«

»Wenn du ihn festgewickelt hast, schneiden wir ihn ab. Aber erst der Segen.«

»Also gut, hier: Bitte, befreie. Mit der Kraft Deiner großen Rechten. Die Gefangene Jisrael.

Empfange das Gebet Deines Volkes, stärke uns, läutere uns, Ehrfurchtgebietender.

Bitte, Du, Starker, behüte die Verkünder Deiner Einzigkeit, wie den Augapfel.

Segne sie, läutere sie, erbarme Dich ihrer, lass Deine Gerechtigkeit immer über sie walten.

Mächtiger, Heiliger, leite Deine Gemeinde in großer Güte.

Einziger, Erhabener, wende Dich Deinem Volk zu, das Deiner Heiligkeit gedenkt.

Empfange unseren Hilferuf. Und höre unseren Schrei, Du, dem Verborgenes kund ist.«

»Nein, was du machst denn da, hier doch noch keinen Knoten! Und jetzt im Flüsterton, mein Schatz.«

»Gelobt sei der Name der Herrlichkeit Seines Reiches für immer und ewig.«

»Amen und amen, möge Gott uns helfen.«

»Amen.«

»Amen.«

»Hast du dich beruhigt, mein Schatz?«

»Deine Mutter hat sich beruhigt. Ah, Entschuldigung, Mirjam, war nicht so gemeint.«

»Schon in Ordnung, mein Herz.«

•

Schneider späht durch den Spalt im Vorhang. Das Baby liegt in Schiranis Armen, ihre Mutter und ihr Mann schauen auf die beiden hinunter. Sie haben ihm wirklich diesen roten Faden um das kleine Handgelenk gebunden. Als Kind hat sie die griechischen Götter wegen ihres körperlichen, sinnlichen, irgendwie lächerlichen Verlangens geliebt, aber was der jüdische Gott von seinem Volk verlangt, wirkt nicht weniger absurd und unsinnig. Jetzt schneiden Schirani und ihr Mann den Faden durch und legen ihn in ein kleines Buch. Könnte doch auch Schneider an die Kräfte eines roten Fadens glauben oder an Gott oder an sich selbst, aber in ihrem Herzen glimmt kein Fünkchen Glauben. Sie glaubt nicht an Ideen, nicht an Gegenstände (nur, dass sie sich anhäufen) und ganz gewiss nicht an Menschen. Schneider ist sich bewusst, dass ihre Lebensqualität sich drastisch steigern würde, wenn sie glauben könnte. Sie erkennt die Schönheit, die darin liegt, und auch die Logik, denn Glaube ist praktisch. Selbst ihr Vater, der sein Geld mit Atheismus verdient hat, hat sich überraschenderweise in den vergangenen Jahren in die kuschelige Decke der Religion gehüllt und wärmt sich nun daran, was ihn spürbar weicher macht. Glaube steigert das Wohlbefinden des Glaubenden, doch obwohl so viele Beweise, so viele Bücher und so viele Religionen dafür sprechen, wird an keiner Stelle erklärt, wie man es schafft, zum Glauben zu finden. Für die Sehnsucht nach dem Ewigen gibt es keine Anleitung.

Schneider atmet tief ein. Sie drückt wieder, jetzt nicht mehr so zaghaft, sondern genauso unerbittlich wie Schwester Rinat: »Bitte, befreie. Mit der Kraft!« Ein spitzer Schmerz durchfährt sie, und das erste Tröpfchen zeigt sich. Ein winziges nur, aber besser als nichts. In den nächsten zehn Minuten sammeln sich immer mehr Tropfen, ein Zentimeter Flüssigkeit etwa, im Reagenzglas. Tatsächlich, was sein muss, das geht auch; sie tut ihr Mögliches. Jetzt noch schnell Pipi machen und dann ab auf die Frühchen-Station.

EINE KLEINE HIMMELBLAUE DECKE

Datum: 25.12.
Gewicht: 1580 Gramm
Ausscheidungen: sehr zähes Mekonium nach Reizeinwirkung
Anmerkungen: zarter, empfindlicher, leicht geschwollener Bauch

Erst nachdem Schneider den langwierigen Vorgang des Desinfizierens am Eingang zur Station hinter sich gebracht hat (nicht ohne das Label auf dem blauen Desinfektionsmittel, dem Septol, durchzulesen: ordentlich Ethanol drin, Chloro-irgendwas, darf nicht in Kontakt mit den Augen, dem Gehirn oder der Gehirnhaut kommen. Wie, um Himmels willen, soll es denn dort hinkommen?), fällt ihr ein, dass sie das Reagenzgläschen mit den Tropfen goldener Milch in ihrem Zimmer stehen gelassen hat. Es steckt im Zahnputzbecher auf der Toilette. Was wird Schirani denken? Sie will nicht noch mal ins Zimmer zurück, dann wieder hierher und sich wieder einsprühen, als hätte sie Krätze. Aber da muss sie wohl durch. Sie beschließt, nur auf einen Sprung hineinzugehen und nachzusehen, ob mit den Babys alles in Ordnung ist. Es sollte kein Problem sein, Schwester Rinat, das Cabbage Patch Kid, hat doch gesagt, die Milch ist einige Stunden haltbar.

Sie reißt vor Erstaunen die Augen auf, als sie in das Zimmer tritt und sieht, dass ihr Baby jetzt in einer durchsichtigen, offenen Wiege liegt. Der Paravent ist weg, der Bolero aus Plastik auch, nur die vielen Kabel sind noch da. »Das ist immer noch ein Brutkasten«, flüstert ihr Schwester Stechrochen zu, die hinter ihr aufgetaucht ist. »Er ist zwar offen, aber er wärmt sie weiter.« Die Kleine liegt auf dem Bauch, die Augen sind geschlossen. Schneider legt einen Finger auf das kleine Händchen.

Haut auf Haut.

Das Baby regt sich leicht.

»Und gekackt hat sie auch schon«, berichtet Schwester Stechrochen, »wir haben nämlich eine Glycerin-Rakete gestartet.«

Eine Rakete im Popo?

»Außerdem hat sie Nahrung durch die Sonde aufgenommen. Wollen Sie sie in den Arm nehmen?«

Darf sie?

Sie hat noch nie ein Baby im Arm gehalten. Babyphobie. Jedes Mal, wenn eine ihrer Freundinnen ein Baby bekommen hat, ist sie auf Abstand gegangen. Wenn sie einmal laufen und sprechen können, gern, aber solange sie ein rosafarbenes, hilfloses Würmchen sind?

Nicht, dass sich viele Gelegenheiten geboten hätten für Mutter-Kind-Spiele. Kleine Geschwister hat sie nicht. Oder ältere, ersatzweise. Nur ein einziges Mal, vor drei Jahren, als die kleine Aviv geboren wurde, hat sie ein Baby angefasst und auch das nur, weil man sie dazu zwang. Mutter und Tante legten ihr auf der Mutter-Kind-Station entschlossen die eben geborene Aviv in den Arm. »Wird Zeit, dass du übst«, hieß es mahnend.

Aviv fühlte sich nicht wie ein menschliches Wesen an. Diese unendlich zarte, elastische Haut. Wie ein kleiner Wackelpeter. Sie wollte sich das Baby auf den Bauch legen, weil sie dachte, dass man das üblicherweise so tat, wusste aber nicht, wie, und als sie fragend aufschaute, fiel ihr Blick in den großen Spiegel an der Wand gegenüber. Sie sah genauso erschrocken aus wie die frischgebackene Mutter selbst. Sie gab ihr sofort das Baby zurück.

Etwas war aus ihr hervorgebrochen und an die Grenzen des Fleisches gestoßen. Das Gefühl, sehr stark zu sein, wie aus Eisen gegossen; die Angst, die kleine Aviv jederzeit verletzen zu können, ja, ihr mit Sicherheit Schmerzen zuzufügen. Sie wusste nicht, wie man diesen winzigen Körper am besten anpackte und wie stark sie zufassen durfte. Sie erschrak vor sich selbst. Und dann war da noch diese verfluchte Sache mit dem Kopf, die sie noch nie so recht verstanden hatte. Sie verstand sie theoretisch, aber nicht praktisch. Weil die Halsmuskeln noch nicht entwickelt waren, musste man unbedingt darauf achten, dass der Kopf nicht nach vorne oder hinten fällt – aber was ist mit der Seite?

Und jetzt sitzt sie gerade einmal zwei Minuten hier, und schon hat ihr eine fremde Frau ihre Tochter, ihr eigen Fleisch und Blut, in die Arme gelegt, eingewickelt in eine kleine himmelblaue Decke, einen Tallit, einen Gebetsmantel.

Alles ist scharf und präzis konturiert.

Die Lippenlinie ihrer Tochter ist wunderschön.

DIE NAMENSWAHL

Tag: 2
Datum: 26.12.
Gewicht: wird weniger, 1565 Gramm
Ausscheidungen: keine
Bemerkungen: 2,5 Millimeter Essensrest, Bericht an den Arzt: eine weitere Mahlzeit ausgelassen

Klarsichtige Momente sind ihrer Natur nach kurz. Aber egal, wie oft sie einen solchen Schlag ins Gesicht bekommt, der sie zurück in den Körper, in die konkrete Wirklichkeit katapultiert, sie herausholt aus diesem für sie so typischen Schwebezustand einen halben Meter über dem Fleisch, ist sie doch jedes Mal aufs Neue überrascht. Einen einzigen kurzen Moment nur sind sie und ihr Baby ganz eins und segeln in einer undurchdringbaren Blase dahin, herausgehoben aus Zeit und Ort. Eine Fuge im Akkord der Zeit-Raum-Liebe. Die Nervenenden leuchten unter der Haut wie die Neonlichter an der Decke, doch dann erlöschen sie plötzlich wieder. Vielleicht, weil sie anerkennt, dass dieser fantastische Zustand, mit der Welt eins zu sein, wirklich möglich ist. Aber bereits der Gedanke daran lässt die Blase platzen. Die Innigkeit und das Bewusstsein derselben lassen sich nicht vereinen. Unmöglich.

Vielleicht ist es auch die Schwester, die unvermutet wieder auftaucht und ihr das Baby wegnimmt, die das Kontinuum aufbricht, oder der Lärm. Es piept schon wieder. Irgendwas piept immer irgendwo. Wie soll man da wissen, was genau der Auslöser war. Die Schwester ruft nach einem Mann in Weiß, der sofort erscheint, ganz als sei er aus der Wand getreten. Kein Baby in der Wiege und keins im Arm. Eine weitere Schwester kommt hinzu.

»Was ist denn hier los?«, fragt sie, aber niemand antwortet.

Etwas wird in die Sonde gespritzt.

Drei weitere Brutkästen ringsum piepen ebenfalls. Schneider, der Vater von wechselt ein paar Worte mit der Schwester. Schwester Olga zieht Schneider, die Mutter von mit sich nach draußen. Sie hat nicht die Kraft, sich zu wehren, sie hat keine Kontrolle mehr: nicht über ihren Zustand, nicht über ihren Körper, nicht über die Zukunft. Ein Schrei steigt in ihr auf – Nein! Sie steht hinter der Tür, so nah noch am Brutkasten des Frühchens, ihrer Kleinen, dass sie durch das Glas hindurch ihr Gesicht sehen kann. Jetzt stößt sie den Schrei aus, schwach. Die Sonde wird schwarz. Noch ein Millimeter und noch einer: Sie füllt sich mit Blut. Der nächste Schrei ist spitz. Schneider, der Vater von und die Schwester haben es mitbekommen, sprechen beruhigend zu ihr. »Atmet«, sagt Schwester Olga, aber Schneider, die Mutter von hört jetzt nur noch das elektronische Summen und ihr pochendes Herz.

Sie weiß nicht, wie sie von der Frühchen-Station in ihr Zimmer gekommen ist. Das Geräusch im Ohr bleibt, Tinnitus. Eine Schwester spritzt ihr etwas in den Infusionsbeutel. Ihr Bauch klopft. Sie kotzt rote Herzen aus Zellophan. Ihr Mann flüstert ihr zu, alles werde gut. Das sagt er ihr immer, schon seit Jahren. Sie weiß inzwischen, dass sie ihm nicht glauben kann.

•

Einige Stunden später – es fühlt sich an, als wäre es tief in der Nacht – sitzt sie mit ihrem Mann und einem befreundeten Pärchen, das zu Besuch gekommen ist, in der leeren Cafeteria der Geburtshilfe-Abteilung 2. Der Zutritt zur Frühchen-Station ist zurzeit untersagt, es findet eine ärztliche Visite statt. Was so schwarz aussah in der Sonde, ist kein Blut gewesen, sondern eine harmlose Eiseninfusion. Sie war einfach angespannt. Ihr Mann versichert ihr immer wieder, alles werde gut, alles. Wenn etwas Schlimmes passiere, würde man sie rufen, es sind ja nur ein paar Meter. Aviad, ihr Chef und zugleich ein guter Freund noch aus Armeezeiten, weiß, womit er sie trösten kann. Auf dem Tisch vor ihnen liegen leere Ketchup-Tütchen, Leichen, die die Erwachsenen hinterlassen, daneben rot-gelb verschmierte Servietten. Ihr Bauch ist voll, der salzige Geschmack vom Fleisch brennt noch am Gaumen. Milka, Aviads Frau, streicht sich ihr langes, glänzendes Haar glatt. Sie ist immer bestens gepflegt. Normalerweise tauschen sie Tipps darüber aus, wo in der Stadt gerade Schlussverkauf ist, aber hier trägt Schneider nur den lila Trainingsanzug, weil es den auch in XXL gab, die einzige Größe, in die sie zurzeit reinpasst. Und außer ihr schert sich ohnehin keiner darum. Sie lachen, bestimmt hat jemand etwas Lustiges gesagt. Jonatan hält ihre Hand. Sein Blumenstrauß steht im Zimmer auf dem Tisch neben den Tuben für die Pumpe, die Milka ihr besorgt hat, und welkt langsam vor sich hin. Aviad hat ein Körbchen mit Schokolade, Seifen und technischen Spielereien von den Kollegen im Büro mitgebracht, darunter etwas, das aussieht wie ein kultiges rosafarbenes Tamagotchi. Die spinnen doch. Das hat ihr gerade noch gefehlt, noch jemand, den man füttern muss.

Beim nächsten Mal, sagt Milka, bekommt sie von ihr Koteletts mit Artischocken, die mag sie doch so gerne. Aviad verspricht, ihr alle Staffeln von »Battlestar Galactica« zu brennen, damit sie etwas zu gucken hat in der Elternzeit. Und obwohl sie gerade gar nichts von der Arbeit hören will, erzählt er ihr, dass der Venture-Capital-Fonds »Raphael und Töchter«, mit dem sie verhandelt hatte, sich endgültig entschieden hat, einen hohen Einsatz auf ihr Start-up zu setzen. Aviad ist begeistert, und sie freut sich immerhin, dass ihr in dieser Sache Kopfschmerzen erspart bleiben. Eine Investition dieser Größenordnung erfordert umfassende Veränderungen im Unternehmen. Absichtserklärungen müssen formuliert, Personal muss rekrutiert werden; das heißt: Sitzungen, Konzepte, endloses Gequatsche. Das ganze Tohuwabohu wird sich, bis sie wieder da ist, ohne sie ordnen müssen. Und wer weiß, wann das sein wird. Fehlende Gewissheit ist der gesichtslose Feind, gegen den sie immer schon ankämpft. Aviad wiederholt, dass alles gut werde, und Jonatan ergänzt: gut sei. Vielleicht wird all das vorübergehen, vielleicht wird sie durchkommen. Morgen wird sie zum Abpumpen gehen, und die Milch wird fließen. Aber jetzt muss sie erst mal aufs Klo.

»Bin müde«, entschuldigt sie sich, trippelt zum Zimmer und schläft dann fast auf dem Toilettensitz ein. Fuckidi Fuck. Das halb mit geronnener, gelber Milch gefüllte Reagenzglas steht noch immer im Zahnputzbecher auf dem Waschbeckenrand. Jetzt ist es bestimmt schon zu spät. Vermutlich müsste sie sofort rübergehen und mit Milkas Tuben versuchen, Milch abzupumpen, aber das wäre unhöflich. Sie schämt sich vor den Gästen, vielleicht hat sie aber auch einfach keine Lust oder ist schlicht verantwortungslos, ohne Rückgrat. Wäre sie nicht so benommen und beduselt von den ganzen Tabletten und Infusionen, würde es sich bestimmt noch viel furchtbarer anfühlen.

Als sie zurückkommt, fragt Milka: »Hat sie denn schon einen Namen?«

»Nein, ich habe noch nicht mal darüber nachgedacht«, antwortet Schneider.

»Nach was sieht sie denn aus?«, fragt Milka weiter.

»Nach wem sie kommt, so sagt man das, oder?«, wirft Aviad ein. »Fragst du jetzt unsere einzigen Zeugen aus?«

Sie zeigt Milka ein Foto, das einzige, das sie bisher gemacht hat.

»Sieht naseweis aus«, meint Milka wohlwollend, aber vor lauter Kabeln und Sonde sieht man eigentlich gar nichts.

»Nein, sie wird einmal leise und still«, sagt Jonatan.

»Wie kommst du darauf, Joni?«, fragt Milka.

»Das spüre ich«, sagt Schneider, der Vater von mit Nachdruck.

Sie geht im Kopf verschiedene Namen durch. Ein paar Ideen hatte sie schon, aber es war nichts dabei, was wirklich gepasst hätte. Sie hatte sich vorgestellt, wie sie in einem Namensbuch schmökern, das Gesicht des Kindes vor sich sehen und wissen würde, welcher es sein müsste. Sie hat auf den richtigen Augenblick für die Namenswahl gewartet, aber noch spürt sie einen inneren Widerstand. Es ist momentan unmöglich, Schneider, der Tochter von einen Namen zu geben. Sie sieht es klar vor sich: Sobald sie sie mit einem endgültigen Namen belegt, wird etwas unfassbar Schreckliches geschehen. So weit ihre persönliche Variante bekannter Formen des Aberglaubens (die sie während der ganzen Schwangerschaft wieder und wieder beschäftigten, wenn sie mit Lihi aus der Marketing-Abteilung, Aja von der Grafik und zwei der jungen Kolleginnen aus dem Zimmer neben ihr beim Mittagessen saß. Dabei kam heraus, dass es verboten ist, schon vor der Geburt ein Bild für das Baby im Haus aufzuhängen. Oder die Kleider für das Baby zu früh zu waschen, denn die Babywäsche ist heilig. Oder sich Geschenke zu wünschen oder welche zu öffnen.). Und das, obwohl sie im Leben nie, nicht einmal, wenn ihr eine schwarze Katze über den Weg lief, ausspuckte. Die Kleine, ihr Baby kämpfte um ihr Leben. Was, wenn etwas schiefging und sie schon einen Namen trug? Na los, geben wir ihr einen Namen, dann können wir nach der Tragödie wenigstens über sie reden, in aller Ausführlichkeit, und sie dann fortgehen lassen von hier. Der Name markiert ja für die Mutter keine greifbare Grenze, er ist bloß eine Illusion. Der Name erschafft einen durch Worte klar umgrenzten Bereich und das Potenzial für den größten Schmerz.

So eine Entscheidung braucht Zeit, lasst ihr ein wenig Zeit. Um ihres Namens willen.

»Wir brauchen wirklich endlich einen Namen für sie«, sagt er, »gibt's noch Nuggets?«

DAS HEISSBEGEHRTE ZIMMER 2

Tag: 2
Datum: 26.12.
Sauerstoffsättigung: 93–100
Puls: 120–150
Gewicht: 1550 Gramm
Anmerkungen: Frühchen hat zweimal Bäuerchen gemacht. Dr. Elijahu hat angeordnet, eine Mahlzeit auszulassen

Schwester Slocombe hört Schneider schon an den Waschbecken im Eingangsbereich – Spülen, Schäumen und so fort. Sie sagt: »Das Frühchen ist auf Zimmer 2 verlegt worden.« Auch wenn Schwester Slocombe andeutet, dass das ein Fortschritt ist, erklärt sie ihr nicht, inwiefern es einer ist, schiebt sie stattdessen vor sich her.

Unterwegs kommen sie am Ruheraum vorbei. Auf dem zerrupften Sofa in der Mitte fläzen sich zwei Frauen und tuscheln miteinander. Die eine hat langes braunes Haar und einen Körper mit lauter spitzen Winkeln. Die zweite hat Locken und Sommersprossen, sie glänzt wie ein Gemälde von Gustav Klimt. Jetzt starren sie beide an. Sie tragen Jeans, dazu schwarze Pullis. Schneider dagegen hat nicht eine Sekunde darüber nachgedacht, etwas anderes als das gelbe Krankenhaushemd anzuziehen, obwohl man ihr von zu Hause Kleider mitgebracht hat. Dafür, dass sie bestimmt erst vor Kurzem geboren haben, sehen die zwei ziemlich dünn aus. Sie selbst kommt sich riesig vor. Schneiders Glieder sind beweglich, verteilen sich im ganzen Raum wie auf einem kubistischen Gemälde von Picasso. Sollen sie doch.

Sie betritt Zimmer 2. Anders als Zimmer 1 ist es ein großer Saal, lang und rechteckig und mit viel mehr Inkubatoren darin. Dreißig insgesamt sind entlang der Wände angeordnet. Jeder ist mit einem Monitor und einer eigenen kleinen Kommode ausgestattet. Schneider, die Tochter von liegt gleich neben der Eingangstür. Zu ihrer Überraschung erkennt sie ihre Tochter, obwohl sie sich Gesichter noch nie gut merken konnte. Sie zieht einen leeren Stuhl aus der Ecke zu sich heran und hält nach einer Schwester Ausschau. Das Baby muss dringend aus dem offenen Brutkasten herausgehoben werden. Aber überall sind da diese Kabel und Schläuche. Man muss genau wissen, was man tut, wenn man ihr helfen will. Sie ist voller Eifer, sie will endlich aktiv werden, hat aber Angst, aus Versehen ein wichtiges Kabel herauszuziehen. Oder einfach überhaupt Angst.

Eine neue Schwester, die sie noch nicht kennt, schreitet durch das Zimmer. Sie sieht vornehm aus, wie eine Prinzessin, hält sich absolut gerade, ein unsichtbares Buch ruht auf ihrem Kopf. Die Prinzessin faltet eine Decke zu einem akkuraten Rechteck zusammen, breitet sie über einem Baby aus, rückt ihm das gestrickte, winzig kleine Wollkäppchen auf dem Köpfchen zurecht und platziert einen kleinen Schnuller in die linke obere Ecke der Matratze. Drei säuberlich hergerichtete Bettchen liegen schon hinter ihr. Die Schwester ist fast bei Schneider, da piepst es plötzlich aus einer entfernten Ecke. Die Schwester geht zu dem Bettchen, packt ein winziges Füßchen und schlägt mit dem Mittelfinger auf die Ferse. Das Piepen hört auf. Schneider wartet immer noch auf die Prinzessin, als plötzlich aus der Lüftung über ihr blaue Vögel herabfliegen, sich auf ihr Handgelenk setzen und ein Lied trällern. Sie blättert in dem Ringbuch, das am Bettchen ihrer Tochter baumelt. Auf der letzten Seite steht in Schreibschrift: »9:00 Frühchen hat zweimal Bäuerchen gemacht. Dr. Elijahu hat angeordnet, eine Mahlzeit auszulassen.« Das »u« in Elijahu endet mit einem Schnörkel.

Warum hat sie das halb gefüllte Reagenzglas nicht dabei? Warum? Das wäre bestimmt nützlich gewesen. Seitdem hat sie nichts mehr rausbekommen. Die Milch ist verschüttet. Die Zeit ist reif, über sie zu weinen.

Was sie jetzt tun muss, ist das Letzte, was sie jemals freiwillig tun würde: Sie muss um Hilfe bitten. Normalerweise erstarrt Schneider, wenn sie sich in irgendeiner Weise bedürftig fühlt, und redet sich ein, dass sie nichts und niemanden braucht. Jetzt aber rafft sie sich auf, schleppt sich zu Schwester Prinzessin, nimmt das hilfreiche Accessoire, die frischen, herunterhängenden Tuben in ihrer Hand, gern entgegen.

»Entschuldigung? Wissen Sie vielleicht, was ich mit der Pumpe machen muss?«

Schwester Prinzessin erwidert: »Wer sind Sie denn?«

»Schneider«, antwortet sie.

»Ah«, sagt die Prinzessin mit zitronensaurer Stimme, »wie gut, dass Sie endlich gekommen sind.« Es ist eine Schuldzuweisung. Als hätte die Prinzessin die ganze Zeit hier auf sie gewartet. Schneider, die Mutter von würde gerne erwidern, dass sie schon einige Male hier war, dass sie gerade erst einen Kaiserschnitt hinter sich hat. Wie lange mag es her sein, dass sie sich eine solche Schelte verdient hatte, als würde ihre Mutter ein Hühnchen mit ihr rupfen? Aber sie ist tatsächlich noch nicht auf der Station gewesen, wenn die Prinzessin Schicht hatte. Die Prinzessin ruft nach Schwester Olga. Schwester Olga steht am Eingang inmitten eines Bergs aus Karton und Plastiktüten und beugt sich, wie es aussieht, über eine Computerstation mit einem alten Telefonhörer. Sie hält ein Buch in der Hand und drückt alle möglichen Tasten. »Komm mal kurz rüber, Olga, und weise Schneider ins Abpumpen ein.« Olgas stacheliger Kopf taucht wieder hervor, sie drückt auf den Bildschirm, der kurz rosa aufleuchtet, einen Piepston von sich gibt und dann sofort wieder schwarz wird. Schwester Olga drückt noch einmal auf den Bildschirm, und dieses Mal piepst er nur.

»Pizdets, verdammt«, nuschelt Schwester Olga und kommt dann zu ihnen.

Schwester Olga geht flinken Schritts voran, Schneider hüpft hinter ihr her. Kurz bevor sie die Türklinke drückt, schaut Schwester Olga auf und sagt: »Sie haben ja noch das gelbe an.«

»Gelbes was?«

»Das gelbe Krankenhaushemd, das ist nur für hier.«

Niemand hat ihr gesagt, dass sie mit dem Krankenhaushemd nicht rausgehen darf.

»Wollen Sie uns noch mehr Arbeit machen? Müssen Sie jedes Mal, wenn Sie sich bepinkeln, neues Hemd anziehen? Sind wir zum Wäschewaschen hier oder für die Frühchen?« Schwester Olga schält sie aus dem Hemd, faltet es zusammen und legt es in ihre Kommode. Dann führt sie sie in einen Korridor, von dem sie gar nicht wusste, dass er existiert. Dort finden sich kleine, mit blaugrünem Vorhang verhängte Kabinen, von denen einige zugezogen sind. Die Vorhänge sind mit einem lila- und rosafarbenen, gefährlich aussehenden Teddybären verziert, und in jeder Kabine steht ein großer Sessel. Im Hintergrund ist ein tiefes, rhythmisches Summen zu hören, wie das Summen oder der Gesang von Bienen. Der Bienenstock muss aufgeräumt und sauber gemacht, Mahlzeiten müssen zubereitet und die Babys versorgt werden.

Am Ende des Korridors befindet sich eine etwas größere Kabine mit einer Matratze und einer zerwühlten Decke auf dem Boden. Jemand hat ein halbes Sandwich im Sessel liegen gelassen. Dem Geruch nach ein Thunfisch-Sandwich. In der Ecke steht ein Heizkörper, daneben ein großer, funkelnder Apparat aus Metall mit blauen Schrauben. Es scheint, als schwenkte sie nur kurz die Hände, doch in Wirklichkeit ist es ein komplizierter Bewegungsablauf, mit dem Schwester Olga das Sandwich in den Mülleimer wirft, Schneider in den Sessel drückt, eine Flasche an dem Apparat befestigt und dann einen Schlauch auf der einen Seite mit dem Hahn, auf der anderen mit einer durchsichtigen Plastikbrustwarze verbindet. Die Plastikbrustwarze setzt Schwester Olga auf Schneiders echte, rosafarbene Brustwarze, das Loch im Plastik sitzt genau auf der Spitze. Dann drückt Schwester Olga auf einen roten Knopf. Ein Hämmern wie von rotierenden Zahnrädern ist das Signal für einen sofort einsetzenden, unfassbar starken Schmerz. Eine spitze Nadel stößt in die Mitte der Brustwarze, und dann tiefer hinein, bis in die Blutbahn, und noch tiefer, bis sie die graue Hirnmasse durchsticht wie einen Ballon. Es folgt ein kurzer Moment der Erleichterung, eine Erlösung, bevor die Nadel ein zweites Mal zusticht. Sie schaut hinunter auf den Plastikschlauch an ihrer Brust, doch von einer langen Metallnadel, die diesen unsagbaren Schmerz erklären könnte, fehlt jede Spur. Nur ein Vakuum hängt da dran. Die absolute Leere. Schwester Olga sagt mit flacher Stimme: »Bleiben Sie paar Minuten sitzen, so lange, bis Milch kommt. Wir brauchen Milch.«

»Gut«, antwortet Schneider, und drei Gorgonen schütteln ihr Haupt, tausend Schlangen kreischen in ihrem Kopf.

Schwester Olga geht hinaus und zieht den Vorhang hinter sich zu. Der Teddybär grinst sie mit gebleckten Fangzähnen an. Sie zählt innerlich bis fünfzig, dann befreit sie sich aus den Klauen des Apparats. Stille. Schneider starrt auf die Uhr mit den silbernen Ziffern an der Wand, in die ein kleines Metalltäfelchen eingelassen ist: »Der Frühchen-Station Ichilov zum Dank für die Behandlung von Luzie, unserem Sonnenschein, Familie Golomb, 2008.« Nach genau sieben Minuten nimmt sie ihre Ausrüstung – der Schlauch von der Pumpe hängt wie ein Schwanz an ihr herab – und geht ins Wartezimmer. Dort erwartet sie schon Schwester Olga, die wissend auf die leere Flasche in ihrer Hand blickt. Ja, sie ist eine Versagerin. Das kommt nun wirklich nicht überraschend, weder für Schwester Olga noch für sie selbst.

Sie würde gern sagen, dass es ihr Körper ist, der sie betrogen hat, der hier die Schuld trägt. Aber von jemandem, der nie wirklich dein war, kannst du nicht sagen, dass er dich betrogen hat. Die Liste der Demütigungen, die sie durch ihren Körper erfahren hat, bewahrt sie seit Jahren in der obersten Schublade ihres Gehirns auf, um jederzeit darauf zurückgreifen zu können, wie auf eine Einkaufsliste für den Supermarkt. Wie oft ist sie diese Liste innerlich durchgegangen.

Der aktuellste Betrug ist die Frühgeburt gewesen, die sie am helllichten Tag überrumpelte. Davor war es der zwei Jahre dauernde Versuch, schwanger zu werden. Nachdem der Körper sich ihrem Wunsch ein Jahr lang hartnäckig verweigert hatte, gewann sie Verbündete im Kampf gegen den Rebellen: Schwestern, Ärzte, Laboranten, Radiologen. Der Körper musste für seine Widerborstigkeit zahlen. Begleitet wurde der ganze Prozess von nicht abreißenden Untersuchungen, Gutachten, Pieksereien; von fremden Händen, die eindrangen und befühlten; Venen, die, wie es hieß, verschwunden waren. Aber auf die Frage, warum der Körper streikte, gab es keine Antwort. Hätte sie doch nur eine Antwort finden können.

Jedes Mal, wenn sie das Labor des Gesundheitsamts betrat, blickte sie verzweifelt auf den Karton, aus dem die Krankenschwester ihre Gummihandschuhe hervorzog. KFAFA stand klar und deutlich auf der Kiste zu lesen, aber sie musste immer an KAFKA denken. Kein Grund, kein Fund. Der Albtraum ist beliebig, hört niemals auf, eben darum ist er ein Albtraum. Angesichts dieses zweifachen Verrats durch den Körper schrumpft jeder vorangegangene Verrat, der ihr in der Vergangenheit monsterhaft erschienen war, auf ein unbedeutsames Ausmaß zusammen.

Bei der Hochzeit war es der Pickel am Kinn, der noch am Abend zuvor zwei Zentimeter groß gewesen war. Der Preis: vierhundert Schekel für das Retuschieren der Hochzeitsfotos, andernfalls wollte sie die Bilder nie wieder ansehen. Am Ende weigerte sie sich aber auch trotz Retusche, noch einmal einen Blick darauf zu werfen.

Zehn Jahre zuvor trat der Verrat in Gestalt eines Brechreizes auf, ein echter Star unter den Verrätern, und zwar beim Psychometrischen Test in einer verstaubten Bruchbude der Tel Aviver Universität, mitten im Teil mit den Mathematikaufgaben. Sie musste vorzeitig abbrechen, rausgehen und die Prüfung wiederholen.

Mit diesem Körper ist es unmöglich, einen Mittelweg zu finden. Und sie hat es wirklich versucht. Schon immer ist es so gewesen, sie kann sich nicht erinnern, wann diese Plage angefangen hat.

Vermutlich in der Kindheit, als sie noch Rattenschwänzchen trug. Damals ist es eine über Jahre gehende, chronische Erkältung gewesen, an der nicht zu rütteln war: Sie bekam kaum Luft, die Haut um die Nase herum war rot und wund. Die Kinder in der Klasse spotteten über die Berge Taschentücher und den Schleim, der ihr ständig aus der Nase lief. Und was ist mit dem unerträglichen Schmerz, den sie mal mitten in der Stirn, mal zwischen den Ohren, mal tief in der Kehle sitzen hat, bis ihr der ganze Kopf wummert, stagadam, stagadam? Er ist immer noch da. So, wie die Erinnerung an die Kindheit nie verblasst. Es hat kein bestimmtes Trauma gegeben. Die Fleischwerdung selbst ist das Urtrauma. Sie flehte den Körper an, endlich die laufende Nase abzustellen, bot ihm einen Deal an, eine Bestechung, betete sogar zu Gott, an den sie damals noch glaubte: Sie habe es satt, Schluss damit, sie würde von nun an ein liebes Mädchen sein, ihrer Mutter keine Widerworte mehr geben.

Doch ihr Hilfeschrei wurde nicht erhört. Kein Mitleid, keine Vergebung. Am Ende fügte sie sich, stellte sich nur immer wieder vor, jemand nähme ihren Kopf, so wie er ist, und hackte ihn einfach ab. Fast eine ganze Dekade lang hat sie gebraucht, um die richtige Guillotine für sich zu finden. Gras leistet gute Dienste. Und Koks, Bruder Koks ist der beste: Der schraubt ihr glatt einen neuen Kopf auf.

Es hat natürlich noch viele andere Arten von Verrat gegeben. Je weiter der Körper sich entwickelte, umso mehr expandierte auch die Wut, wollte immer größeren Raum einnehmen. Der Körper ließ Pickel auf den Wangen sprießen und Menstruationsschmerzen ausufern; Dinge, um die sie ihn niemals gebeten hatte. Der Körper wollte kein Rad schlagen oder runde Brüste hervorbringen, obwohl sie sich die so sehr wünschte. Diese scharfen, eindeutigen Grenzen, die der Körper zog, waren das Schlimmste daran.

In den letzten Jahren hatte sie zu einer zweifelhaften Lösung gegriffen: Sie erklärte ihm den Krieg. Der tägliche Kampf mergelte ihren Körper aus. Was in den Mund kam, wurde gegessen. Zucker,

Fett, Fleisch. Dazu trieb sie eifrig Sport. Bestimmte Krankheiten rottete sie so einfach aus. Dem Zahnfleischrückgang wurde vorgebeugt, eine Unmenge von Ärzten, Untersuchungen, Nadeln, Tabletten durchprobiert. Manchmal wirkt ihr Körper auf sie wie ein Fremder. Bei der Arbeit spaltete sie sich bewusst von ihm ab. Wenn sie vor dem Bildschirm saß, fühlte sie sich wie ein aus Geist gewobenes Wesen. Wäre es doch nur möglich, die Tasten des Computers allein mit Gedankenkraft zu betätigen, ohne die Gehilfen des Kopfes, die Finger, zu rühren. Oh ja, das wäre wunderbar. Der Körper war für die Arbeit im Grunde nicht notwendig, er störte sogar, seine Bedürfnisse waren aufdringlich.

Als sie sich mit dem Ziel, nichts mehr fühlen zu müssen, von ihrem Körper abspaltete, schlug der mit umso größerer Macht zurück. Die Probleme mit der Fruchtbarkeit, mit denen sie dafür gebüßt hat, dass sie sich um ihren Körper so lange nicht gekümmert hatte, waren nur der Anfang der Katastrophe. Sie hat nie herausbekommen, was sie tun muss, um die Zügel fest in der Hand zu halten. Aber während ihre Probleme bisher immer nur persönliche gewesen sind, die eines einzelnen Menschen mit seinem Körper, hat der Verrat nun einen weiteren, gänzlich unschuldigen Körper in seine Gewalt gebracht. Was muss sie lernen? Und was tun, um wieder Herr im eigenen Körper zu werden?

Schneider knirscht mit den Zähnen und geht vor den Augen der stacheligen Schwester Olga ins Zimmer 2. Ein Stuhl wartet vor dem Brutkasten ihrer Tochter auf sie, doch sie hält inne, lässt die Augen über die winzigen Glieder wandern. Ein Fingernagel so groß wie ein Weizenkorn, ein erbsengroßes Auge, ein granatapfelgroßer Kopf. Du musst deine Tochter, dein eigen Fleisch, zum Antlitz der Erde zurückbringen – wirst du diesem Ruf folgen? Man muss nicht Demeter sein, um ein kleines Mädchen zurückbringen zu wollen, solche Dinge können auch einer einfachen Batate wie Schneider passieren. Sie streckt eine Hand aus und streichelt den winzigen Körper mit den Fingerspitzen, da umklammern für einen kurzen Moment die Finger dieses winzigen Händchens, weicher als Seide, ihren Zeigefinger.

DAS GEHEIMNIS DES KORKENS

Tag: 2
Datum: 26.12.
Uhrzeit: 18:00
Ausscheidungen: erfolgt
Bemerkungen: Temperatur Wärmebett auf 36 Grad Celsius

Schneider erwacht, wieder allein. Von der Kommode starren sie fünf leere Reagenzgläser an. Sie hat keine Ahnung, wie viel Uhr es ist. Geht duschen. Plötzlich fällt ihr wieder dieser gute Tipp ein, sie entsinnt sich nicht, woher sie ihn hat, wahrscheinlich aus irgendeinem Buch. Es ging um heißes Wasser, Blutandrang, der die Milchproduktion anregt. Also massiert sie unter dem heißen Wasserstrahl ihre Brust, diese glühende, harte Eisenkugel, mit kreisenden Bewegungen. Sie bemüht sich, den Kreis mit der Hand so vollkommen wie möglich zu beschreiben, damit jedes Eckchen seine Streicheleinheit bekommt. Danach hockt sie sich mit nassen Haaren auf den Toilettendeckel und drückt auf die Brustwarze, damit das Reagenzglas voll wird. Und es funktioniert. Zäh fließen die Tropfen. Gar nicht mal so schwer. Sieh einmal an, es tröpfelt. Eineinhalb Zentimeter. Sie verschließt das Reagenzglas mit dem Korken und kämmt sich vor dem Spiegel das Haar. Hält es aus, sich mindestens drei Sekunden lang in die eigenen Augen zu schauen. Sie klettert in einen sauberen Krankenhaus-Pyjama und geht auf die Frühchen-Station.

Nachdem sie sich vollständig desinfiziert hat, will sie in Zimmer 2, aber die Tür ist verschlossen. Schwester Prinzessin sieht kurz nach draußen und erklärt ihr, dass gerade mit dem Leiter der Neonatologie-Abteilung, Doktor Talmi, die Digitalisierung aller

Systeme getestet wird. Keiner darf hinein und keiner hinaus. Die Prinzessin inspiziert die Tüte mit den Tuben und führt sie dann ins Wartezimmer. In der Mitte des Wartezimmers steht eine Unbekannte, eine Frau in grüner Trikotbluse, und legt einen Berg von Allzwecktüchern zusammen. »Halevi, weisen Sie Schneider bitte in die Sterilisation ein«, sagt Schwester Prinzessin und geht weg, eine Duftwolke aus Jasmin und blauen Schmetterlingen hinterlassend. Halevi schaut von den Allzwecktüchern auf. Sie sieht selbst wie eine Gebärende aus. Das ist ein gutes Zeichen, denkt Schneider. Halevi hat ein breites Becken, gutmütige, schräg stehende Augen, mit einem schlampig gezogenen, blauen Lidstrich unten. Und sie lächelt ihr zu. Seltsamerweise ist es das erste Mal, dass sie hier jemand anlächelt, abgesehen von dem Lächeln unten auf ihrem Bauch. Halevis Lächeln ist müde, ein Stich ins Herz, aber ungetrübt.

»Hi, ich bin Schneider«, sagt sie.

»Hi, ich bin Halevi. Also Schiri. Ich bin schon drei Wochen hier.« Das Lächeln wird breiter. »Ich kann richtige Vorträge darüber halten, wie das hier läuft, der tägliche Kampf um die Mikrowelle und so.« Halevi ist von Narben übersät – wer hat sie bloß so zugerichtet? Und mit was für einer Waffe? Sie muss auf alles gefasst sein.

Halevi erklärt ihr, die Frühchen-Station funktioniere wie eine Maschine, in einem festen Drei-Stunden-Takt. Alle drei Stunden werden die Frühchen der Reihe nach gefüttert. Alle drei Stunden muss man eine Flasche Muttermilch abliefern, eine ganz bestimmte, von den Schwestern festgesetzte Menge. Am besten fängt man schon etwa vierzig Minuten vor der Fütterzeit mit dem Abpumpen an, denn die Desinfizierung und das Abpumpen brauchen ihre Zeit. »Schauen Sie, das ist gar nicht so kompliziert. Die Flaschen und die Aufsätze bekommen wir von der Abteilung. Nehmen Sie ruhig, in dem blauen Korb in Zimmer 2, gleich neben dem Eingang, gibt es jede Menge davon. Ah, die Tuben haben Sie sich schon besorgt ... Hey, alles in Ordnung?«

Sie macht Lärm, piff, paff, atmet schwer. Was für einen Heidenlärm es macht, einzuatmen. Ein tiefer, drängender Druck. Sie ist sich nicht sicher, ob sie überhaupt Milch abpumpen kann. Der Schmerz ist nicht auszuhalten. Sie hat keinen Mutterinstinkt. Hey, du, wer hat dir denn ein Kind anvertraut?

»Klar. Alles in Ordnung bei mir«, presst Schneider hervor.

Halevi zieht eine Flasche Apfelwein ohne Kohlensäure aus dem Kühlschrank und schenkt ihr ein Glas ein. »Das ist meine Flasche. Sie können Ihr Essen hier im Kühlschrank aufbewahren, nur damit Sie Bescheid wissen.« Der Kühlschrank quillt über vor Plastikboxen. Im oberen Fach liegt eine durchsichtige Box, in die jemand dicke Fleischklopse gequetscht hat. Die Mikrowelle links macht einmal »ping«. Sie hat so großen Durst, dass sie den Most in einem Schluck trinkt und dennoch, ihr Mund bleibt trocken. Halevi sieht sich suchend um. Sie würde Halevi gern um ein weiteres Glas bitten, aber sie traut sich nicht, denn just im selben Moment weicht das gutherzige Lächeln von Halevis Lippen, und ein schmutziger Zug erscheint auf ihrem Gesicht. Etwas ist hier nicht ganz koscher.

Mit Habichtblick fixiert sie zwei junge Frauen, die auf dem Sofa im Wartezimmer sitzen; trommelt mit dem Fuß auf den Boden. Da ist was im Busch, Schneider kennt das: Ach, schau an, da kommt es schon und fällt wie ein Kartenhaus aus Beton auf einen Kopf. Den Kopf von jemandem, der etwas Unrechtes getan hat. Halevi geht auf die beiden Wartenden zu. Eine von ihnen trägt einen schwarzen Turban und pickt Reis aus einer gefüllten Paprika in einer Plastikbox. Die andere, eine kühle Japanerin, starrt mit einem Plätzchen in der Hand verzweifelt auf die noch volle Schachtel vor sich und lässt dabei Krümel auf ihre Bluse fallen.

»Was im Sterilisator ist von Ihnen?«, ertönt Halevis Stimme. Die Frau mit dem schwarzen Turban schüttelt den Kopf, ihre Augen sind gesenkt. »Hey!« Halevi berührt die Japanerin an ihrer spitzen Schulter. »Was in der Mikro ist von Ihnen?«

»Excuse me?«, erwidert die Japanerin.

»What in the sterilisator is yours?« Halevis Stimme springt

zwei Oktaven höher. »Good, good«, sagt die Japanerin, vergräbt ihr Gesicht in den Händen und jetzt sieht man es: Ihr rechter Daumennagel ist bis aufs rohe Fleisch abgekaut.

Halevis Stirn sprüht Funken, sie zieht ihren Pferdeschwanz fest und reißt jede Menge Papiertücher von der Allzweckrolle. Einen Großteil davon legt sie links von sich auf den Tresen, öffnet demonstrativ die Mikrowelle und holt etwas heraus, das aussieht wie eine runde Kuchenform mit durchsichtigem Deckel. Mit einem Papiertuch in jeder Hand hebt sie den Deckel ab. Ein rauchender Pilz aus Dünsten steigt auf; geübt wie ein Boxer weicht Halevi der Wolke aus. In der Form liegen eine einsame Tube, ein Schlauch und eine rosafarbene Flasche mit Häschen und Erdbeeren darauf; nichts davon aus der Standardausrüstung der Abteilung. Halevi blickt widerwillig auf die Flasche und nuschelt: »Von der Lerner natürlich. Als ob die uns nicht schon genug Ärger macht.«

Halevi nimmt die rosafarbene Flasche in ihre mit Papiertuch umwickelten Fingerspitzen und stellt sie auf den Stapel Papiertücher. Anschließend holt sie auch die Tube und den Schlauch heraus. »Manche meinen doch tatsächlich, die Mikrowelle gehöre ihnen und sie könnten ihre Sachen drin stehen lassen. Sie gehört ihnen aber nicht allein. Nehmen Sie raus, was noch drin ist.« Warnung und Anweisung zugleich. »Das hier ist nämlich der Sterilisator«, erklärt Halevi und zeigt auf die runde Form, ein Gefäß mit Sieb. Halevi schüttet das kochende Wasser aus und gießt zwei Gläser Wasser aus dem Spender nach. »Es reicht ein Glas, aber ich nehme immer zwei. Und immer frisches Wasser, am besten Mineralwasser aus dem Spender. Das Leitungswasser ist nicht sauber. Ich benutze auch jedes Mal einen frischen Pappbecher. Gott weiß, ob hier je gespült wird.«

Halevi platziert Schneiders Ausrüstung auf dem Sieb und verschließt das Ganze mit dem durchsichtigen Deckel. »Es wird diskutiert, ob man überhaupt einen Schlauch benutzen soll. Manche verwenden keinen, man muss auch nicht. In der Mikrowelle geht er kaputt, ich benutze ihn trotzdem; ich kann nicht ohne, also kaufen wir alle zwei Wochen einen neuen. Als hätte ich keine anderen Sorgen.«

Wie soll sie sich das alles nur merken? Die Worte ziehen über ihren Kopf hinweg, schweben vorüber, und sie streckt die Fingerspitzen, pflückt sie entschlossen aus der Luft. Sie ist ganz Ohr, notiert sich auch das, was selbstverständlich ist, was nicht ausgesprochen wird:

Halevi ist hysterisch wegen der Bakterien. Mit ihren ganzen Vorkehrungen und Empfehlungen geht sie auf Nummer ultrasicher. Es ist nötig, mehr zu tun, als nötig ist. Sie verfolgt ganz genau Halevis Hand, deren Haut rosa ist, das Fleisch vom vielen Einreiben mit Desinfektionsmitteln weggeätzt, die Augen sind gerötet. Eine tiefe, schicksalsträchtige Falte hat sich in den Mundwinkel gekerbt. Aber dann lächelt Halevi sie wieder an.

»Jetzt sind Sie dran, stellen Sie die Mikrowelle ein«, ermuntert Halevi sie. »Auf sieben Minuten. Es gibt zwei Mikrowellen, aber ich nehm lieber die rechte, die linke dreht sich nicht mehr richtig, und dann verbreitet sich die Wärme nicht. Und denken Sie dran – immer sofort nach dem Abpumpen den Schlauch und die Tube mit Wasser und Seife spülen und dann wieder alles zurück in die Box.«

»Warum sterilisiert man alles nicht gleich?« Schneider spielt die fleißige Schülerin.

»Das tun Sie direkt vor dem Abpumpen. Damit die Bakterien sich gar nicht erst vermehren können.«

Sie muss mal wieder ziemlich erschrocken geschaut haben, denn Halevi will sie trösten und sagt lächelnd: »Alles wird gut, sehen Sie sich einfach für einen Moment die Wände an.« An den Wänden des Wartezimmers hängen Bilder von süßen rosigen Babys: im Kinderwagen, an einen Baum gelehnt, an einer Plastikente nuckelnd. Wie Zeugnisse für die ausgezeichneten Leistungen des Frühchens, nur dass sie – die Rollen sind vertauscht – hier nicht der Schüler, sondern die Institution erhält.

Neben jedem Bild von einem fröhlichen, quietschlebendigen Baby hängt ein anderes von einem rosafarbenen Körperchen in einem Brutkasten, inmitten eines Dickichts aus Schläuchen, die Augen geschlossen. Die Brücke zwischen diesen beiden parallelen Existenzen schlägt der Dankesbrief. Es gelingt ihr, einige Zeilen daraus zu lesen. Er beginnt mit: »Unser Uri kam mit 560 Gramm zur Welt«, und endet mit: »Heute ist er anderthalb, wiegt 12 Kilo und ist voller Liebe und Lächeln.« Bei dieser unfassbaren Tatsache hört sie auf zu lesen.

Von nun an wird sie jedes Mal, wenn sie ein Glas Wasser trinken geht, diesen einen eingerahmten Brief lesen. Tatsächlich liest sie alle mindestens einmal (und den einen direkt über dem Plätzchenkorb, den sie so glühend schlechtgeredet hat, den liest sie sogar hundertmal, bis sie ihn auswendig kann: »Eran Abramov wog bei seiner Geburt 890 Gramm und verbrachte das erste halbe Jahr seines Lebens auf der Frühchen-Intensivstation. Heute wohnt er in Neot Afeka, wiegt 12 Kilo, liebt Bagel und seinen nervigen Bruder Doron«).

Jetzt muss schnell etwas getan und gesagt werden, und zwar scharfzüngig, bevor eine von ihnen am Ende zwanghaft an die schwarzäugige Lilit glaubt, die durch das Zimmer schwebt. Zu Schneiders Glück, die weitaus besser darin ist, Dämonen einzuladen, als sie auszutreiben, piept just in diesem Moment die Mikrowelle. Ping ping pinining. Halevi springt auf.

»Oh, super, hier bin ich, und sie ist schon fertig«, sagt sie mit einer Stimme, die klingt, als käme sie vom Band. »Timing ist alles im Leben.« Eine auffällig große, stark geschminkte Frau in schwarzem Kleid und kniehohen, schwarzen Lederstiefeln betritt das Zimmer. Die Frau geht anderthalb Schritte auf Halevi zu, streckt ihre Hand mit den lackierten Fingernägeln nach der Mikrowelle aus. In der anderen hält sie eine kleine, rote Kühltasche, allerdings nicht ganz so rot wie Halevis Gesicht.

»Ich habe Ihnen schon tausend Mal gesagt, Lerner, ...«, setzt Halevi an.

Das also ist die berüchtigte Lerner. Sie wirkt kontrolliert, ruhig, mehr als gefasst auf den Angriff Halevis, ja, sie lechzt geradezu nach einem Kampf mit ihr. Diese Gelassenheit hat Lerner sich schwer erarbeitet; hinter der Fassade ist sie angespannt wie ein Finger am Abzug.

»Was haben Sie mit meinen Sachen gemacht?«, presst Lerner hervor.

»Vielleicht hören Sie mal auf, sich aufzuführen, als gehörte die Station Ihrer Mutter?«

»Verzeihung? Vielleicht hören Sie mal auf, mir zu sagen, was ich zu tun habe? Ich war bei dem Kleinen und bin auf dem Weg zu ...«

»Wir alle sind hier bei unseren Kleinen«, schneidet Halevi ihr das Wort ab. Missmutig wiegt sie den Kopf und zeigt mit der Hand auf die in Papier eingeschlagene Ausrüstung, die sie neben der Mikrowelle abgelegt hat. Lerner verstaut sie in einer mit japanischen Manga-Kätzchen und Kirschen verzierten Plastikbox, während sie ganz langsam und betont sagt: »Lassen Sie Ihre schmutzigen Finger von meinen Sachen, Halevi.«

Aus einem mutigen Impuls heraus beschließt Schneider, die Mutter von, sich einzumischen: »Sie hat Ihre Sachen nicht mit den Händen angefasst.«

»Wer sind Sie überhaupt?«, wirft Lerner ihr an den Kopf.

Halevi ist außer sich, ihr Gesicht wird rot.

»Außerdem waren Sie Montag dran, Tassen zu besorgen, aber Sie haben es nicht getan. Woraus sollen wir den heißen Kaffee trinken, aus Plastikbechern vielleicht?«

»Was, bin ich jetzt etwa auch schuld daran, wenn im Supermarkt was ausverkauft ist? Lassen Sie mich doch in Ruhe.«

»Was für eine Dreistigkeit«, Halevi dreht die Lautstärke auf, »schämen Sie sich nicht?«

»Ich mich schämen? Ihnen fehlt doch jedes Mitgefühl! Ich habe gleich zwei hier. Zwei Kinder und eines davon, das wissen Sie, in Notbehandlung, in Not!«, schreit Lerner.

Halevi schweigt. Lerner trinkt, betont langsam, zwei Becher Wasser aus der Leitung, um anschließend bordeauxroten Lippenstift aufzutragen. Halevi steht unterdessen die ganze Zeit mit gekreuzten Armen vor ihr. Eine von beiden wird nachgeben müssen, so viel ist klar. Doch der Kampf der Blicke geht weiter, bis die Mikrowelle wieder »ping« macht. Lerner greift nach ihrer Tasche, fährt sich mit dem Finger über die Zähne, prüft, ob Lippenstiftreste am Zeigefinger kleben, und schreitet dann mit klackernden Absätzen aus dem Zimmer. Der Zickenkrieg ist vorüber.

Halevi schüttelt den Kopf und bedeutet Schneider, der Mutter von mit einer Handbewegung, ihre Ausrüstung aus der Mikrowelle zu holen. Schneider nimmt den glühenden Schlauch in die Hand, weiß nicht, wo sie ihn ablegen soll. Da zieht Halevi eine Duty-free-Tüte aus der Jeanstasche.

»Hier, sehen Sie, es wird alles gut«, sagt sie, »jetzt sind Sie ganz bereit.«

•

Ein großes, metallisches Blau hallt in ihrem Kopf, als sie das Frauenduo in Schwarz auf sich zukommen sieht. Sie tuscheln miteinander; die eine flüstert der anderen etwas ins Ohr, ihr wallendes, glattes Haar umgibt sie wie ein Schutzschirm. Die mit den Locken zieht eine Augenbraue hoch. Beide haben sie einen Kulturbeutel in der Hand, außerdem Flaschen mit einer gelblichen Flüssigkeit. Sie schreiten synchron zur Melodie des Versagensmarsches in Schneiders Kopf; es ist nicht das erste Mal, dass sie ihn vernimmt. Halevi lässt Schneider, die Mutter von stehen und geht auf die Frauen zu. Die beiden halten an. Nachumi und Lilach heißen sie also, und etwas namens »Reflux« macht ihnen derzeit arg zu schaffen. Schneider hat keine Ahnung, was das ist, merkt aber, dass jetzt der beste Zeitpunkt wäre, danach zu fragen.

»Und wie sieht es mit der Entlassung aus?«, erkundigt sich die lockige Nachumi bei Halevi.

»In zwei Tagen«, erwidert Halevi und unterdrückt ihre Scham.

»Ich hoffe, also ich glaube, bei uns ist es nächste Woche so weit«, verkündet Nachumi, »aber das erzähle ich ja schon seit zwei

Monaten.« Alle schweigen. Schneider, die Mutter von nutzt die Gelegenheit, um sich von dem Grüppchen abzusetzen. Sie geht in Richtung Zimmer 2; nimmt bewusst wahr, dass sie ganz unbeschwert gehen und denken kann. Der Brutkasten ist offen. Sie kann ihre Tochter in den Arm nehmen. Das soll sie sogar. Und von dem Moment an, da sie Schneider, die Tochter von im Arm hält, steigt ein neuartiges Gefühl, ein angenehmer Kitzel, die Wirbelsäule hoch. Eine süße Zufriedenheit. Sie kennt dieses Gefühl. Dieses leichte High, wenn die Kokain-Zigarette ihre Wirkung bis ins tiefste Innere selbst der gänzlich dafür Untauglichen entfaltet.

Das Verblüffendste daran ist, und zwar für sie selbst, dass sie sich in diesem Moment völlig hingibt, auch wenn nicht klar ist, ob diese Hingabe ihrer Rolle oder dem kleinen Geschöpf gilt, das sich an sie schmiegt. Sie würde gerne glauben, dass sie sich auf ihr gesundes Inventar an Werten und Normen zurückführen lässt, ihr starkes seelisches Rückgrat und vor allem auf ihre Liebe überhaupt zum menschlichen Geschlecht, dessen ganze Existenz vom mütterlichen Verantwortungsgefühl abhängt. Wenn es nur so einfach wäre. Aber sie kennt die Wahrheit.

Sie ist voller Hingabe für die Kleine, weil niemand sonst sich ihrem Baby so bedingungslos hingibt. Diese Bevorzugung ist nur natürlich. Was anderes gibt es nicht. Wen anderes gibt es nicht. Wenn sie jetzt zusammenbricht, sich auflöst, wie sie es so gern tut, und sei es auch nur kurz, dann wird das Konsequenzen haben. Und was für Konsequenzen.

Ja, sie kennt die schäbige Wahrheit: Sie erfüllt ihre Rolle mit Hingabe, weil da jemand ist, der sie beobachtet.

Doch wenn man an der oberen Schicht kratzt, dann wartet darunter eine weitere kleine Wahrheit. Sie ist so voller Hingabe, weil das eine Art Energie in ihr erzeugt, die den ganzen Körper erfasst; eine Energie, die in den Händen kribbelt und die man unmöglich als negativ empfinden kann. Das passiert nur selten. Jedenfalls ihr. Die meiste Zeit der Schwangerschaft wie auch die meiste Zeit ihres Lebens sind die stärksten, am längsten anhaltenden Emotionen, die sie erlebt hat, stets negativ gewesen, die positiven dagegen waren selten und kurz. Aber tatsächlich, jetzt wallen die Gefühle in ihr auf und beruhigen sich auch nicht. Sie ist sich absolut im Klaren darüber, dass dieses Empfinden nichts anderes als ein biologischer Überlebensmechanismus ist: Drogen powered by Mutter Natur. Aber wie bei einem Junkie, ob clean oder noch mitten drin, kratzt sie das nicht im Geringsten, solange die Drogen ihre Wirkung tun.

Schneider sitzt auf dem Stuhl, und das Baby, die Kleine schläft in ihren Armen. Im Zimmer ist es kalt, doch die himmelblaue Wolldecke wärmt sie. Fünf Minuten, vielleicht auch zwei Stunden sind verstrichen; sie ist ganz in sich selbst versunken, aber sie ist nicht allein. Da taucht Schwester Smadar auf, umringt vom rosafarbenen Glorienschein der Schwangerschaft. »Schneider, haben Sie die erste Einweisung ins Wickeln schon bekommen?«

Als Antwort überreicht sie ihr sorgenvoll das Reagenzglas. Schwester Smadar hebt es vor die Augen und betrachtet die winzige Menge. Sie klopft mit dem Fingernagel, französisch lackiert, gegen das Reagenzglas, zieht eine Braue hoch und beschließt: »Ich fülle das in die Sonde.« Beinahe hätte Schneider, die Mutter von vor Erleichterung geseufzt, doch da öffnet sich schon der Vorhang für den nächsten Akt.

»Die Einweisung haben Sie aber bekommen?«

»Nein.«

»Dann ist es Zeit.«

»Wirklich?«

Schwester Smadar macht sich nicht die Mühe, zu antworten.

In der Welt der schmutzigen Windeln ist die Wahrheit nicht relevant. Sie will Schwester Smadar sagen, dass sie lieber noch ein bisschen warten sollten; dass sie das noch nicht kann, das Frühchen, die Kleine wickeln. Ehrlich gesagt, will sie das Frühchen noch nicht wickeln. Sie ist gerade erst operiert worden. Hat überall Schmerzen. Und kriegt die Tabletten nicht runter. Könnten sie ihr nicht noch einen Tag Ruhe gönnen? Ist es nicht Aufgabe der Schwestern, die Babys zu wickeln? Natürlich wird sie lernen müssen, es selbst zu tun. Und Schneider, die Tochter von ist ihre Tochter, klar. Aber jetzt ist es noch zu früh. Viel zu früh. Der Geruch macht ihr nichts aus, aber man muss konzentriert, geschickt sein für diese Arbeit, und das ist sie weder noch. Was sind das überhaupt für Bedingungen? Sie hatte gedacht, es würde erst bei ihr zu Hause so weit sein. Im Privaten. Mit ihrer Mutter, die zehn Babys gewickelt hat. »Gut«, sagt sie zu Schwester Smadar und dann: »Wirklich jetzt gleich?«

Schwester Smadar könnte sagen: Sehen Sie doch, wie viele Babys es hier gibt. Sie könnte sagen: Seien Sie still. Sie könnte sagen: Hätten Sie geboren, wie es sich gehört, dann hätten Sie es nicht so gut und trotzdem würde niemand das Kind für Sie wickeln. Sie könnte sagen: Ich bin als Schwester für das Frühchen da und nicht für Sie. Stattdessen klopft Schwester Smadar auf den Metallkubus links neben ihr und sagt: »Diese kleine Kommode hier ist Ihre, freunden Sie sich schon mal an.« Dann nimmt sie ihr das Baby aus den Armen und legt es bäuchlings ins Wärmebettchen.

Neben jedem Bettchen steht so eine quadratische, cremefarbene Kommode mit vier Schubladen. »In der obersten Schublade bewahren Sie ihre Sachen auf. Aber nehmen Sie alles vor dem Windelwechseln heraus. Sie müssen alles vorher parat haben. Und das Wichtigste – nie von der Unterlage wegbewegen.« Schwester Smadar wartet darauf, dass Schneider zustimmend nickt. Schneider wiederholt ihre Worte: »Nie von der Unterlage wegbewegen.« Die Wickelunterlage, eine kleine, quadratische Matratze mit weißem Stoffwindelüberzug, bedeckt die gesamte Kommode. Schwester Smadar nimmt eine saubere Stoffwindel von einem großen Stapel, der auf der Wickelinsel in der Mitte des Raums liegt, und bezieht damit die Matratze. Die Insel besteht aus vier Waschbecken, zehn Kommoden, einem großen Stapel mit sauberen und einem noch größeren mit schmutzigen Stoffwindeln. Stoffwindeln gibt es überall auf der Abteilung. Eine Stoffwindel für die Schulter, bevor man das Frühchen hochnimmt, eine Stoffwindel, nachdem man das Frühchen hochgenommen hat, und eine Stoffwindel, während man es mit dem Fläschchen füttert. Die Stoffwindel ist gefühlsecht; multifunktional, einfach für alles zu verwenden. Sie ist das Handtuch des Mentors, der mit seinem Schützling per Anhalter durch die Neonatologische Galaxis reist.

Schwester Smadar spritzt sich etwas von dem blauen Septol auf die Hände und sagt: »So macht man das, wenn man von einem Frühchen zum anderen geht.« Sie zieht drei Wattebäusche aus ihrer weißen Kitteltasche und tränkt sie mit Alkohol. »Mindestens drei Feuchttücher müssen ausgepackt auf dem Wickeltisch bereitliegen. Hier haben Sie die Creme für den Popo, machen Sie den Verschluss am besten vorher auf. Beim Wickeln haben Sie keine Hand mehr frei. Alles, was Sie brauchen, muss immer in der obersten Schublade Ihrer Kommode liegen. Wenn etwas fehlt, sagen Sie den Schwestern Bescheid. Damit auf jeden Fall immer genug Windeln da sind. Auch wenn wir die Schubladen eigentlich jeden Morgen auffüllen. Los, nehmen Sie eine Windel«, sie macht eine ermunternde Geste mit der Hand, »falten Sie sie auf, und alles ist bereit. Jetzt können Sie loslegen.«

Schwester Smadar nimmt das Baby, ihre Kleine und legt sie auf den Rücken. Sie wird wach und fängt an zu weinen. »Das kann man nicht ändern, die Frühchen haben das Windelwechseln nicht so gerne, also macht man es am besten möglichst schnell.« Schwester Smadar lockert das Band am Hemdchen. »Sie müssen die Hände frei haben.« Eine Hose gibt es nicht. Sie hat ganz dünne Beinchen. Wie zwei Zahnstocher. Hühnerbeine. Schneider schluckt. Der Anblick fällt ihr nicht leicht. Mit dem ganzen Stoff drüber sah es so aus, als ob an Schneider, der Tochter von was dran wäre. Aber jetzt sieht man, da ist kaum Fleisch an den Knochen. Feinste Fasern nur. Seit heute Morgen hat sie wieder 55 Gramm an Gewicht verloren. Jetzt wiegt sie nur noch 1495. Und die Haut spannt sich umso straffer über den riesigen Schädel.

Schwester Smadar legt die saubere Windel unter, öffnet dann

leicht die Beine von Schneider, der Tochter von und entfernt die Klebestreifen. Zum ersten Mal wird das durchtrennte Ende der Nabelschnur am Bauch sichtbar: ein Stück lilafarbenes, verkrustetes Fleisch. Wäre Schneider, die Mutter von eine, die leicht in Ohnmacht fällt, dann wäre das jetzt ihr großer Moment. Aber so eine ist sie nicht. »Entfernen Sie die schmutzige Windel«, befiehlt Schwester Smadar, und Schneider reagiert sofort. Die Windel ist voll mit einer breiigen, gelben Flüssigkeit, die überhaupt nicht stinkt. Sie riecht sogar überraschend gut, nach Vanille, nach Milch und Vanille. Aber es ist Kacke, zweifellos, es kann nichts anderes sein.

Schneider, die Mutter von denkt an ihren Hund. Ein Angst und Schrecken verbreitender, aber gutmütiger Mischling, der aussieht wie eine riesige Hyäne und sechzig Kilo wiegt. Als sie ihn angeschafft hat, dachte sie, das ständige Einsammeln der Haufen wäre eine gute Übung für später, wenn sie mal Kinder hätte, so sie denn mal welche bekäme. Denn wenn du die Scheiße eines großen Hundes einsammeln kannst, ist Babykacke ein Klacks für dich. Davor wirst du dich nicht ekeln. Jetzt ekelt sie sich. Oder nicht? Wer denkt jetzt schon an sie. Wohin mit der dreckigen Windel? Der Mülleimer ist nicht in Reichweite, und sie darf sich unter gar keinen Umständen vom Wickeltisch wegdrehen. Schwester Smadar kommt ihr zu Hilfe: »Legen Sie sie erst mal hier an die Seite. Jetzt mit dem Wattebausch einmal um den Bauchnabel herum sauber machen.« Der Wattebausch sieht genauso aus wie vorher. »Und noch mal.« Die Schwester säubert die Stelle kräftig mit einem neuen Wattebausch, an dem anschließend geronnene Blutklümpchen hängen. »Das fällt nachher von allein ab. Und jetzt eincremen. Beide Popobacken. Achtung, nicht dass Pipi drankommt. Richtig gut eincremen. Nu? Eincremen! Seien Sie ruhig großzügig. Schön eincremen! Aber aufpassen: Die roten Stellen müssen Sie extra gut eincremen. Und jetzt machen Sie die Windel zu.«

Schneider rührt sich nicht.

»Zumachen, Schneider.«

»Ich weiß nicht, wie.«

Schwester Smadar hat genug gesehen. Sie schließt die Windel an einer Seite. Schneider macht es ihr nach, zieht den Klebestreifen ab und schließt mit zitternder Hand die andere Seite. »Ich nehme hier von dem Stapel saubere Kleider, das Höschen ist ein bisschen schmutzig. Das Frühchen muss frisch angezogen werden.«

»Die Kleine, meine Kleine«, fällt Schneider ihr ins Wort, aber da ist Schwester Smadar schon weg.

Was haben die nur mit dem Wort »Frühchen«? Die Schwestern sagen das andauernd. Immer nur »das Frühchen«. Ein Neutrum. Eine Sache. Etwas Allgemeines. Weiß Schwester Smadar etwa nicht, dass sie ein Mädchen ist? Sie haben doch eben noch gemeinsam auf ihr Geschlechtsorgan geguckt, das im Verhältnis zum Rest des Körpers übrigens überraschend groß ist. So groß, dass Schneider, der Vater von sogar einen der Ärzte fragen wird, ob das normal sei. Der Arzt wird antworten: »Das ist normal, ja«, und ihn mit einem schiefen Blick ansehen, als wollte er andeuten: Aber ob Sie es auch sind, da bin ich mir nicht so sicher.

»Zuerst das Hemdchen. Wie bei einer Verpackung, rechts über links. Und die Ärmelchen ein bisschen hochkrempeln. Sehen Sie? Die Hände müssen frei sein. Das Höschen zieht man drüber, und zwar ganz weit hoch, so richtig uncool. Das Gummiband einmal nach oben umschlagen und dann noch ein Hemdchen über. Wieder wie bei einer Verpackung, nur umgekehrt, jetzt von links. Und das war es schon.«

Sie wird sich noch viele Male im Origami der Kleider verstricken. Die Babykleidung des Krankenhauses ist gebraucht und farbenfroh. Mit bunten Luftballons in Rot, Blau, Grün und Gelb bedruckt und übergroß, nichts für Frühchen von eineinhalb Kilo. Mit der Zeit wird sie die Tricks von den Schwestern lernen. Sie wird ihnen Hunderte Male beim Windelwechseln zuschauen. Wie die langen Windelenden nach unten umgeschlagen werden, die Hose mit dem Gummiband festgezurrt wird. Wie straff das Hemd sitzen muss. Schneider wird sich immer wieder größte Mühe geben, doch jedes Mal wird sie zehnmal länger als jede Schwester brauchen und den Gedanken nicht loswerden, dass sie unbedingt schneller werden muss. Aber lieber bittet sie, auch wenn's peinlich ist, um Hilfe, denn am Ende oder gar von vornherein ist es nicht gut für Schneider, die Tochter von, dass ihre eigene Mutter sie versorgt.

Als krönenden Abschluss zieht Schwester Smadar ein klitzekleines blau-grünes Strickkäppchen aus der Schublade der Schwesternkommode und setzt es Schneider, der Tochter von auf. Anschließend verteilt sie drei Klapse: zwei auf das kleine Köpfchen und einen auf das runde Bäuchlein. »Das war's schon. Fertig ist das Frühchen.«

DER KUSS DES VAKUUMS

Tag: 3
Datum: 27.12.
Gewicht: 1480 Gramm
Bemerkungen: Intravenöse Infusion reduziert auf 2,7
Wärmebett auf 36 Grad Celsius

Schneider schläft im Zimmer 12 der Geburtshilfe-Abteilung. Seit Jahren ist sie nicht mehr so schnell eingeschlafen. Sie musste nur den Kopf aufs Kissen legen, etwas dahindämmern und sich langsam vom behäbigen Fluss Styx ins Vergessen forttragen lassen. Als sie die Augen aufschlägt, scheint eine Ewigkeit vergangen. »Wie lange habe ich geschlafen?«, fragt sie.

»Die ganze Nacht und ein bisschen in den Morgen hinein«, antwortet ihre Mutter. Ein Mann ergreift ihre Hand und sagt: »Zachi und Christine sind aus dem Norden gekommen, sie wollen dir Guten Tag sagen.« Auf der Schwelle am Eingang steht ein Mann, der wie Jonatan aussieht. Sie ist verwirrt. Oder ist es vielleicht sein Bruder? Der sieht ihrem Mann sehr ähnlich, nur sein Haar ist weißer, und seine Wampe hängt mehr nach unten. Neben ihm steht eine Blondine mit raspelkurzem Haar in einem grauen Kleid, das sitzt wie angegossen. Es ist Zachis Frau. Christine. Die beiden winken, sagen Guten Tag und lächeln dazu. Sie hätte gern mit ihnen gesprochen. Nur hat sie ihnen leider nichts zu sagen.

»Sie wollten dich sehen. Das kleine Mädchen dürfen sie nicht sehen, dürfen nicht mal die Abteilung betreten«, erklärt ihre Mutter; und das alles eigentlich wegen mir, ergänzt Schneider innerlich. Was soll sie machen? Sie kann nicht mal ein Baby als Opfer vorführen. Sie sitzt im Bett. Richtet sich das Krankenhaushemd. Damit niemand die blauen Flecken auf ihren Brüsten entdeckt. Sie haben ihr etwas zu essen mitgebracht. Roastbeef in der Kühltasche, dazu eine Kartoffelquiche, Gebäck und Obst. Sie isst eine Birne und versinkt in Gedanken, an das Roastbeef, diesen Streifen Fleisch, der über und über mit perfekten rosafarbenen Ringen überzogen ist.

Christine sagt: »Was ein Glück für dich, dass du einen Kaiserschnitt gehabt hast. So bleibt deine Muschi eng.« Der Satz amüsiert sie.

Ihre Mutter reicht ihr die Schachtel mit der Handpumpe. Vor aller Augen. Jetzt erinnert sie sich. Es ist Zeit, vielleicht funktioniert es ja. Aber sie will die Schachtel nicht vor ihnen öffnen. Es ist zu peinlich. Nachschauen muss sie aber, also geht sie duschen. Sie haben ihr noch andere Dinge aus dem Laden unten mitgebracht. Was man eben so braucht: Shampoo, ein paar weiße Netzunterhosen. Sie liest sich die Anleitung auf der Verpackung durch. Die Pumpe hat ihre Mutter dreihundert Schekel gekostet. Ganz schön teuer. Plötzlich fällt ihr ein, dass man die Einzelteile bestimmt vorher alle desinfizieren muss, aber sie hat keine Ahnung, wie. Alle möglichen Kleinteile müssen zusammengesetzt werden. Damit kommt sie klar, sie hat immer schon gern Sachen zerlegt und wieder zusammengesetzt. Sich selbst musste sie auch oft wieder neu zusammensetzen. Doch als die Pumpe schließlich befestigt ist und alles steht, versucht sie nicht einmal, die Vakuumschale an ihre Brust anzulegen. Sie ist ziemlich groß, und wenn Schneider auf den Hebel drückt, macht sie laute, lästige Sauggeräusche. Der Kuss des Vakuums.

Sie sitzt auf dem Toilettendeckel, wartet darauf, dass ihr Körper der Anweisung folgt, aufzustehen.

Sie lehnt den Kopf gegen die dünne Wand und hört Stimmen.

Ihr Mann: »Ich wollte ja nichts sagen, aber ich war sehr besorgt.«

Ihre Mutter: »Hat sie denn wenigstens gegessen heute?«

Ihr Mann: »Erst jetzt, das Obst. Hast du gesehen, das Roastbeef hat sie nicht mal angerührt.

Zachi: »Und noch dazu mein Roastbeef!«

Christine: »Mir scheint, es geht ihr gut.«

Zachi sagt: »Wenn man bedenkt. Sie muss doch erschöpft sein vom Werfen.«

Ihre Mutter: »Wenigstens hat sie endlich geschlafen.«

Christine: »Bei ihrer Vorgeschichte.«

Ihr Mann: »Genug, sie kommt gleich wieder.«

Zachi: »Zum Glück kriegen Kühe keine Depression. Diese Woche sind mir noch mal vier gestorben. Scheiß Milzbrand. Ich bin echt fertig. Ganze zwei Tage waren wir damit beschäftig, sie zu immunisieren.«

Christine: »Aber den Reservedienst hast du abgesagt?«

Zachi: »Ich stehe total unter Druck.«

Ihre Mutter: »Das klingt aber nicht gut. Ist das nicht gefährlich und ansteckend?«

Zachi: »Nicht für Menschen. Die Krankheit ist seit vierzig Jahren bekannt. Man weiß nur von einem einzigen Vorfall in Russland, wo jemand sich bei Kühen angesteckt hat und an Milzbrand gestorben ist.«

Ihr Mann: »Wie viele sind dir denn gestorben, bis du begriffen hast, dass es Milzbrand ist?«

Zachi: »Sieben. Jede innerhalb von Stunden. Es war seltsam. Bis ich es begriffen hab, bei der dritten Kuh. Die acht-zwei-fünf. Als ich sie mir am Morgen angeschaut habe, war sie noch völlig in Ordnung, komplett gesund. Und am Mittag war sie tot. Sie war noch nicht mal richtig erkrankt, ist einfach gestorben. War eine gute Kuh, die acht-zwei-fünf.«

Ihr Mann: »Sehnst du dich etwa nach ihr?«

Zachi glucksend: »Ja, ich hatte wirklich eine enge Beziehung zu acht-zwei-fünf. Habe sie einige Male eigenhändig besamt. Meine Chaja habe ich sie genannt.«

Ihr Mann: »Gut, ich glaube, ich geh mal schauen, wo sie bleibt.«

Jemand klopft an die Badezimmertür, und sie kehrt gefasst in ihren Körper zurück.

Um zu entkommen, sagt sie allen, sie müsse dringend wieder auf die Frühchen-Station. Was nicht einmal gelogen ist. Dort wird sie von Schwester Rinat aufgegriffen. Seit dem Brustgekneife haben sie sich nicht mehr gesehen. Schwester Rinat sagt: »Und, haben Sie schon abgepumpt? Worauf warten Sie? Haben Sie nicht gesehen, das Frühchen hat schon wieder Gewicht verloren?« »Ich habe gestern einmal abgepumpt, es hat furchtbar wehgetan«, murmelt sie mit gesenktem Kopf und verzichtet auf die Korrektur: mein Mädchen, nicht Frühchen.

»Wer hat Ihnen geholfen?« Schwester Rinat lässt nicht locker, bleibt knallhart.

»Olga.«

»Und was haben Sie gemacht?«

»Es versucht. Ich habe abgepumpt.«

»An welchem Apparat?«

»An dem blauen.«

»Und kam was raus?«

»Nein. Es hat furchtbar wehgetan.« Sie schämt sich, es einzugestehen.

»Dann versuchen Sie es mit dem gelben.«

Es gibt also eine weitere Foltermaschine, eine, die sie noch nicht kennt.

»Kommen Sie und nehmen Sie Ihre Sachen mit«, sagt Schwester Rinat. Schneider, die Mutter von greift nach Halevis Duty-free-Tüte mit der desinfizierten, in bergeweise Papier eingeschlagenen Ausrüstung und folgt Schwester Rinat den Korridor entlang, der zu den Stillkabinen führt.

Die erste Kabine ist leer. Ein gelber, runder Apparat steht in der Mitte: ein sonnengelber Busen. Der Apparat hat sogar ein Brettchen zum Herausziehen, auf dem man die Flasche abstellen kann wie eine Kaffeetasse auf dem Tablett im Auto. Die Schwester verbindet den Schlauch mit der Tube und stellt die Flasche auf das Brettchen. Schneider versteht den Wink, schiebt das Hemd hoch und löst den Cup ihres Still-BHs. Schwester Rinat lässt der Anblick der Blutergüsse um die Brust kalt. Sie legt die weiche Plastikschale mit der scharfen Spitze an der Brustmitte an, genau auf die Brustwarze.

»Es läuft in zwei Phasen ab«, erklärt Schwester Rinat. »Die Pumpe imitiert dabei den echten Stillvorgang. Es fängt rasch an, das Gerät macht shot shot shot und treibt die Milch nach oben. Dann folgt eine stetige, langsame Bewegung, die fest drückt, damit mehr rauskommt. Sobald etwas rausgekommen ist, können Sie in die zweite Phase übergehen.« Dieses Mal geht Schwester Rinat hinaus, und Schneider drückt den Startknopf. Ihr Körper verkrampft sich in der Vorahnung des doppelten Schmerzes. Aber der Schmerz kommt nicht. Sie kann den Pumpvorgang zwar deutlich spüren, ein unangenehmes Gefühl, aber es zieht nur leicht in der geschwollenen Brustwarze. Wie ein Liebhaber, der im Rausch zukneift. Sie hat sogar etwas davon, dort hinter dem zugezogenen Vorhang, im Sessel. Das monotone, einschläfernde Rauschen der Pumpe. Der Sessel viel bequemer als die harten Eisenstühle auf der Frühchen-Station. Am liebsten würde sie sich einkuscheln und schlafen. Sie dämmert vor sich hin. Nichts kommt raus. Fünf Minuten vergehen. Vielleicht war es die falsche Brust? Sie wechselt die Seite, legt die Plastikschale an. Drückt wieder den Knopf. Hofft wieder. Sie wartet darauf, dass sich etwas tut, doch die Minuten vergehen und mit ihnen die Hoffnung.

Schneider hört jemanden flinken Schrittes in die Kabine nebenan treten und schwungvoll den Vorhang zuziehen. »Er ist schon mein Drittes. Ich weiß, wie es läuft. Ohne ihn kommt bei mir gar nichts raus, da ist nichts zu machen.« Schwester Smadar antwortet mit gedämpfter Brummstimme, aber die andere fährt schrill und polternd fort: »Wenn Sie zuschauen, wird das garantiert nichts, Schwester Smadar. Gehen Sie bitte, gehen Sie.« Plötzlich plärrt ein Säugling mit dünnem Stimmchen los. Die drüben sagt:

»Schschsch ... mein Süßer, mein Speckilein, Mama ist ja bei dir.« Das Weinen hört gar nicht mehr auf und auch das mütterliche, beruhigende Gemurmel nicht. Sie ist neidisch. Diese Frau dort drüben stillt ihr Baby. Sie hasst sie. Soll sie doch verrecken an ihrer Milch und ihrer verfickten Titte. Wieder plärrt das Baby, und plötzlich fühlt Schneider es kommen, es fließt, ganz warm. Sie sieht an sich herunter. Ein bisschen ist aus ihrer Brustwarze in den Schlauch getröpfelt; ein Tropfen spritzt sogar gegen die Flaschenwand.

Die Anweisung lautet: sieben, fünf, drei Minuten auf jeder Seite. Oder waren es zweimal drei, zweimal fünf und zweimal sieben? Uff. Eingehend studiert sie die Zahlen auf der Flasche. Sie muss sich zwischen zwei verschiedenen Zählweisen entscheiden: entweder Uhr oder Flasche. Nichts als Zahlen. Die Milch fließt und mit ihr die Zeit. Eine halbe Stunde ist rum. Das Ergebnis einer halben Stunde: zweieinhalb Millis! Das ist doch schon was! Ein kleiner Vorrat an Leben. Kaum ein Teelöffel voll, aber ein Fortschritt. Sie verlässt die Kabine, geht zu Schwester Smadar und überreicht ihr stolz die Flasche. Sie ist euphorisch.

»Schön, genau pünktlich«, quittiert es ihr Schwester Smadar ungerührt. Schwester Olga schiebt einen großen Metallwagen voller Fläschchen und Spritzen durch das Frühchen-Zimmer. Auf jedem Fläschchen klebt ein Aufkleber. Jede Spritze hat einen Namen. Schwester Smadar sagt zu Schwester Olga: »Bringen Sie mir Schneider her.« Sie öffnet eine Flasche, die zur Hälfte mit gelbgräulicher Flüssigkeit gefüllt ist, gießt die frischen Tröpfchen hinzu und schließt sie über die Spritze an eine der Sonden an: »Fütterzeit.«

Gleich beginnt das zentrale, heilige Ritual der Frühchen-Station. Vor jedem Bettchen steht ein kleines, angewärmtes Fläschchen, das Zimmer füllt sich allmählich mit Müttern. Es ist acht Uhr, immer zur vollen Stunde. Jede sitzt für sich allein, die wartende Flasche vor sich. Als Schneider an das Wärmebettchen ihrer Tochter tritt, kommt Schwester Olga energischen Schrittes zu ihr, legt ihr das Frühchen, die Kleine in die Arme und verbindet die Spritze mit der Sonde. Nun kann sie den Schlauch in der Nase von Schneider, der Tochter von nicht mehr ignorieren. Er ist da. Verbunden mit der Spritze, die wiederum mit dem Fläschchen verbunden ist. Durch den Schlauch tropft die Milch in die Nase, von dort in die Speiseröhre und von dort in den Magen. Es tropft und tropft.

Die meisten Mütter um sie herum füttern ihr Baby mit der Flasche, lullen es ein mit hoher Stimme und Baby-Lauten. Auf dem Stuhl neben ihr sitzt ein dünner, sehr kleiner Mann, das Haar zur Seite gekämmt, neben ihm eine dicke, rothaarige Frau wie aus einem Gemälde von Boticelli. »Jochananov, seid ihr heute mit der ganzen Delegation gekommen?«, witzelt Schwester Prinzessin und versorgt beide mit Frühchen und Spritzen für die Sonden. Jochananov hat gleich ein ganzes Trio von Töchtern, die da heißen in Israel: Jehudit, Zippora und Mirjam. Schneider fühlt sich etwas weniger miserabel, als sie sie dort sitzen sieht, wie sie sich an die mit dem kleinen, verfluchten Tropfgerät verbundenen Spritzen klammern, jeden Millimeter vermessen, auf die Tropfen starren wie Schneider.

Es ist leichter, auf die Sonde eines anderen Kindes zu schauen.

Schwester Prinzessin bemerkt ihren verbotenen Blick und flüstert ihr zur Bestrafung ins Ohr: »Die Sonde braucht es, wenn die Mutter keine Milch gibt. Wenn die Mutter Milch gibt, braucht es keine Sonde. Das macht das Ganze erheblich leichter. Dann nimmt man eine Flasche. Verstehen Sie?«

Schneider hasst diese Sonde, wie sie noch nie in ihrem Leben ein Stück Plastik gehasst hat. Sie hat es erst jetzt verstanden: Sie muss Milch abpumpen.

Die Sonde muss weg.

JEMAND ANDERES WEINT MIT MEINEN AUGEN

Sonntag
Datum: 27.12.
Uhreit: 16:00
Elektrolyte intakt
Ausscheidungen: Spuckt etwas, darum 30 Milliliter Flüssigkeit zugeführt
Bemerkungen: Heute Flüssigkeitszufuhr herabsetzen und Versorgung auch durch die Flasche

Als Schneider in die Geburtshilfe-Abteilung zurückkehrt, ist ihre Familie fort. Was für eine Erleichterung. Jonatan hat ihr eine SMS geschrieben, dass er krank ist und sich übergeben muss. Sie ruft ihn an, und er erklärt, auf der Abteilung habe man ihm gesagt, er solle jetzt besser Abstand halten, sowohl von der Kleinen als auch von ihr. Sonst stecke er sie womöglich noch an. Er muss mindestens vierundzwanzig Stunden warten, dann weiß man, ob es ein Virus, also doch was Ernsteres ist. Schneider, der Vater von breitet mit Begeisterung sehr plastisch die verschiedenen Möglichkeiten aus, was es ein könnte, lässt auch die kleinsten Details nicht unerwähnt, während sie ihn mit »jalla« zu unterbrechen versucht, damit er merkt, wie nervös sie ist.

»Warum bist du so wütend?«

»Es kotzt mich an, dass du nur von der Konsistenz deiner Kotze redest. Komm einfach.«

»Ich will dir nur helfen.«

»Schön. Der Arzt ist da, ich muss Schluss machen.«

Auch die Ärzte, einer in Weiß und zwei in Grün hinter ihm,

wollen ihr nur helfen. Sie ziehen den Vorhang auf und öffnen ihr Krankenhaushemd, untersuchen die OP-Naht und dann die Tabelle. »Ein bisschen hart«, ist alles, was Schneider mitbekommt, denn sie zählt ganz selbstvergessen die weißen Blumen auf dem Vorhang; sie tanzen eine Hora um sie herum, trudeln kreisend im Neonlicht. »Alles in Ordnung?«, fragt der Arzt in Weiß plötzlich. Schneider möchte am liebsten weinen, nur weil sie jemand fragt, wie es ihr geht, aber es gibt einen Unterschied zwischen dem, der da fragt, und der, die auf Antwort hofft: Über sie gibt es nichts zu sagen.

Schneider bekommt eine Spritze in den Hintern und eine Tablette in die Hand, dazu ein Glas Wasser. Die eine gegen die Entzündung, die andere gegen die Schmerzen. Sie legt sich schlafen. Steht auf. Sie muss weitermachen, muss wieder abpumpen. Sie entsinnt sich nicht, wie sie in die Melkkabine gekommen ist. Wie sie die Pumpe angelegt hat. Wie ging das noch? Aber auf einmal steht sie dort mit ihrer Ausrüstung, und ihr schwillt die Brust vor Stolz. In ihrer Hand die Flasche. Zwei Millis und ein halbes. Noch mal pumpen. Gut gemacht, Schneider, gut.

•

Als sie mitten in der Nacht aufwacht, hat sie keine großen Schmerzen, aber etwas sticht sie in den Bauch, bestimmt liegt sie auf irgendeiner Cremetube. Als sie sich im Bett aufrichtet, merkt sie, der Schmerz kommt nicht von außen, er kommt aus ihr. Seit der Geburt kann sie nicht mehr auf die Toilette. Die Gase flitzen wie Aliens durch ihren Bauch.

Sie geht trotzdem auf die Toilette. Aber das ist es nicht. Es ist die OP-Naht, sie ist ganz hart, geschwollen, und ein roter Ring hat sich um sie gebildet. Shit Shit Shit. Schneider hat jetzt keine Zeit für so einen Mist. Für sich. Sie hat sich noch nie gern um sich selbst gekümmert. Sie spürt etwas Feuchtes auf der Wange. Ja, es ist der dritte Tag nach der Geburt, und nach allem, was man weiß, sollte sie jetzt weinen. So ist der Plan. Steht so in der Broschüre.

Was ist sie schon? Eine Hormonmaschine, mehr nicht. Aber sie ist nicht bereit, deswegen einfach draufloszuheulen. Sie verschanzt sich hinter dieser Einstellung, und der Impuls verebbt in einem unschönen Wimmern, gefolgt von mehrmaligem abgehackten, lauten Ausatmen.

Jemand klopft vorsichtig an die Badezimmertür, und sie erstickt ihren Kummer. Das beherrscht sie meisterhaft. Schon ist er verflogen. Hinter der Tür steht Schirani Attias in einem Babydoll aus schwarzem Satin mit Spitzenrändern und beäugt sie kritisch.

»Tut mir leid, wenn ich Sie aufgeweckt habe.«

»Schon okay. Was ist los, Süße? Sie sehen echt fertig aus.«

»Die Naht ist hart geworden.«

»Warum rufen Sie dann keine Schwester?«

»Es ist vier Uhr morgens.«

»Seelchen, was hat die denn sonst zu tun? Patiencen legen? Sagen Sie mal, wo ist überhaupt Ihr Mann?«

»Krank.«

»Und Ihr Baby?«

»Auf der Frühchen-Station.«

»Oje, oje, das Baby dort und Sie hier?«

Attias legt ihr eine warme Hand auf die Schulter, es zischt wie bei einer Verbrennung. Wasser schießt ihr in die Augen, bestimmt ist es irgendjemand anderes, der da mit ihren Augen weint. Attias führt sie fürsorglich zum Bett. Sie legt sich hin, und Attias massiert ihr die Schienbeine. »Ich werde die Schwester rufen; bis sie kommt, lesen Sie das hier.« Attias drückt ihr ein Büchlein mit Psalmen in die Hand.

»Es kann ja nicht schaden. Wissen Sie, was der Rabbi sagt? Wenn es hart wird, ist es am leichtesten. Verstehen Sie?«

Was versteht Schneider schon von ihrem Leben.

»Selbst die Knirpse in meinem Kindergarten begreifen das. Wenn es am härtesten ist, ist es am leichtesten. Denn dann wird dir klar, was wirklich wichtig ist. Leid lehrt Leben, nenne ich das.«

Schneider haucht ein schlaffes »Ja«.

»Schön«, sagt Attias, »wir machen Fortschritte.

Schneider muss kichern.

»Leid lehrt Leben, das hilft immer. Und jetzt lesen Sie mit dem Herzen und hören Sie mit den Ohren.« Attias setzt ihr zwei riesige lilafarbene phosphoreszierende Kopfhörer mit Totenköpfen auf den Kopf.

»Ich hole eine Schwester«, sagt Attias zu den wummernden Bässen und Berry Sakharofs Stimme, die heiser und klar zugleich ist, durch ihre Schädeldecke dringt und an Tausenden kleinen Stellen der Hirnrinde kribbelt. »Schau ihr in die Augen, beiß dir auf die Lippen, bis es schmerzt. Tief in dir drin wartet sie darauf, dass du ins Wasser springst.« »Hören Sie genau hin, das Lied ist der Hammer«, sagt Attias. »Die Leute denken, es ist ein Liebeslied für irgendein junges Mädchen. Aber eigentlich geht es um das eigene Bewusstsein, um das, was in unserem Innern vorgeht. Denn dort beginnt die Selbstliebe.«

Schneider will das Lied hören, sie liebt Sakharof, und vor allem hört sie gern auf hartnäckige Leute. Also summt sie mit und blättert in den Psalmen: »Denn meine Tage sind vergangen wie ein Rauch, und meine Beine sind verbrannt wie ein Brand. Mein Herz ist geschlagen und verdorrt wie Gras, dass ich auch vergesse, mein Brot zu essen.« Oh Gott, wie deprimierend. Berry Sakharof endet mit: »Bis es dich verbrennt, bis du es weißt, tief in dir drin«. Das nächste Lied auf der Playlist ist der Inkubator-Song von Ha-Klick und der Text besteht nur aus einem einzigen Wort: »Inku Inku Inku Inku Inku Inku Inku Inkubator Tor Tor Tor Tor Tor Tor Lalalala.«

Zu ihrem Glück kommt die Schwester und rettet sie, bevor sie sich endgültig in Gedanken verliert, prüft die Naht und sagt: »Eine kleine Tablette, und alles ist wieder in Ordnung.« Attias bringt ihr, Gott weiß woher, eine Tasse Tee mit frischer Minze, verkündet, es sei Zeit zum Stillen, sie spüre es schon in den Brüsten, und geht ihr »Bärchen« holen, Berry. »Erst wollte ich ihn Sakharof nennen«, sagt sie auf dem Weg nach draußen kichernd, »aber dann habe ich eingesehen, dass das ein bisschen übertrieben ist.« Schneider liegt benebelt von den legalen Drogen im Bett und blättert ziellos in den Psalmen. Zwischen den Seiten ist ein nach Salbei duftendes, mit einem roten Band zugebundenes Stofftäschchen versteckt. Ein Gebet wird ihr ja doch nicht helfen. Beten nutzt nur dem, der auch glaubt. Aber ein Talisman? Damit kann sie arbeiten. Schneider steckt sich heimlich das Säckchen in die Tasche, legt die Psalmen auf Attias Kissen wie Schokolade im Hotel und tritt, bevor sie Zeit hat, darüber nachzudenken, was sie da eben getan hat, hinaus auf die Station.

Schneider geht mit energischen Schritten. Tagadam tagadam: Die schweren Brüste drehen sich wie Riesenräder, das Gravizentrum schwankt. Es schmerzt. In ihrer Brust, die stets sehr klein gewesen ist, entfaltet sich offenbar eine neue Energie. Sie hat nie BHs getragen. Brauchte sie nicht. Jetzt ist ihr Busen eine kleine Pracht. Ein Pornobusen. Wie amerikanisches Eis. Ein Busen, den sie, wenn er nicht ganz so dick wäre, gern dekorativ zur Ansicht ausgestellt hätte. Die Melkkabine ist verlassen, mit glasigem Blick sitzt sie hinter dem offenen Vorhang, bis Nachumi auftaucht, sie nackt sieht, ihr zunickt und den Vorhang für sie schließt. Was bleibt Schneider anderes übrig, als auf das riesige Poster zu starren, das erklärt, »Wie Sie Ihre Milch auftauen«, knetet das Täschchen zwischen den Fingern und wartet darauf, dass die Pumpe anfängt zu arbeiten. Ein Tropfen nach dem anderen tröpfelt langsam heraus. Chinesische Folter in Milchform. Denn für jedes Füttern ist eine bestimmte Menge Milch gefordert. Laut Slocombe müssen es mindestens acht Millis sein, und sie hat noch nicht mal annähernd so viel rausbekommen. Sie beschließt, ein bisschen nachzuhelfen, drückt und quetscht die Brust. Das scheint auch zu wirken, es kommt zwar jedes Mal nur ein einziges Tröpfchen raus, aber die Abstände werden kürzer. Schneider drückt parallel zur Bewegung des Pumpenkolbens weiter, mechanisch, wie vom Dibbuk besessen. Nach einer halben Stunde entdeckt sie einen Blutstropfen, beobachtet, wie er eine taumelnde Pirouette dreht und in die wenige gelbe Flüssigkeit in der Flasche fällt. Ein zweiter tröpfelt hinterher.

Sie betritt Zimmer 2 eine halbe Stunde vor dem morgendlichen Fünf-Uhr-Füttern mit stolzen fünf Millis in der Hand und überlegt, ob sie die Kleine hochnehmen soll oder nicht. Sie wirkt ruhig, dem Puls und dem Atemrhythmus nach zu urteilen schläft sie. Schneider zieht den Duft des Salbei-Täschchens tief ein und versteckt es in einer Ecke des Bettchens hinter der Matratze. Als die Fütterzeit näher rückt, sieht sie Schwester Stechrochen ihren Rundgang beginnen: Sie hebt zunächst das Frühchen direkt neben der Tür aus dem Wärmebettchen und wickelt es flink. »Schneider, Liebchen, schaffen Sie das gleich mit dem Füttern?«, wirft sie Schneider, der Mutter von zu.

»Ja.«

»Sie haben die Pumpe benutzt?«

»Ja.«

»Schön, dann mal los. Brauchen Sie Hilfe beim Wickeln?«

Sie denkt: Ich weiß nicht, wie es geht. Hilfe! Was muss ich jetzt machen? Hier ändert sich jede Sekunde alles. Hokus Pokus Fidiflux. »Ja, vielleicht besser.«

»Ich bin sofort bei Ihnen«, sagt Stechrochen. Heute ist ihr Nagellack blau.

Schneider versucht, die einzelnen Schritte zu rekapitulieren. Sie muss sich alles vorher zurechtlegen, richtig? Sie schließt die Augen, ruft sich angestrengt die Details ins Gedächtnis. Doch bevor sie die Augen wieder aufschlägt, steht Schwester Stechrochen schon mit der wimmernden Schneider, der Tochter von im Arm vor der Kommode und wechselt ratzfatz die Windeln. Welch ein Glück. Vielleicht hat Schneider so getrödelt, damit Stechrochen ihr hilft.

»Noch ist sie an die Sonde angeschlossen, aber heute Nacht hat sie das erste Mal aus der Flasche getrunken. Vielleicht können wir die Sonde also bald entfernen. Schauen Sie: So, die Flasche schräg halten, dann schnappt sie danach und hopp, sehen Sie? Schon hat sie den Sauger im Mündchen.« Schneider, die Tochter von saugt rhythmisch an der Flasche. Als sie fertig ist, hebt die Schwester sie hoch, tanzt mit ihr im Kreis herum und gibt ihr dabei Klapse auf den Rücken. Man hört, wie sie ein Bäuerchen macht. »Prima, Schneider«, sagt Schwester Stechrochen. »Zeig der Mama, wie das geht. Es ist wichtig, dass sie Bäuerchen machen, damit Platz ist für mehr.«

»Warum machen sie überhaupt Bäuerchen?«

»Das weiß man nicht genau. Eines der großen Geheimnisse des Universums. Hier, nehmen Sie sie. Und haben Sie keine Angst, ihr einen Klaps zu geben.«

»Gut.«

»Jetzt setzen Sie sich und machen weiter. Rufen Sie mich, wenn die Flasche leer ist.«

Schneider sitzt aufrecht da, gestärkt durch den Triumph, die Flasche in der Hand, und genießt ihre Leistung. Ihre Existenz hat Bedeutung. Sie hat einen ersten Sieg errungen, auch wenn der wahre Krieg noch bevorsteht. Sie hat es geschafft, Muttermilch abzupumpen und zu füttern. Schneider, die Tochter von und Schneider, die Mutter von sind siegreich ausgezogen. Der kleine Schlauch hängt noch aus der Nase, aber seine Sekunden sind gezählt, sein Ende naht. Wir rühmen, dass du uns hilfst, steht auf, lasst uns stark sein.

Schwester Stechrochen kehrt zurück, klappert leise mit dem Ringbuchordner und schaut überrascht von den Papieren auf. »Sie sind ja schon ins Wickeln eingewiesen worden. Beim nächsten Mal können Sie sich nicht mehr drücken.« Schneider wird rot. Fühlt sich wie eine Gymnasiastin, die beim Abschreiben erwischt wurde. Peinlich. Und ausgerechnet Stechrochen, der kleine Punk, ihre Lieblingsschwester. Die nicht auf unnahbare Kommandantin macht. Schneider bleibt auf dem unbequemen Eisenstuhl sitzen, suhlt sich bis zur nächsten Fütterrunde in ihren Schuldgefühlen. Und das nächste Mal, als Schwester Stechrochen zu ihr kommt, hat sie bereits alles für das Unterfangen auf der Kommode vorbereitet und sagt: »Ich kann das allein, schauen Sie mir bitte nur zu.« Schwester Stechrochen klopft ihr ermutigend auf die Schulter, als wollte sie auch ihr ein Bäuerchen entlocken.

Alles läuft ganz langsam ab, sie weiß nicht, ob nur ihre Glieder so schwer sind oder ob sie sich tatsächlich so langsam bewegt. Schneider hebt die Kleine aus dem Wärmebett. Sie legt sie auf den Rücken, löst alle Knoten. Sie versucht, nicht an die Kleine selbst zu denken, daran, wie unangenehm ihr sein muss, was man mit ihr anstellt, und nicht auf das stille Weinen zu achten, sondern sich ganz auf die Sache selbst zu konzentrieren. Dass sie sich schon immer gern abgeschottet hat und über wenig Empathie verfügt, das kommt ihr jetzt zugute. Nachdem sie die Windel zugemacht hat, schiebt Schwester Stechrochen sie ein wenig zur Seite und korrigiert nach. »Zwischen Windel und Bein darf man keine Luft lassen. Das muss ganz stramm sitzen, damit das Pipi nicht ausläuft.«

Und dann, weil alles so wunderbar geklappt, sie sich sichtlich bemüht hat, hilft Schwester Stechrochen ihr, das ganze Päckchen zu schließen. Es gibt Dinge, die Schneider sehr gut kann. Andere zufriedenstellen, zum Beispiel; und zwar nicht, um geliebt oder geschätzt zu werden, sondern um zu erreichen, was sie gerade dringend braucht.

Als sie die Frühchen-Station verlässt, ist es schon fast neun. In Attias' Bett auf Zimmer 12 liegt eine Neue. Schneider legt sich ebenfalls ins Bett und zieht sich die Krankenhausdecke über den Kopf. Bis zum nächsten Füttern bleiben ihr genau zwei Stunden. Aber das Gehirn rotiert, versucht, das komplexe System der Neonatologischen Intensivstation zu entschlüsseln. Für sie ist es wie ein Puzzle aus zehntausend Teilen. Sie fängt beim Rahmen an, den Trick hat sie schon als Kind gelernt. Man muss immer beim Rahmen anfangen. Die Neonatologische Intensivstation hat einen Rahmen, das sind die Zeiten und Regeln; aber die Regeln werden einem nicht systematisch und korrekt dargelegt. Außerdem ist es wie in jedem System: Was man vorfindet, ist nicht das, was angekündigt war. Es ist vertrackter. Der Großteil der entscheidenden Information ist nirgendwo schriftlich festgelegt und in Stein eingemeißelt, sondern eine mündliche Lehre. Man muss warten, bis diese zur Weitergabe für würdig befunden wird. Das ist der Grund dafür, warum der komplizierteste Parameter in der Neonatologischen Intensivstation natürlich der menschliche ist.

Sie weigert sich, die Beliebigkeit anzuerkennen, die das System regiert. Sie beharrt darauf, dass alles einer inhärenten Gesetzlichkeit folgt. Sie muss nur die komplexen Hierarchien durchschauen, die den inneren Mechanismus der Neonatologischen Intensivstation strukturieren, dann wird sie auch verstehen, wie er wirklich funktioniert, und das Beste aus ihm herausholen. Sie überlegt, wie sie der Kleinen, aber auch sich selbst helfen kann. Wie bei der Armee oder im Gefängnis kann sie vielleicht damit rechnen, dass ihr ein bestimmtes Verhalten die Unterstützung derer, die entscheiden, was erlaubt ist und was nicht, einen bequemen Stuhl und ein Fitzelchen wichtiger Information verschaffen wird. Auch wenn sie nur zu gut weiß, dass nicht alles im Leben Kalkulation und Expertise ist wie beim Pokern; es gibt auch Momente, die vom Glück allein abhängen. Sie kann beispielsweise die Karte ziehen, die ihr die direkte Kommunikation mit dieser oder jener Schwester erlaubt. Dann aber gibt es auch unvermeidliche Behinderungen; so kann sie etwa nicht auf die Charisma-Karte setzen, weil sie keines hat. Vermutlich sollte man die Suche erweitern und andere Wege finden, zurechtzukommen. Man muss das Rätsel lösen. Was Schneider aber partout nicht in den Kopf will, ist, dass sie ihre ganze Energie darauf verschwendet, Informationen über einen völlig willkürlichen, unkontrollierbaren Zustand zu verwalten. Vorerst noch erlaubt ihr diese Verdrängung, zu glauben, dass sie selbst für irgendetwas nützlich ist. Der Versuch, die Neonatologische Intensivstation zu entschlüsseln, beherrscht und erfüllt sie ganz und gar, lässt kaum Raum für Besorgnis, Zorn und das, was sie am meisten plagt: die Ungewissheit.

REINE VORSICHTSMASSNAHME

Montag
Datum: 28.12.
Gewicht: 1520 Gramm
Ausscheidungen: ja
Bemerkungen: Platzierung der Sonde überprüft;
Versorgung erstmals über die Flasche

»Gut, dass ich seine Hand hatte, um sie zu zerquetschen.«

Oh nein, nur das nicht. Nicht noch eine Geburts-Story.

»In England haben sie mir Lachgas verabreicht. Das war bei der ersten Wehe ja noch ganz nett, ich musste die ganze Zeit lachen. Bei der zweiten Wehe war es nur noch ein Witz, und bei der dritten Wehe hätte ich lieber einen Joint geraucht.«

Neue Stimmen hinter dem Vorhang, wieder eine neue Nachbarin. Noch so eine triefäugige, mit Adrenalin vollgepumpte Gebärende. Die Rädchen des Perpetuum mobile arbeiten.

»Sie haben gesagt: ›Ihr Muttermund ist acht Zentimeter geöffnet, ein Notkaiserschnitt nicht auszuschließen. Das heißt, wir müssen operieren. Am besten geben wir Ihnen gleich eine PDA.‹ Schon seit Jahren setzen sie sich dort für eine natürliche Geburt ein, aber was hat sich wirklich geändert? Dort am allerwenigsten. Es ist ja auch alles so ordentlich und schön im Krankenhaus, alles so hübsch hergerichtet, überall stehen Blumentöpfe. Und trotzdem, es ist Wahnsinn, egal, wo auf der Welt: Überall müssen sie uns diese PDAs ins Fleisch rammen.«

Also wirklich, wer will sich denn über Drogen beschweren? Schneider gewiss nicht.

»Und dann haben sie gesagt: ›Weil das eine Geburt von eineiigen Zwillingen ist, mit nur einer Plazenta, wird ein großes Team dabei sein. Nur damit Sie Bescheid wissen.‹ Schließlich kamen drei Ärzte, dazu drei Praktikanten, zwei Schwestern und so weiter. Ich hab gefragt: ›Was soll das denn bitte sein? Eine Geburt oder eine BBC-Produktion?‹ Und sie: ›Pressen Sie.‹«

Man kann sich schon fragen, wo eigentlich der große Unterschied liegt: Jede Geburt ist letztlich eine Produktion des Clans, ausgestrahlt vom Familiensender. Die Gebärende muss erzählen, dramatisieren, noch die kleinsten Details ausbreiten und feiern; meistens macht sie das sogar gern. Was die Neue betrifft, so richtet ihre kleine Entourage, deren Kommen sie mit Genugtuung genießt, bereits das Bett her und schnalzt mit der Zunge. Aber nicht alle wollen es so. Schneider plant, niemandem von ihrer Geburt zu erzählen, auch denen nicht, die sich ganz aufrichtig dafür interessieren. Nicht, dass es viele Anwärter dafür gäbe. Jonatan ist noch immer krank, und seine Mutter ist eben wieder bei sich zu Hause im Norden angekommen. Man kann unmöglich verlangen, dass sie jetzt sofort springt und wieder zurückkommt, trotz geschwollener Naht. Wenn alles glattgeht, sind es drei Stunden Fahrt. Schneider langt nach dem kleinen Plastikbecher neben ihrem Bett und stopft sich eine Tablette rein. Sie schluckt einfach alles, was sie ihr hinlegen: entzündungshemmend, schmerzlindernd, gegen Ausfluss. Und so geht sie mit ihrer gelben, hässlichen Duty-free-Tüte pünktlich zum Abpumpritual rüber zur Frühchen-Station.

Am Eingang zu Zimmer 2, die sieben erforderlichen Millis in der Hand, sieht sie, dass sich schon wieder etwas verändert hat. Im Zimmer stehen weniger Bettchen. Eines ist verschwunden. Schneider geht sie alle durch. Sie entdeckt Lerner 1, aber Lerner 2 fehlt. Sie schaut mit einem fragenden Seitenblick zu Nachumi hinüber. Nachumi weiß bestimmt etwas, aber sie ist in ein Gespräch mit der gelockten Lilach vertieft, die voller Bewunderung an ihren Lippen hängt.

Die Liste der diensthabenden Schwestern zeigt, es ist ein ganz und gar russischer Tag: Katja, Olga und Lidia haben Schicht, eine Kombination, die absolute Sauberkeit, einen strikten Zeitplan sowie etwas menschliche Wärme verheißt. Olga ist die kommunikativste. Und obwohl sie den Verdacht hegt, dass Olga sich in ihrer Freizeit etwas als Domina dazuverdient (eine Annahme, die sich hauptsächlich auf ihren gemeinsamen Besuch der Stätte des unsäglichen Schmerzes, genannt die blaue Pumpe, stützt), geht sie beherzt auf sie zu. Sie gibt vor, die notwendigen Utensilien einzusammeln (Wattebäusche, Stoffwindeln, Strickkäppchen), in der Hoffnung, dabei auch ein paar Informationen aufzuschnappen. Sie wartet, bis Olga sich mit Lerner 1 und der Flasche setzt.

»Was ist mit Lerner 2? Alles in Ordnung?«, fragt Schneider Schwester Olga. Sie hätte die Frage in trockenem, sachlichem Ton, mit einem Hauch von Besorgnis, aber auf keinen Fall hysterisch stellen sollen. Doch angesichts des spöttischen Gesichtsausdrucks von Schwester Olga klingt Schneider bohrend, als stünde sie auf der Schwelle zur Paranoia.

»Antenne«, antwortet Olga knapp.

»Antenne?«

»Quarantäne!« Schwester Olga nickt und wendet sich wieder ihrem Tun zu, dem Füttern von Lerner 1. Sie murmelt »Malinka, Malinka«, was authentisch und beherrscht zärtlich klingt, soweit Zärtlichkeit beherrschbar ist.

Lerner 2 in Quarantäne. Die Information ist angekommen. Allerdings ist sie mitnichten vollständig. Was genau hat Lerner 2? Was hat die Quarantäne zu bedeuten? Auf welcher Station ist er? In einem besonderen Zimmer? Oder hat Lerner 2 womöglich die verfluchte Reise rückwärts gemacht und ist wieder in Zimmer 1? Und was heißt das alles, vor allem für die Hygiene auf der Abteilung insgesamt?

In den nächsten Stunden verbreiten sich die Legenden über Frühchen, die an einer Infektion gestorben sind, wie grünes Magma über die Korridore. Beängstigend. Aber wenigstens ist Schneider jetzt halbwegs willkommen (oder sind es andere weniger?), und Nachumi und Lilach beziehen sie in ihr Gespräch ein. Nachumi winkt sie zu sich, während sie noch miteinander tuscheln. »Erst vor einem Monat ist das in Jerusalem passiert, und wir wussten's nicht«, flüstert sie. Lilach fügt hinzu: »Es sind diese bösartigen Bakterien. Mit Antibiotika kommt man denen nicht bei.«

»Wie heißen die überhaupt?«, will sie noch wissen.

»Bazillus schmusibusi oder so, mehr weiß ich auch nicht«, sagt Nachumi.

»Wie haben sie's entdeckt?«, fragt Schneider.

»Bei den Frühchen untersuchen die doch wie bescheuert jedes Kacka«, sagt Lilach.

»Die haben hier bloß nicht genug Personal«, sagt Nachumi, »sonst sind sie ja ganz in Ordnung.«

»Aber irgendjemand hat's hier reingetragen«, sagt Lilach. »Ich will wissen, wer. Meiner Meinung nach Lerner selbst. Am schlimmsten sind die Mädchen. Das sind die größten Krankheitsüberträger. Und die Alten.«

Nachumi streichelt Lilach lächelnd über den Arm und sagt kichernd: »Wir würden sie am liebsten alle in wasserdichtes Plastik einschweißen, bevor sie auf die Abteilung kommen, stimmt's?«

Die Stunden vergehen, der stille Trübsinn, in den die Abteilung sonst getaucht ist, ist einem Wispern und Flüstern gewichen, einer Woge nie da gewesener Gespräche. Ganz Zimmer 2 verfällt in düstere, wirre Spekulationen: Sind das nun bösartige Bakterien, oder ist es doch nur eine einfache Grippe? Um die Mittagszeit sind bereits drei Schichten vergangen, ohne dass Mama und Papa Lerner gekommen wären, um ihren verhältnismäßig gesunden anderen Sprössling zu besuchen. Schneider wird nachdenklich. Denkt nach. Diese Station ist der sterilste Ort im ganzen Universum. Sie kann aber nicht beschwören, dass ihre Mutter sich, wie vorgeschrieben, die Hände gewaschen hat. Möglicherweise war es Schneider, der Vater von. Dieses Gekotze andauernd. Bestimmt war er es, der Lerner 2 angesteckt hat. Auf der Neonatologischen Intensivstation. Oder sie selbst war es. Und Schirani, ihre vorige

Bettnachbarin, die ist doch Kindergärtnerin. Wie hat sie das nur vergessen können? Sie ist wirklich eine Meisterin im Verdrängen. Schirani war's. Jonatans Bruder war's. Die Kühe waren's. Der Milzbrand. Nicht auszudenken.

»Hat nur Lerner sich angesteckt?«, fragt Schneider Nachumi aus.

»Nein, das Baby daneben hat auch gehustet, aber Doktor Talmi hat es früh genug bemerkt. Auf jeden Fall hat Lerner 1 sich nicht angesteckt«, beruhigt Nachumi sie.

Schneider macht, was man nie machen sollte, sie forscht im Internet nach: Eine einzige Spore genügt. Ihre Naht, die sich mittlerweile schwarz verfärbt hat. Die Atemprobleme. Sie überwacht übervorsichtig jedes Rasseln ihrer Kleinen. Lerner 1 wird erneut von einer Schwester gefüttert. Dass die Lerners, Eltern von nicht mehr auftauchen, lässt die Gerüchteküche, was Lerner, die Mutter von betrifft, ordentlich hochkochen. Auf dem Weg zu den Toiletten geben Lilach und Nachumi, die nun sogar schon zusammen Pipi machen gehen, die neuesten Neuigkeiten bekannt: Lerner 2 liegt in einem eigenen Zimmer, unter einer Plastikplane. Sein Zustand hatte sich akut verschlechtert, sodass die Eltern zwölf Stunden lang ununterbrochen bei ihm geblieben sind. Inzwischen ist sein Zustand wieder stabil, die Lerners wurden zur Erholung und umfassenden Desinfektion nach Hause entlassen. Später dürfen sie wiederkommen, um den verhältnismäßig gesunden Lerner 1 zu besuchen. Aber viel schlimmer ist, dass inzwischen ein drittes Frühchen angesteckt wurde und sich ebenfalls in Quarantäne befindet. Schneider muss sich immer wieder daran erinnern: Es ist nicht ihre Kleine. Nachumi gibt Entwarnung: »Die Bakterien sind da, aber vor der Infektion kann man sich schützen.« Schneider ist angst und bange, und sie will wissen, was für Bakterien es genau sind und was das denn jetzt für sie heißt. Nachumi macht sich richtig Sorgen um die Lerners, aber auch um sich selbst und um ihr Mädchen, denn wenn das so weitergeht, dann »stecken sich vielleicht noch weitere Frühchen an, und wer sagt, dass mein Kleines nicht das nächste ist?«. Schneider brennt vor Schuldgefühl, ihre Wangen werden rot, und sie ist kurz davor, auf der Stelle ihre Schuld zu bekennen. Lilach sagt: »Sie alle hier kapieren die Pointe nicht. Begreifen Sie nicht, dass die Lerners hier bald aufkreuzen? Das ist doch echt meschugge. Natürlich dürfen die nach dem Besuch ihrer Bakterien-Brutmaschine nicht das große Zimmer betreten.«

Und dann schreitet Lerner, die Königin, die Mutter von, höchstpersönlich über den Korridor, und alle verstummen. Lerner ist wie immer perfekt gekleidet, ihr schwarzes Seidenkleid umspielt anmutig die Kurven ihres Körpers, ohne Fettpölsterchen zu betonen, eine Maske aus Make-up bedeckt ihr Gesicht, die Lippen glänzen in aufdringlichem Kirschrot. Wieder ist Schneider beeindruckt, wie rank und schlank Lerner gewachsen ist – eine auffallend große Frau. Selbst wenn sie gerade nicht im Mittelpunkt der Aufmerksamkeit stünde, könnte man sie kaum übersehen. Lerner, die Mutter von hastet über den Korridor, ohne Schneider und die anderen mit einem Wort zu bedenken, Hand- und Kühltasche baumeln an ihrer Schulter. Sie betritt Zimmer 2, verharrt einen Moment auf der Schwelle und gleitet dann auf ihren feinen Lederstöckelschuhen zu dem einsamen Bettchen ihres Frühchens hinüber. Theatralisch klatscht sie vor der reglosen oder selig dahindämmernden Lerner 1 in die Hände. »Oi, meine Süße, hast du dich nach Mama gesehnt? Oi, Süße, Süße, du musst sehr traurig sein ohne dein Brüderchen.« Lerner, die Mutter von krempelt die Ärmel hoch, um Lerner 1 aus dem Bettchen zu heben, überlegt es sich dann aber anders. Sie zieht eine Flasche mit abgepumpter Milch aus der Kühltasche, legt sie in eine Ecke des Bettchens und verlässt Zimmer 2.

Da zieht eine der Mütter die Konsequenzen. Sie wartet nur noch den richtigen Moment ab. Um halb drei finden die Vorbereitungen für den Schichtwechsel statt: Als alle Schwestern sich vor dem Wärmebett ganz links versammeln und den weiteren Tagesablauf besprechen, schiebt sie – reine Vorsichtsmaßname – das Bettchen und die Kommode von Lerner 1 sachte, ganz sachte,

Stück für Stück nach rechts, so weit weg wie möglich vom Bettchen ihrer Kleinen. Da ist jetzt mehr Luft, weil Lerner 2 nicht mehr da ist. Viel Spielraum hat sie allerdings nicht, denn wie jede Frühchen-Station ist auch diese mit einem großen Wirrwarr an Steckern und Kabeln ausgestattet. Das setzt ihrem Vorhaben gewisse Grenzen. Sie schiebt weiter, so weit wie möglich. Aber das ist ja Schneider? Sieht ganz so aus.

DIE LETZTE RATION

Tag: 5
Datum: 29.12.
Wärmebetttemperatur: 36 Grad Celsius
Gewicht: 1530 Gramm
Ausscheidungen: ja
Bemerkungen: Konstante eigene Körperwärme von 36,8

Am nächsten Morgen ist es Schneiders fünfter Tag im Krankenhaus. Sie selbst wäre nie in der Lage gewesen, zu sagen, wie viele Tage es bereits sind, doch die Ärztin der Morgenschicht, die ihren Bauch kontrolliert, ist es.

»Oh, gut, dass Sie da sind«, sagt die neue Zimmernachbarin, »ich habe hier seit der Geburt keinen Arzt mehr gesehen.«

»Hatten Sie schon Sehnsucht?«

Die frischgebackene Wöchnerin kichert. »Also, wer von Ihnen ist Schneider – Sie?«, fragt die Ärztin. »Nein, ich bin Levkovich.«

»Wo ist also meine Patientin?«

Schneider zwitschert einmal kurz. Die Ärztin schiebt den Vorhang zur Seite: Die gesuchte Patientin liegt platt auf ihrem Bett.

»Guten Tag, ich bin Doktor Dolly«, sagt die Ärztin und bedeutet ihr wortlos, nur mit einer Handbewegung, sich auszuziehen. Im Zimmer ist es kalt, so kalt wie der Blick der Ärztin. Schneiders Brustwarzen werden sofort steif, wie peinlich. »Die Bluse hätten Sie ruhig anbehalten können«, kommentiert Doktor Dolly. Schneider ist das jetzt auch schon egal. Die Ärztin betastet den harten rosafarbenen Mund des Lächelns, untersucht die Naht eingehend. Vielleicht erkennt sie an der schwarzen Verfärbung die Anzeichen von Milzbrand? Schneider hat nicht daran gedacht, sich selbst zu untersuchen. Doktor Dolly klopft ihr den Rücken ab und kritzelt etwas ins Ringbuch. Schneider darf aufstehen und sich wieder anziehen. Sie denkt, sie sei fertig, aber nein. Die Untersuchung ist noch nicht vorbei. »Ich muss Ihnen auch noch das Knie abklopfen«, sagt Doktor Dolly. Sie ist überrascht über die Schmerzen, die ihr die kleinen Hammerschläge auf dem Knie bereiten. Sie springt auf. »Wohin wollen Sie denn?«, fragt die Ärztin.

»Ich muss zum Abpumpen«, antwortet Schneider, »es ist Fütterzeit.«

»Ich dachte, Sie wollten raus. Ich hätte Sie heute entlassen. Für gewöhnlich wird man fünf Tage nach dem Kaiserschnitt entlassen. Aber wegen des Verdachts auf eine Infektion Ihrer Naht beobachten wir das lieber noch weitere vierundzwanzig Stunden. Falls sich da was infiziert hat, müssen wir noch mal operieren.«

»Ohkay.«

Schneider hastet auf die Frühchen-Station. Ihr wird klar, dies ist ihr großer Tag. Heute wird sie einen persönlichen Fortschritt machen. Schwester Prinzessin verleiht den Preis für besondere Leistungen in der Abpumpabteilung – ein weißes Plastikkörbchen und einen Berg Aufklebeetiketten – und sagt: »Alle Achtung, Sie haben genug Milch.« Schneider schließt das Körbchen überschwänglich wie einen Säugling in ihre Arme. Schwester Prinzessin zeigt ihr geduldig, wie sie ihre abgepumpte Milch im Kühlschrank aufbewahren muss, schreibt den Namen Schneider auf das Körbchen und stellt es in den Kühlschrank, in das Fach gleich neben ibn Esra, Herschkovitz, Nachumi. Sie erklärt mit melodiöser Stimme, das Ziel sei, den Frühchen immer frisch abgepumpte Milch zu verabreichen, am besten direkt von der Brust. Aber das ist noch nicht alles, denn im Verlauf des Tages soll sich im Kühlschrank ausreichend Milch für die Abendration ansammeln. Schneider blickt besorgt auf ihre Brüste herab. Sie verbringt viel Zeit mit Pumpen, ihre Brüste sind mit blauen Fingerabdrücken übersät, aber die sieben Millis, die sie zuletzt produziert hat, sind nicht genug.

Von der Abendration hat sie nichts gewusst.

Lustig, das hat was von Drogen. Das letzte Manna. Mah Nà Mah Nà – Pa tie pie didi. Schwester Prinzessin ergänzt mit süßem Lächeln: »Vor dem Füttern erwärmt man die Ration auf dem Grill. Die Frühchen dürfen sich nicht unterkühlen.«

»Auf dem Grill?«

»So nennen wir den grauen Erhitzer dort. Haben Sie noch nichts auf dem Grill aufgewärmt?«

Die Abendration wird über den ganzen Tag hinweg gesammelt, und für jedes bisschen nimmt man eine frische Flasche. Schwester Prinzessin führt weiter aus, dass die diensthabende Schwester auf den erforderlichen Zeitabstand zwischen den Flaschen achten wird, damit die gewünschte Menge zusammenkommt – ein Milli hier und ein Milli dort, ein bisschen was vor jedem Füttern. Es geht darum, die Menge zu steigern, zu verdoppeln, zu multiplizieren. Schneider rechnet. Inzwischen weiß sie, man braucht fünfmal täglich mindestens achteinhalb Millis. Der Zeitplan muss eingehalten, das Mindestmaß erfüllt, die Basis abgedeckt und dem Verantwortlichen Bericht erstattet werden. Aber jetzt erst mal die Aufklebeetiketten sortieren, die sie bekommen hat. Etiketten hat sie immer schon geliebt. Auch weiße, billige wie diese hier. Auf jeder Flasche muss sie die Anzahl der abgepumpten Millis notieren, Tag und Uhrzeit des Abpumpens sowie den Namen der Ausgepumpten. Anschließend kommt die Flasche in den Kühlschrank.

Endlich hat sie etwas zu tun, außer in die Luft zu starren. Schneider versieht die Etiketten mit Namen; in der Melkkabine telefoniert sie nie. Alles nicht so leicht hier, man kann mithören, was die Melkkuh im Verschlag nebenan redet.

Hier ein paar Beispiele, was man da so zu hören bekommt:

Mutter 1: »Ich habe alles geschluckt: Voltaren, Paracetamol, Novalgin. Wegen diesen grässlichen Rückenschmerzen. Ich muss mich zum Abpumpen zwingen.«

Mutter 2: »Bei mir kommt keine Milch.«

»Warum kommt bei mir keine Milch?«

»Quatsch, natürlich kommt was raus. Ich explodiere gleich – das habe ich denen nur so gesagt.«

»Ich tu so, als würde ich abpumpen, damit sie mich in Ruhe lassen. Vergiss die Kohlwickel nicht. Und diese blöden Pillen.«

»Freu dich nicht zu früh. Weißt du noch, letztes Mal?«

»Warte ab, das geht ganz ohne Gleitgel wie geschmiert bei dir.«

Mutter 3: »Isst er gut?«

»Trinkt er gut?«

»Schläft er gut?«

»Lass ihn ja nicht allein. Es reicht schon, dass seine Mutter spurlos verschwunden ist.«

Mutter 4: »Sie sind Arzt, sagen Sie es mir?«

»Wollen Sie Probleme?«

»Er ist im Wärmebettchen. Idan, wegen dir krieg ich Horrorvisionen. Da hab ich keinen Bock drauf.«

Mutter 5: »Gestern war ich da, und er war nicht angezogen. Sie sagten mir, sie hätten es wegen der Visite noch nicht geschafft.«

»Irgendwelche bösartigen Bakterien hatten sich hier ausgebreitet, und alle waren völlig aus dem Häuschen. Aber am Ende war es ein Virus.«

Mutter 6: »Gimso trinkt, wie er will. Es geht ihm gut. Heute haben wir ihn nach hinten ins Zimmer verlegt. Das bedeutet, er entwickelt sich gut. So hat es mir die Oberschwester gesagt, und dann meinte sie: ›Nu, schön, jetzt kommen Sie bald raus.‹«

»Ich war furchtbar unter Druck. Mir scheint das zu früh.«

»Was willst du? Soll ich etwa fragen, ob es nicht zu früh ist?«

»Zu spät.«

Mutter 7: »Er sieht fast aus wie ein Affe. Voller Haare. Ich hoffe, die gehen wieder weg.«

»Nein, das hat nichts mit Männlichkeit zu tun, Ilan.«

»Gut, wenn's nicht anders geht, sparen wir auf den Laser.«

Mutter 8: »Hast du nicht irgendeine Plastikbox, die du mir für die Tuben mitbringen kannst? Haben wir keine einzige Plastikbox im ganzen Haus?«

»Was ist mit der lila Butterbrotbox?«

»Wenn wir keine haben, dann haben wir keine.«

»Gut, ich muss Schluss machen. Deine Mutter ist auf der anderen Leitung.«

Mutter 9: »Wann kommst du also, Mama?«

Schneider, die Mutter von: »Siebzig Angestellte in drei Jahren? Madame Raphael hat einen ganz schön hohen Einsatz auf uns gesetzt.«

»Klar, noch mehr Geld wäre super.«

»Nein, mir ist das nicht egal, das ist echt eine großartige Zahl, danke.«

»Ich hab noch keine Ahnung, wann. Jetzt ist nicht der richtige Zeitpunkt. Aber ich denke nicht, dass mir das passt. Aviad, ich habe überhaupt keine Ahnung von Marketing.«

»Dann hatte ich ja im Rückblick eine gute Idee. Nu, wie Gal immer sagt, Ideen allein sind nichts wert, die gibt es wie Sand am Meer.«

»Nein, das ist mir ganz und gar nicht auf den Leib geschnitten. Ich bin keine Hackerin, ich weiß noch nicht mal, was das bedeutet, ›Growth Hacker‹, und von einem ›Wachsen‹ unseres ›Prometheus‹, unserer Spiel-Idee, kann ja gar keine Rede sein. Du verlangst, dass ich ihn an einen Felsen fessele und ihn jeden Tag in die Leber hacke.«

»Für mich ist es eine echte Folter, mir immer raffiniertere Methoden auszudenken, wie man noch mehr User gewinnt, noch mehr Geld macht.«

»Ich bin kein Automat, verstehst du? Ich habe Gefühle. Auch wenn ich derzeit hauptsächlich meinen Mann stehen muss, um möglichst viel Muttermilch zu produzieren. Also hab Nachsicht mit mir. Ich wünsche uns allen von ganz Herzen viel Glück. Ich verspreche dir, wir reden bald.«

»Warum nicht jetzt?«

»Weil es verdammt wehtut.«

•

Vorerst gibt es nichts weiter zu vermelden. Schneider hat sich wieder gefangen. Sie wechselt sofort die Brust, wenn sie Schmerzen hat, damit es nicht anfängt zu bluten. Hat sie das Abpumpen hinter sich, cremt sie die Brustwarze ein, damit sie nicht austrocknet, und trinkt literweise Wasser. Anstatt sich auf das, was an dem Vorgang unangenehm ist, zu konzentrieren, versucht sie, sich ausschließlich mit dem Output zu beschäftigen. Die Minuten verstreichen, und die Millis werden immer mehr.

ROBOTER-SCHWESTERN

Als Schneider vom Abpumpen kommt, stapeln sich auf dem Korridor der Abteilung für Neonatologie plötzlich überall Kartons, denn in Zimmer 2 gibt es jetzt eine funkelnagelneue Computerstation auf Rollen. Vor dem Bildschirm steht Slocombe und schlägt sich wie wild mit der Hand gegen die Stirn.

Olga und Schwester Stechrochen tuscheln miteinander, schauen immer wieder zu Slocombe hinüber, bis Schwester Stechrochen schließlich auf sie zugeht und fragt: »Kann ich helfen, Boss?«

»Wie funktioniert das hier? Wo ist ibn Esra? Ich finde ibn Esra nicht. Warum geht das nach der Bettennummer? Nummer sechs interessiert mich nicht.«

»Hier, schauen Sie, ibn Esra kann gar nicht verloren gehen. Sie müssen bloß immer wieder zum ersten Fenster zurück. Von da kommen Sie in die Namensdatei.«

»Ich will Ihnen mal was sagen. Ich kann mich nicht gleichzeitig um Frühchen und um Computer kümmern.«

»Da führt aber kein Weg dran vorbei. Sie sind die Oberschwester, Sie müssen auch den Computer bedienen können.«

»Na schön, in Ordnung. Wir schaffen das. Wenn die anderen das lernen, lernen wir das auch.«

»Wir lernen so lange, bis sie uns durch Roboter ersetzen.« Auf das Stichwort hin beginnt Schwester Stechrochen wie ein Roboter zu tanzen. Und sie tanzt wirklich großartig, dreht sich wie ein Kreisel auf der Stelle, bewegt mechanisch die Hände wie eine Puppe. Schwester Olga gluckert. Oberschwester Slocombe bringt gedankenverloren ihr lilafarbenes Haar in Fasson.

»Die liebevolle Zuwendung durch Mutter und Schwester ist

durch nichts zu ersetzen. Das möchte ich gern sehen, was so eine Roboter-Schwester macht, wenn sie von einem Frühchen bepinkelt wird, während ein anderes nicht aufhört zu plärren und noch eines fast am eigenen Sabbel erstickt. Ist Frühchen versorgen etwa Fließbandarbeit? Wo sind wir hier eigentlich, in einem Charlie-Chaplin-Film?«

»Genau. Dann haben wir auch immer genug Schwestern. Und ist eine Schicht mal unterbesetzt, greifen wir einfach in den Vorratsschrank.«

»Das funktioniert nie«, ächzt Slocombe, der es bei diesem Gedanken die Sprache verschlägt. »In unserer Arbeit braucht es ganz viel Herz und Wärme.«

Schneider denkt über Wärme nach. Eigentlich müsste rund um die Uhr jemand bei dem Baby, ihrem Mädchen sein. Damit sie sich immer geborgen fühlt. Eigentlich würde sich das Baby drinnen im Bauch jetzt eng an einen warmen Körper anschmiegen; deshalb braucht es hier draußen unbedingt auch einen warmen Körper zum Anschmiegen, kurz gesagt: Schneider sollte jetzt eigentlich ihr Baby im Arm halten. Wenn Schneider, der Vater von oder die Oma von kommen, wird sie sie bitten, auf die Kleine aufzupassen, damit sie sich ausruhen kann und nicht erklären muss, wie sie sich fühlt.

Schneider ist alles andere als rund um die Uhr bei ihrem Baby. Aber da ist diese Stimme in ihrem Kopf, der man das Gegenteil weismachen, die man belügen muss: Sie ist rund um die Uhr bei ihrem Kind. Jemand hält das Frühchen, ihre Kleine, immerzu im Arm. Sonst würde sie doch schrecklich leiden, als Mutter.

Solange man das Frühchen im Arm hält, gelten harte Gesetze. Du sollst nicht einschlafen: Sonst wirft die Schwester dich aus dem Zimmer, weil du das Frühchen fallen lassen könntest. Du sollst niemals die Augen schließen: Sonst drängen dich die Schwestern, manchmal sogar schreiend, sofort ins Bett zu gehen. Du sollst niemals mit der Kleinen aufstehen, immer nur sitzen. So verharrt sie zwischen dem Füttern und dem nächsten Abpumpen in exakt derselben Haltung mit ihrem Baby im Arm auf einem grünen, schmalen Eisenstuhl. Der Stuhl ist entsetzlich hart, die Beleuchtung entsetzlich hell, aber der Zustand selbst ist ihr zutiefst vertraut. Der Körper ist im Sitzen erstarrt. Die Füße schlafen ein. Das passiert ihr oft, wenn sie am Computer arbeitet und der Körper nicht gebraucht wird, ja sogar stört. Solange nur die Finger und Augen, gesteuert vom Gehirn, über die Tasten huschen. Die Zeit vergeht, und sie rührt sich nicht. Starrt auf den Bildschirm. Der Rücken schmerzt entsetzlich, schmerzt derart konsequent, derart entschlossen, dass er sich beinahe selbst auslöscht. Sich in Nichts auflöst. Nur die zwei Herzschläge, dicht an dicht, dauern an. Der eine schnell, der andere langsam. Atmen gemeinsam.

Dann erscheint Schwester Rinat mit geröteten Wangen und einem linden Lächeln und verkündet: »Das Frühchen hat Gelbsucht.« Schneider wird grün. Schwester Cabbage Patch Kid lässt nicht locker: »Sie wissen, dass ihr Blut jeden Morgen untersucht wird? Eben sind die Ergebnisse gekommen. Machen Sie sich keine Sorgen. Das bekommen die meisten Frühchen.« Sie hat schon gesehen, wie hier Gelbsucht behandelt wird, weil sie unaufhörlich zu den anderen Bettchen hinüberspäht. Sie selbst nennt diese Krankheit »Das Grauen aus dem Weltraum«. Das gesamte Wärmebettchen verschwindet unter der Alufolie. Die Augen unter einer winzigen Sonnenbrille mit Riesenlinsen, welche die kleinen Wesen seltsam futuristisch, wie fantastische Fliegen aussehen lässt. Die Lampe mit dem bläulichem UV-Licht strahlt direkt auf das Frühchen, das bis auf die Windel nackt da liegt wie auf einem Grill. Die Frühchen hassen diese Prozedur. Und das ist noch nicht der schlimmste Teil.

»Da darf man sie jetzt auf keinen Fall rausholen. Sie müssen so viel bestrahlt werden wie möglich«, erklärt Schwester Rinat, packt die Matratze in Alufolie ein und richtet die Lampe aus.

Schneider, die Mutter von verlässt den Raum, um ihre Abpumpausrüstung vorzubereiten. Als sie zurückkommt, ist Schneider, die Tochter von Lichtjahre von einem friedlichen Schlummer entfernt. Sie liegt auf dem Rücken unter dem blitzenden, raschelnden Silberpapier, stößt schwache Schreie aus, windet sich wie eine verletzte Raupe. Schneider setzt sich neben das Bettchen, scheut sich, ihr Kind zu berühren, weil sie die Bestrahlung nicht behindern will. Doch das Wimmern der Kleinen wird immer stärker. Entweder weint sie tatsächlich immer lauter, oder ihre Mutter bildet sich das nur ein. Das Wimmern wirkt wie eine Giftspritze. Verstohlen streichelt Schneider den kleinen Kopf. Das Füßchen. Einerseits tut es dem Frühchen gut, wenn Schneider es streichelt, andererseits kommt sie damit der Lampe in die Quere. Das ultraviolette Licht soll irgendein Eiweiß im Blut zerlegen, aber bisher zerlegt es bloß sie selbst.

Phantomschmerzen wie bei einem abgetrennten Glied. Jetzt darf man sie nicht in den Arm nehmen. Jetzt, wo sie gerade eins geworden ist mit ihrer Kleinen, genügend Milch produziert, sie im Arm gehalten hat, es sogar endlich geschafft hat, sie allein zu wickeln, und mit dem Abpumpen besser zurechtkommt – all das ist ihr plötzlich wieder genommen. Berührungsverbot. Nächstes Füttern in zwei Stunden. Zwei Stunden ohne Kontakt mit dem kleinen Händchen. Ohne jede Hilfe. Ohne eine Wahl.

Schneider geht. Nicht, weil man sie rausgeworfen hätte, nein, sie hält es einfach nicht länger aus. Und wieder ist sie, anstatt das Krankenhaushemd schön zusammengefaltet in der Kommode auf der Frühchen-Station zu lassen, darin auf den Korridor getreten. Sie wird es anschließend in die Wäsche tun und sich ein frisches aus dem Schrank im Wartezimmer nehmen müssen. Als ob auf der Frühchen-Station nicht schon genug gewaschen würde. Shit.

Schneider steht neben der geöffneten Mikrowelle, bereit zum Desinfizieren, und kann sich absolut nicht erinnern, welche von den auf bergeweise Toilettenpapier gestapelten Ausrüstungen ihr gehört. Noch vor einer Sekunde hielt sie die kochend heiße Pumpe in der rechten Hand. Die nun plötzlich unkontrolliert zittert. Sie fängt an zu weinen. Nicht laut, denn das Schluchzen ist innerlich, aber die Tränen fließen und fließen über ihr Gesicht, bis zum Hals; die Schulterblätter verkrampfen und erzittern in der Woge, die über ihr zusammenschlägt. Einige Minuten steht sie so da, mit dem Gesicht zur Mikrowelle und dem Rücken zum Zimmer, in dem Menschen sitzen, die sie bestimmt beobachten. Eine formlose Szene. Bis Nachumi kommt und sie umarmt. Und warum auch immer, aber sie weicht nicht zurück, sondern ergibt sich dieser Umarmung, ja gibt sich ihr sogar hin. Nachumis ganz in Schwarz gehüllter Körper ist dünn und knochig; und unter dieser schützenden Berührung von Fleisch auf Fleisch schwillt Schneiders Schluchzen zu einem wahren Geheul an. »Wir haben alle Schuldgefühle«, wispert ihr Nachumi ins Ohr, »ist doch klar. Warum konnte mein Körper das Kind nicht halten? Was hab ich falsch gemacht?« Und sie beruhigt sich. Nicht, weil sie wie alle anderen wäre, sondern eher, weil da jemand ist, der sie sieht in ihrer Not und Erbarmen zeigt. Erbarmen zählt nicht zu den beliebtesten Tugenden. Jedenfalls nicht, wenn es um Erbarmen mit sich selbst geht. So erregt die eine, die streng zu sich ist, das Erbarmen der anderen, und die Umarmung vereint beide: Tadel wandelt sich in Gnade.

»Also, was ist los mit ihr?«

»Sie hat Gelbsucht.«

»Das haben alle hier.«

»Sie verliert immer mehr Gewicht und isst nicht richtig.«

»Reflux auch?«

»Nein«, murmelt Schneider, die Mutter von. Ihr Nacken wärmt sich noch an der Umarmung, an Nachumis zarter Schulter. Sie weiß noch nicht einmal, was Reflux ist.

»Und die Atmung?«

»Ist in Ordnung.«

Nachumi packt sie fest an den Schultern, stößt sie kraftvoll zurück und blickt ihr ins Gesicht.

»Die Atmung setzt zwischendurch nicht aus?«

Nein. Sie schüttelt den Kopf.

Worüber beschweren Sie sich dann?, sagen Nachumis Augenbrauen, und die schräg stehenden Augen schieben erklärend hinterher: Wie dreist Sie sind. Doch was Nachumi laut sagt, ist: »Kommen Sie, essen Sie was Süßes, das hilft gegen Unterzucker, sonst kippen Sie uns hier noch um. Dann müssen die Olgas wieder den Fußboden desinfizieren. Die Oberschwester ist ja heute auch total gestresst wegen den neuen Computern und den ganzen Kartons überall.«

Da mischt Lilach sich ein und streut noch etwas Salz in die Hysterie: »Ach, Gelbsucht! Nu, entspannen Sie sich. Das ist für die eine Kleinigkeit. Hier sind Sie gut aufgehoben.«

In dem Moment beugt sich ausgerechnet Königin und Mutter Lerner, die die ganze Zeit abseitsgestanden und alles mitangehört hat, nach vorne und flüstert ihr durch eine Vanille-Patschuli-Wolke hindurch zu: »Regen Sie sich nicht auf. Es gibt immer welche, die haben es schwerer als andere. So ist das überall, wissen Sie das nicht?«

Sie kehrt ins Zimmer 2 zurück und neigt sich angstvoll über das Wärmebett. Streichelt wieder verstohlen ihr kleines Kind. Schwester Rinat rügt sie, dass sie damit die Bestrahlung behindere. Um elf Uhr schickt Schwester Stechrochen sie raus. Die Arztvisite hat soeben begonnen, aber bei Schneider werden sie heute nicht vorbeischauen, weil sie sich nicht vorher eingetragen hat (sie hat gar nicht mitbekommen, dass man sich dafür auf dem Blatt an der Tür eintragen muss, obwohl sie jeden Tag mindestens fünfzigmal – auf dem Weg zu den Toiletten, zum Kaffee, zum Desinfizieren, zum Krankenhaushemd, zum Schlafen, zur Stille, zur Verzweiflung – durch diese Tür geht). »Ohkay«, sagt sie gehorsam. Doch Schwester Stechrochen rührt sich nicht. Sie wartet auf etwas, spielt mit der Zunge an ihrem Lippenpiercing.

»Gut, seien Sie ruhig hartnäckig«, meint Schwester Stechrochen feinfühlig.

Sie besitzt kein Schaf, um es vor den Priestern zu schlachten; alles, was sie anzubieten hat, sind Angst, Schrecken, Entsetzen und Übelkeit. Reicht das? Anscheinend schon. »Okay, dann bin ich also hartnäckig«, sagt Schneider. »Kommen Sie um zwanzig nach eins wieder«, sagt Schwester Stechrochen mit einem Lächeln und zieht die Tür von Zimmer 2 hinter sich zu.

Schneider zählt. Wie viele Tage hat sie gebraucht, um mitzubekommen, wie das mit der Visite funktioniert. Der Zettel hing die ganze Zeit an der Pinnwand. Zwar brennen sich immer ein oder zwei Zeilen der Meldungen an der Anschlagtafel in ihr Bewusstsein ein: »Einschreibung für den Workshop ›Wie desinfiziere ich mein Baby?‹ bis diesen Donnerstag«, »Einweisung ins Baby-Baden: Montag um neun«, »Liebe Omas, bitte strickt Käppchen für uns!«. Aber die Nachricht über die Visite hat sie völlig übersehen.

Sie schläft von zwölf Uhr dreißig bis zehn nach eins, dann schleppt sie sich in einem schönen sauberen Streifenhemd – das einzige, das ihr lang genug ist –, auf die Frühchen-Abteilung. Das Haar hat sie fest zusammengerafft, um möglichst ordentlich auszusehen. Der Arzt wird ihr schon sagen, was zu tun ist, damit das Baby, ihre Kleine an Gewicht zunimmt. Schneider klopft an die Tür, doch niemand öffnet ihr; ganz still ist es im Palast. Dann plötzlich lautes Plärren: wa wa wa. Unwillkürlich öffnet sie die Tür.

Zuerst versteht sie gar nicht, was sie da vor sich sieht. Schwester Olga steht neben dem laufenden Wasserhahn und wäscht einen rosa-roten, zuckenden Klumpen. Sie tritt näher und erkennt: Das ist kein Klumpen, das ist eines der Frühchen, und weicht einen Schritt zurück.

»Wäscht man sie immer so?«, fragt Schneider.

»Ja.«

»Und sie weinen auch immer so?«

»Ja«, antwortet Schwester Olga.

»Ich dachte, man badet sie in der Wanne.«

»Haben Sie Geld für Wannen auf ganze Abteilung?«, kontert Schwester Olga im Schnarchton.

Scham erzeugt Schweigen.

Doktor Talmi mit seinem langen Haar, seiner Brille und seinem Stethoskop ist ausnehmend freundlich zu ihr. Schneider, die Mutter von erzählt, dass das Frühchen immer mehr an Gewicht verliere. Durch die Gelbsucht habe sich der Zustand noch verschlimmert. Das Schwitzen fresse Kalorien. Sie bekomme die frisch abgepumpte Milch, trinke nur etwa die Hälfte davon, weigere sich, die Flasche ganz auszutrinken. Wo doch jeder Tropfen zählt. Bei jedem Schichtwechsel bitte sie eine der Schwestern, ihr zu helfen, und tatsächlich, es sei wie Zauberei. Sobald eine Schwester hinzukomme, trinke Schneider, die Tochter von noch ein bisschen mehr; bei Schwester Stechrochen sogar die ganze Flasche.

»Denn die Frühchen wissen instinktiv, wen sie besser nicht an sich heranlassen.«

Schneider, die Mutter von ist besorgt, dass ihre Kleine immer weiter an Gewicht verliert, bis sie ganz verschwindet oder ihre Mutter durchdreht. Die Gedanken haben einen Rattenschwanz, schlagen ihr damit auf den Bauch, doch kurz und beruhigend ist das Gespräch mit Doktor Talmi.

Als Schneider, der Vater von am Telefon einen Bericht verlangt, erinnert sie sich an keines seiner Worte. Gegen Abend kommt Schneider, der Vater von. Er sieht schon wieder ganz gut aus, nicht mehr so blass. Nur seine Augen sagen: Erst mal einen Kaffee. Er geht zu der Maschine, will sich einen Becher zubereiten, da entdeckt er sie, kauernd auf einem unbequemen Stuhl im Durchgangszimmer. »Alles in Ordnung? Was machst du hier?«, fragt er sie.

»Ich warte. Sag mal, ist das wirklich in Ordnung, dass du hier bist?«

»In Ordnung für wen?«

»Ich meine wegen dem Virus. Bist du ganz gesund?«

Sie tauschen Neuigkeiten aus: Er hat sich nur den Magen verdorben. Das Fieber ist weg. Bei ihr schien gerade alles in Ordnung, doch jetzt – alles gelb. Er wollte nur kurz schauen, wie es aussieht auf der Frühchen-Station, aber er war gleich wieder zurück. Die Schwester hat ihn rausgeworfen, weil er vergessen hatte, den Kittel anzuziehen. Dabei legt Schneider, der Vater von schon immer sehr viel Wert auf Details, besonders bei der Kleidung. Die Neonatologische Intensivstation hebt die alten Ordnungen auf. Sie geht zur Kommode und holt für sich und ihn zwei Kittel.

»Das ist nicht nötig. Ich habe gesehen, dass sie eingeschlafen ist«, sagt er.

»Ich versuche trotzdem, noch mal reinzukommen. Ich will da jetzt hin.«

»Na schön. Aber du wirst sehen, sie ist eingeschlafen«, wiederholt er.

Sie betreten zusammen die Frühchen-Station, um einen kurzen Blick auf ihre Tochter zu erhaschen: Sie schläft tatsächlich. Winzige Schweißperlen rinnen über ihre Stirn. Links von ihr liegen zwei weitere dieser kleinen Astronauten mit ihren Fliegenaugen unter der blauen Lampe in ihren Inkubatoren. »Früher hat man gegen Gelbsucht ein Sonnenbad genommen«, simst ihre Mutter.

Schneider fängt wieder an zu weinen. Dieses Mal ist es nur das Salzwasser, das rauskommt; den Schmerz hat sie zwischen den Rippen festgeklemmt. Er zieht sie nach draußen.

»Komm, du darfst das hier nicht sehen. Vielleicht ruhst du dich aus? Geh, leg dich hin, schlaf ein bisschen.«

»Ich kann jetzt ganz bestimmt nicht schlafen.«

»Dann geh rüber ins Shoppingcenter. Kauf dir was. Hier hilfst du niemandem weiter. Sie haben mir eben gesagt, wir brauchen neue Feuchttücher und Creme für den Popo.«

»Wer hat das gesagt? Wird das nicht vom Krankenhaus gestellt?«, wundert sie sich.

»Nein. Die Schwester mit den Stacheln hat es mir gesagt, sie war fast schon hysterisch, als ich meinte, ich hätte keine Feuchttücher mehr und ob sie mir Nachschub geben könnte.«

»Ich bin doch nicht die Haushälterin.«

»Die Schwester meinte, sie hätte dir schon Bescheid gegeben wegen den Feuchttüchern. Jalla, raus hier.«

AM STRAND DES ALUMINIUMMEERES

Als ihr das Licht der untergehenden Sonne entgegenschlägt, fühlt Schneider die Wärme, und ihr wird klar: Zum ersten Mal seit fünf Tagen ist sie wieder draußen. Sie steht vor dem Eingang zum Ichilov-Krankenhaus, in ihrem gelben Krankenhaushemd, macht Photosynthese und wartet darauf, zu dem kleinen Shoppingcenter hinüberzugehen. Ein paar Schritte nur. Aber es fällt ihr schwer, den ersten zu tun. Alles erscheint ihr mit einem Mal so grell, glänzend und lärmend; alles bewegt sich rasend schnell wie in einem Trickfilm.

Am Eingang zum Shoppingcenter erwartet sie ein Laden mit Kinderspielzeug, außerdem eine Auslage mit hübschen, handgenähten Flickendecken. Sie bleibt stehen und befühlt die Stoffe. Angenehm weich sind sie. Daneben liegt Holzspielzeug aus. Kühe in allen möglichen Größen. Sie nimmt eine nach traditioneller Handwerkskunst gefertigte Holzkuh, Kopf und Körper sind harmonisch miteinander verschmolzen, die Oberfläche ist ganz glatt poliert. Dann greift sie nach einer Tasse mit einem aufgemalten Fisch. Dann nach einem gestrickten Wollmützchen, ähnlich den kleinen Käppchen auf der Abteilung.

Alles sehr hübsche Dinge. Es gibt auch dämliche Bodys mit Aufschriften wie »Hippster«, »Wenden Sie sich an meine Agentin« oder »Die Toten Hosen«.

Ziellos streift sie durch das Shoppingcenter: Rosenduft von glasierten Donuts, eine exquisite italienische Wolljacke für zweitausend Schekel, klobige, weiße Schwesternschuhe, haufenweise gestreifte Strümpfe. Sie kauft nichts. Und ist selbst überrascht darüber; an jedem anderen Tag hätte sie sich die Tüte prall gefüllt und frohlockt ob der Beute. Shoppen ist für sie ein netter Sport, aber heute ist sie nicht in der Stimmung. Der einzige Laden, den sie tatsächlich betritt, ist die Apotheke. Rasch findet sie die Regale mit den Feuchttüchern, zögert, ob sie die teure Sorte aus Recyclingpapier oder doch lieber die billige, heruntergesetzte Vorratspackung kaufen soll. Schließlich nimmt sie weder die eine noch die andere und kauft stattdessen die extrakleinen Feuchttücher, weil die in die Schublade passen und so aussehen wie die aus dem Krankenhaus. Also haargenau dieselben Feuchttücher, denn was funktioniert, tauscht man nicht aus. Erfolgreiche Pferde ersetzt man nicht. Was das Krankenhaus für die kleinen Würmchen benutzt, das kann nur gut sein, davon geht sie aus; nur ganz flüchtig blitzt der Verdacht auf, es könnte sich um Werbegeschenke handeln. Dann hatte möglicherweise das internationale Feuchttücher-Unternehmen genau denselben Gedanken, als es der Neonatologischen Intensivstation seine Feuchttücher angeboten hat. Obwohl ihr diese Mechanismen und Methoden bewusst sind, zieht sie Gewohntes vor. Deshalb will sie auch bei der Creme dieselbe Marke haben wie die auf der Neonatologischen Intensivstation. Also dreht sie eine Seife nach der anderen um, bringt das Regal durcheinander, wühlt sich bis ganz zum Ende durch, bis sie die Seife für empfindliche Haut mit dem kleinen blauen Vogel darauf gefunden hat: das allerletzte Stück. Offenbar fruchtet die Gehirnwäsche nicht nur bei ihr. Als Krönung ihres kleinen Kaufrauschs gönnt sie sich ein paar extravagante Schnuller. Drei verschiedene Sorten, das muss reichen – wobei einer davon fast so groß ist wie der Kopf ihrer Kleinen und vermutlich gar nicht in das winzige Mündchen passt. Und zusätzlich ein Lavendelöl für rasche Wundheilung, das sie nie auf die Naht am Bauch auftragen wird.

Anschließend geht sie rüber zu der chinesischen Imbissbude, die es seit den Neunzigern in dem Shoppingcenter gibt. Bestellt eine frittierte Frühlingsrolle in roter, glänzender Soße und dazu einen Teller sämige Maissuppe. Zum Dessert kehrt sie auf die Geburtshilfe-Abteilung 2 zurück und schläft ganze sechs Stunden durch. Als sie irgendwann erschrocken wieder aufwacht, völlig verschwitzt, ist es zehn vor drei in der Nacht: Er ist in dem Stuhl neben ihrem Bett zusammengesackt, hält ihre Füße umklammert.

•

Schneider beschließt, das frühe Wachwerden zu nutzen und zum Dreiuhrfüttern auf die Frühchen-Station zu gehen. Sie weiß, was sie aus ihrem Mononatriumglutamat-gesättigtem Traum geweckt hat. Das Verdrängte kommt am Ende immer hoch, genau wie die Frühlingsrolle. Sie weiß, wie wichtig es ist, jede Nacht sechs Stunden zu schlafen, damit sie genügend Milch zum Abpumpen hat; sie weiß, alle schlafen zu dieser Zeit, das ist normal. Aber sechs Stunden. Warum spricht keiner darüber? Sechs Stunden sind immens viel Zeit.

Schwester Stechrochen winkt ihr vom Ende des Zimmers her zu.

»Ah, da ist ja unser Joseph: Mein lieber Pharao, da wirft es dich doch nieder, aufs Antlitz, die Erde, in den Staub.«

»Nu, was kann ich dafür, wenn ich schon wach bin.«

»Irgendwann muss jeder mal zur After Hour gehen. Sie wollen füttern? Die Flasche ist schon fertig.«

Schneider füttert das Frühchen, ihr Mädchen. Sie wechselt ganz allein die Windeln, nimmt ihr die Astronautenbrille ab, streichelt die warme, rötliche Haut, wischt den Popo sauber, wirft, was dreckig ist, in den Müll und schafft es sogar, die saubere Windel richtig zu falten. Und da die Kleine direkt nach dem Füttern nackt und wach zurück unter die Lampe kommt, muss Schneider sich jetzt auch nicht in den Kleidern verheddern. Schwester Stechrochen wickelt das Frühchen in die Decke und legt es ihr in die Arme. Das Würmchen nimmt die Flasche freudig entgegen. Schwester Stechrochen geht zum nächsten Baby. Schneider starrt auf Schneider, endlich kehrt Ruhe ein. Wie sehr hat sie sich nach diesem innigen Kontakt gesehnt – hatte keine Vorstellung davon, wie groß diese Sehnsucht sein kann. Schwester Olga bemerkt, dass sie trödelt, obwohl die Flasche fast leer ist, und sagt: »Am besten gleich wieder ab unter die Lampe.«

»Aber es sind noch drei Millis übrig.«

»Noch fünf Minute, Schneider«, bestimmt Schwester Olga.

Als hätte sie die Anweisung verstanden, schluckt Schneider, die Tochter von sofort den ganzen Rest auf einmal, nur um schnell wieder unter das blendende Licht zu kommen.

»Wo die Brille?«, fragt Schwester Olga. »Im Mülleimer«, antwortet Schneider und weiß sofort, sie hat einen Fehler gemacht. Sie hatte noch kurz gezögert, bevor sie die Brille zusammen mit der Windel weggeworfen hat. So wie alles andere eben. Hier soll doch alles absolut sauber und rein sein. Weil es ein Krankenhaus ist.

»Die sind teuer, machen Sie nicht wieder«, schimpft Schwester Olga. Sie nickt beschämt. Man sollte ihr das Gehirn desinfizieren.

Das Baby, die Kleine liegt unter dem UV-Licht auf dem Bauch und wird ganz rot. Durch das Rot verschwindet das Gelb, das lässt sich nicht leugnen. Sie ist eingeschlafen, doch ihr Schlaf ist unruhig. Schneider wirft einen flüchtigen Blick auf die leichten, schnellen Atemzüge ihrer Tochter, ihre Augen irren umher. Gegenüber sitzt die Frau, die sie heute schon dreimal gesehen hat; die gestreiften Trainingshosen, so meint Schneider, hatte sie auch gestern schon an. Zwischen ihr und der Frau liegt die riesige Arbeitsinsel der Schwestern. Auch diese Frau ist gerade mit dem Füttern fertig und legt ihr Frühchen auf den Bauch ins Bettchen und bezieht anschließend die Kommode mit einer frischen Stoffwindel. Wühlt in den Schubladen. Ordnet das in einem akkuraten Pferdeschwanz zusammengeraffte Haar, das einzig Akkurate an ihrer Erscheinung. Schneider erfährt, dass die Frau Gutman heißt, aber für sich im Stillen nennt sie sie »Die Schlampige«. Sie trägt ein rot kariertes Männerhemd, dazu schwarz-weiß gestreifte Hosen; sie hat dunkle Ränder unter den tief eingesunkenen Augen, und auf ihren rissigen, ausgetrockneten Lippen liegt nicht ein Hauch von Farbe. Die Schlampige setzt sich, fasst sich kurz an den unteren Rücken, erhebt sich dann wieder und macht sich an der Kommode zu schaffen. Sie verfolgt offenbar einen Plan. So viel ist klar. Sie legt einen Schwung Wattebäusche in die Schublade. Schaut sich nach rechts und links um. Schwester Stechrochen ist nicht weit weg, sie dreht ihre Runde, untersucht und macht sich Notizen. Die Schlampige zieht die Nase kraus und räumt weiter. Sie nimmt Windeln von der Insel und füllt damit ihre Schublade. Sie greift nach dem Ringbuch mit den Tabellen und liest aufmerksam darin, wobei sie mit dem Oberkörper nach vorne und hinten schaukelt wie ein Chassid. Schneider hat bisher kaum gewagt, das Ringbuch von Schneider, der Tochter von anzurühren.

Als Schwester Stechrochen das andere Ende des Zimmers erreicht und niemand in der Nähe ist, reißt die Schlampige ihrem Frühchen das kleine, braun-grüne Wollkäppchen vom Kopf, wirft es auf den Boden, umkreist es einmal, hebt es wieder auf und geht zu Schwester Stechrochen.

»Mir ist sein Mützchen runtergefallen.«

»Dann nehmen Sie ein neues aus der Schublade«, sagt Schwester Stechrochen. »Sie wissen schon, wo.«

Die Schlampige nickt, geht zu der Schublade, wühlt einige Sekunden darin herum und zieht schließlich ein besonders hübsches Mützchen hervor, ein kleines Wölkchen mit Zickzackmuster in jeglichen Blautönen. Sie tritt an das Wärmebett und setzt dem Baby das Wollwölkchen auf. Auf ihrem Gesicht liegt ein breites Lächeln der Genugtuung.

DEN KÖRPER HINGEBEN UND DIE KLAPPE HALTEN

Es ist der Morgen des sechsten Tages, und die Schneiders wechseln als elterliche Einheit von der Geburtshilfe-Abteilung 2 ins krankenhauseigene Hotel. Die Stunde der Entlassung ist gekommen. Der diensthabende Arzt für die Abschlussuntersuchung zieht den Vorhang zu, und Schneider schlüpft augenblicklich aus der Hose. Etwas schockiert hält der Arzt sie zurück: »Moment, was machen Sie denn da?« Schneider entschuldigt sich verlegen. Sie, die sich selbst in Umkleidekabinen zu Tode schämt, hat sich mittlerweile schon so daran gewöhnt, ständig abzulegen und sich betasten zu lassen, dass sie selbstverständlich davon ausgegangen ist, es sei auch dieses Mal gewünscht, den Körper hinzugeben und die Klappe zu halten. Aber der Arzt prüft nur den Puls und unterschreibt das Entlassungsformular.

Schneider lässt ein Paar rosafarbene Hello-Kitty-Badelatschen in der Dusche stehen. Die Schneiders nehmen ihre in Tüten verpackten Habseligkeiten und gehen nach unten, hinaus aus dem Krankenhaus und gleich wieder hinein in das nur wenige Schritte entfernte Shoppingcenter, in dem sich auch die Rezeption und der Eingang zum Hotel befinden: »Zeigen Sie Ihre Karte, dann bekommen Sie einen Schlüssel an einem Holzring. Ihr Zimmer ist auf der fünften Etage.«

In dem weißen, holzverkleideten Standardzimmer hängt eine Mohnblumen-Radierung über dem Bett. Der Hotelleitung lag es offenbar am Herzen, jedes Anzeichen für den wirklichen Grund eines Aufenthalts hier zu vertuschen, und das ist ihr auch gelungen. Nur Leid kann jemanden dazu bringen, sich freiwillig in diesem Hotel aufzuhalten, aber Leid passt auf kein Bild aus Hochglanzpapier. Beleuchtung und Mobiliar erinnern redselig an Ferien in einem dieser eintönigen, mittelmäßigen 4-Sterne-Hotels Europas. Es gibt eine Minibar mit Campari und Mandeln, neben dem Spülbecken liegen kleine, vogelförmige Seifen, und im Badezimmer wartet ein weicher, weißer Bademantel. Sie wäscht sich, während er den zweiten Stoß Tüten und ihre Reisetasche aus der Abteilung für Geburtshilfe herüberholt. Jemand hat ihr Schokolade geschickt. Und Milka hat, wie versprochen, einen Topf Mangold-Wickel gebracht, deren Geruch allein schon ihr Herz erwärmt. Dazu Shampoo und Creme, dieses Mal für die Hände, von ihrer Mutter. Typisch.

Er sieht ganz happy aus, als er sich im Zimmer umschaut. Es gibt einen Fernseher mit einem kleinen Tisch davor, auf dem er wunderbar seine Joints drehen und anschließend die Beine hochlegen kann. Sie wiederum hat eine eigene Badewanne und keine Zimmernachbarin, dafür muss sie jetzt mehr laufen: Statt Frühchen-Station – Korridor – Geburtshilfe – Frühchen-Station und wieder von vorn muss sie jedes Mal vom Hotel über eine Brücke zum Krankenhaus laufen. Diese hängt vollkommen durchsichtig hoch oben in der Luft; beim Überqueren hat sie das Panorama der Stadt vor sich: Gebäudekuben, Menschenkäfige.

Als sie das erste Mal über die Brücke geht, wird ihr klar, wie sehr sie im Fegefeuer der Neonatologischen Intensivstation gefangen ist. Um zur Brücke zu gelangen, muss sie von der fünften hinunter auf die dritte Etage, wo sie auf den verlorenen Garten Eden stößt – die Rezeption eines Hostels für die Wöchnerinnen ohne Frühgeburt. Die Brücke verbindet dieses Hostel, das die gesamte dritte Etage einnimmt, komfortabel mit der Abteilung für Geburtshilfe. Zu jeder Tageszeit sitzen die strahlenden Wöchnerinnen mit der frischen Frucht ihres Leibes im Empfangssalon, fläzen sich auf dem dunkelbraune Ledersofa neben ihren geschenkebeladenen Gästen. Auf dem niedrigen Tisch in der Mitte ruht ein ausladendes Obstkörbchen mit einer Ananas als Schmuckstück in der Mitte. Was für eine dämliche Frucht.

»Wir haben ihn schon zu uns ins Zimmer geholt.«

»Er hat in der Nacht geweint, aber wen stört's.«

»Wem ist er ähnlich?«

»Er isst gerne ... Er schläft gerne ... Nu, wem wohl? Der Omimi!«

Für dieses Hostel, das für die Wöchnerinnen und Säuglinge reserviert ist, damit sie und die Kranken sich ja nicht vermischen, hatte sie sich rechtzeitig angemeldet. Aber sie hat ihre Kleine nicht bei sich, also auch keinen Grund, sich hier aufzuhalten.

•

Ein weiterer sonnengelber Tag vergeht. Schneider, der Vater von scherzt leicht bekifft mit einem Freund am Telefon: »Ihr Bilirubin sinkt, ihr Bilirubin steigt. Wir haben schon daran gedacht, sie Bili zu nennen, Bili Rubin.« Aber auf der Neonatologischen Intensivstation darf man nicht laut reden, sie schicken ihn nach draußen.

Schneider, die Mutter von umkreist den Inkubator. Sieben Hakafot, sieben Umkreisungen. Eigentlich hat sie dort nichts verloren. Sie flüstert dem Baby, ihrer Kleinen liebevolle Worte ins Ohr, aber offenbar nützt es nichts. Sanft berührt sie die Spitze des winzigen Händchens, bildet sich ein, ihre Atemzüge würden plötzlich langsamer. Dann wird sie müde, lässt sich auf einen Stuhl fallen und starrt vor sich hin. Oberschwester Slocombe kommt und klebt einen Zettel in das Ringbuch von Schneider, der Tochter von. Sie sagt: »Das war's, Computerumstellung, zum letzten Mal die Blätter ausgedruckt. Ab jetzt könnt ihr Mütter nicht mehr in den Ringbüchern wühlen.«

Also beginnt Schneider, im Ringbuch ihrer Tochter zu lesen.

Der entscheidende Wert bei Gelbsucht ist das Bilirubin. So viel hat sie verstanden. Da kitzelt plötzlich etwas ein verkümmertes Wissen aus ihrer Berufsausbildung hervor. Warten. Loading. Sie saust durch die Zahlen. Entschlüsselt die Ergebnisse. Begreift, was hier vor sich geht. Oder meint sie nur, dass sie es begreift? Wieder und wieder prüft sie die Daten. Dies sind die letzten Untersuchungen. Aha, es gibt also eine charakteristische Struktur. Man muss den Bilirubinspiegel im Verhältnis zum Alter und Gewicht des Neugeborenen prüfen. Sie prüft erneut, und ihr scheint – nein, das kann nicht sein. Doch, das kann sein. Ihre Schlussfolgerung ist richtig. Das Frühchen schwebt nicht mehr in Lebensgefahr. Tag und Gewicht zufolge muss das Frühchen nicht weiter behandelt werden. Die Werte sind normal. Diese Ergebnisse der letzten Untersuchung liegen schon seit zwei Stunden vor, aber sie haben sie trotzdem weiter im Schwebezustand gelassen, im Weltraum gefoltert. Warum?

Sie steht auf und bittet Schwester Prinzessin, einen Blick auf die Ergebnisse zu werfen.

»Ich bin Lital«, erklärt Schwester Prinzessin, aber sie verspricht, zu ihr zu kommen, sobald sie mit ihrer Runde fertig ist. Zwei hat sie noch, sagt sie: »So ist das bei uns Jeckes: Was du angefangen hast, musst du auch zu Ende bringen.« Schwester Lital zieht die Decken über den Babys gerade, rückt die Käppchen zurecht, krempelt die Ärmel hoch und befreit die kleinen Händchen. Zwei Flaschen hat sie noch. »Ich will sie alle gefüttert haben, bevor sie anfangen zu schreien«, sagt Schwester Lital zu Schneider, »wenn ich damit durch bin, ist die Schicht vorbei.«

»Klingt wie ein Computerspiel«, sagt Schneider.

»Wow, stimmt. Frühchen-Candy Crush«, kontert Schwester Lital grinsend und geht das nächste Frühchen füttern.

Schneider hat das Gefühl, selbst von dem blauen Licht versengt zu werden. Sie will jetzt nichts anderes, als ihre Kleine vor jeder weiteren überflüssigen Sekunde am Strand des Aluminiummeeres zu bewahren. Warum sieht denn hier keiner, dass man dieses Leiden so schnell wie möglich beenden muss? Plötzlich hat sie eine Bedeutung in diesem Universum.

Wieder wendet sie sich bittend an Schwester Lital. Sie soll rüberkommen. Sich das anschauen. Mit dem Arzt sprechen. Ihnen helfen, diese Phase hinter sich zu lassen. Schneider will schreien. Ich weiß, dass Sie hier die Expertin sind, aber ich bin auch nicht doof. Auch ohne diese Worte erhört sie Schwester Lital, kommt und blättert lustlos durch das Ringbuch. Ihr Gesichtsausdruck ändert sich, der Dienstoptimismus ist wie weggewischt. »Ich spreche besser mit dem Arzt«, verkündet sie. Keine Entschuldigung, kein Schulterklopfer. Niemand sagt den allerschönsten Satz im Universum: Sie haben recht.

Schneider kann sich vorstellen, wie sie aussehen muss. Sie hätte sich gern selbst glauben gemacht, dass sie eine furchtlose, standhafte Heldin ist; die Ritterin, die auszog, ihre Tochter vor dem Drachen zu retten, dem Kyklopen das Schwert in sein einziges Auge zu rammen, das Leben ihrer kleinen Prinzessin zu verteidigen und als Siegerin aus diesem Kampf hervorzugehen. Die Lara Croft der Frühchen-Station. Doch ihr ist klar, dass das, was Schwester Lital wirklich vor sich sieht, eine aufgedunsene Frau mit ein paar weißen Haarsträhnen in der seit Monaten verwahrlosten Frisur, gestreiften Hosen und einem Panik verratenden Muskeltonus ist, die man irrtümlicherweise aufgegriffen hat.

Sie kehrt ins Hotel zurück. Nicht nur ihr Aussehen lässt zu wünschen übrig, auch ihr Geruch. Auf der dritten Etage bemerkt sie erst jetzt das prächtige Buffet des Wöchnerinnen-Hostels, reich an Gemüse, Obst und verschiedenen Sorten Cornflakes, das rund um die Uhr geöffnet ist. Dass die zuckersüßen Wöchnerinnen auch ja genug essen. Sie müssen doch stillen, stimmt's? Mindestens sechs Sorten Salat stehen zur Auswahl, Schneider hat nachgezählt. Für die übrigen Gäste gibt es einen eigenen Speisesaal, der nur zu bestimmten Zeiten geöffnet ist. Schneider ist es strengstens untersagt, sich an dem 24-Buffet der Wöchnerinnen zu bedienen, auch wenn ihr das angesichts der festen Essenszeiten auf der Frühchen-Station sehr entgegenkäme.

Abgesehen von Essen werden den Wöchnerinnen weitere Dinge angeboten; auf einer großen Tafel stehen die Tage und Zeiten für: den Stilltreff um zwölf, die Einweisung ins Baden um zwei, besonders preisgünstige Pumpen. Die Pinnwand auf der Frühchen-

Station hingegen verkündet, wann die Kurse über künstliche Beatmung und Wiederbelebung stattfinden. Auf dem Wagen des Zimmermädchens im Hostel entdeckt Schneider auch das Standardgeschenk für das zarte Neugeborene jeder Wöchnerin: strahlendweiße Söckchen aus dem Modehaus Dior. Bizarr.

Und immer muss sie an der Anschlagtafel und dem Buffet der Normalen vorbei. Mindestens zehnmal am Tag. Jedes Mal beeilt sich Schneider, damit sie es so schnell wie möglich hinter sich hat, und fährt dann die zwei Etagen hoch zu ihrem Zimmer. Einen anderen Weg gibt es nicht. Es ist ihr leid um jede Minute; wenn sie die Normalen umgehen will, müsste sie dafür das Gebäude verlassen. Zurück auf ihrem Zimmer schafft sie es meistens, sich rasch auszuziehen, alles auf den Boden zu werfen, in anderthalb Minuten zu duschen und dann einen seligen, allzu kurzen Moment auf strahlendweißen Laken dahinzusegeln.

Am Anfang hat sie es vor den jungen Frauen auf der Abteilung geheim gehalten, dass sie im Hotel schläft. Sie ist doch aus Tel Aviv. Ihre Wohnung ist nicht weit entfernt vom Krankenhaus, und die Übernachtung im krankenhauseigenen Hotel ist ziemlich teuer. Hunderte Schekel die Nacht; obwohl, so tröstet sie sich, das Wöchnerinnen-Hostel noch viel teurer ist. Erst am dritten Tag ihres Aufenthalts im Hotel, als sie es endlich einmal schafft, zum Frühstück zu gehen, wird ihr klar, dass sie nicht die Einzige hier ist. Auch Nachumi und Lilach sitzen dort und kauen schweigend ihre Croissants, wie schwarze Silhouetten sehen sie aus, hinter denen sich das Grau der Stadt ausbreitet. Durch die Glasfenster ist die ganze Stadt zu sehen, all die Häuserwürfel, unterbrochen von hohen Türmen, bis hinunter zu der Reihe massiver Hotelblöcke, die wie ein Deich das Meer zurückhält. Am Ende der Reihe ist das InterContinental-Hotel in der Form des Buchstabens Resch zu erkennen und dahinter ein kleiner Punkt vor blauem Hintergrund.

Als Nachumi und Lilach Schneider entdecken, fragt Nachumi mit dünnem Lächeln: »Was soll nur werden mit Ihnen?« »Sie sind die ganze Zeit auf der Frühchen-Station, wann schlafen Sie überhaupt mal?«, fügt Lilach hinzu.

Wenn sie schon so fragen, dann hat sie es offenbar übertrieben. Obwohl es seltsam ist, dass von allen ausgerechnet die beiden sie darauf hinweisen. Sie wissen doch ganz genau, was los ist mit ihr, sie sind doch selbst die ganze Zeit dort, führen den Wettstreit um die beste und aufopferndste Mutter an. Hier zu schlafen, ist Teil dieses Wettstreits, denn dadurch sind sie anders als der Rest ständig verfügbar, was die Bindung zum Kind stärkt, und genau das wollen sie unterstreichen. Und sie wollen sich nur mit einer messen, die in derselben Situation ist wie sie selbst. Alle anderen zählen nicht.

Abramovich, die ebenfalls im Hotel schläft, hassen alle. Ausnahmslos. Es scheint so, als wäre Abramovich fast nie auf der Abteilung. Sie taucht fünf Minuten vor der Fütterzeit auf, immer mit feuchtem Haar, sauber geduscht und erfrischt vom Schlaf. Sie nimmt Abramovich, den Sohn von aus dem Wärmebettchen, wiegt ihn hin und her, macht das Bettchen flach, legt den Kleinen wieder hinein und rollt ihn hinüber zu den Stillzimmern. Wenn sie vierzig Minuten später wieder auftaucht, wiegt sie ihn weiter und informiert die Schwestern laut über die ordentliche Gewichtszunahme (immer mehr als vierzig Gramm). Meistens nennt sie das Baby zärtlich – und einigermaßen zu Recht – »Speckilein«. Dann legt sie ihn in das Bettchen, wo er immer sofort einschlummert und bis zum nächsten Füttern ausgezeichnet durchschläft. Diese fiese Schlange. Abramovich pumpt nicht ab, mischt sich nicht unter die anderen und redet mit niemandem außer mit Abramovich, dem Sohn von, der wirklich ein ganz schöner Brocken ist.

DIE INSEL DES MORO

So entsteht Routine. Und obwohl Routine eigentlich jedem Lebewesen zuwider ist, ist Schneider dankbar dafür, dass diese Erfahrungen etwas Beruhigendes für sie haben. Wobei die Reinigungsrituale besonders beruhigend für sie sind. Jetzt versteht sie Menschen, die unter einer qualvollen Zwangsstörung leiden. Sie ist eine von ihnen geworden. Das Schöne daran ist ja, dass sie blitzsauber und vollständig desinfiziert sein *muss*. Es ist keine emotionale Störung, nein, der Arzt hat es so angeordnet. Die potenzielle Brutstätte der Bakterien auf der Neonatologischen Abteilung muss absolut rein sein. Das Ritual des Händewaschens (jeweils drei Minuten, und zwar nicht nur zu Beginn des Tages, wenn man die Neonatologische Intensivstation betritt, sondern jedes Mal neu, wenn man den Raum verlassen hat, um Kaffee zu trinken oder Pipi zu machen, und anschließend wieder auf die Station möchte) und die Rituale des Desinfizierens von Tuben und Pumpen (jeweils sieben Minuten, abzüglich der drei Minuten für das Ritual des Händewaschens, bevor man es überhaupt wagt, die Ausrüstung anzurühren) beanspruchen gemäß einer flinken Kalkulation zusammen mindestens zwei Stunden Zeit täglich.

Dabei leert sich das Gehirn wie bei einer Meditation. Es gibt eine einzige Sache, die man in jedem einzelnen Augenblick zu tun hat, und wenn sie sich allein darauf konzentriert, vergeht die Zeit wie von selbst. Zuerst die Seife abspülen. Dann die Hände desinfizieren. Sie hat keine andere Wahl, etwas Besseres oder Würdigeres steht hier nicht an. Sie spürt dem leichten Stechen in ihren Armen und Händen nach, jedes Mal, wenn sie das Septol aufträgt. Sie fühlt, wie sie rundum, von außen nach innen gereinigt wird.

Neben den zwei Mikrowellen, die sich unablässig drehen, stehen immer irgendwelche offenen Plastikboxen, höchst penibel mit bergeweise weichem, weißem saugfähigem Papier ausgelegt. Die Mütter legen die desinfizierten Tuben vorsichtig in die Boxen. Rituelle Objekte. Schneider hat eine eigene Box. Sie ist hässlich, hat einen roten Deckel und stammt aus der Geflügelabteilung im Mega-Markt. Nützliche Dinge überall. Ja, die Box ist praktisch. Aber Technik entbindet nicht von bestimmten Verhaltensregeln. Manche desinfizieren die Tuben nicht kurz vor, sondern sofort nach dem Pumpen. Schlechte Mütter. Dabei haben die Schwestern ausdrücklich gesagt, man muss das vor dem Abpumpen tun. Denn bis zum nächsten Pumpen vergehen Stunden, in denen die Bakterien sich verbreiten können.

Das Problem ist, dass das Desinfizieren sieben Minuten dauert, es aber nur zwei Mikrowellen auf der Station gibt, und eine davon macht Zicken. Fünfundvierzig Minuten vor dem Füttern sind die Mikrowellen stets besetzt, und der Platz reicht nicht für alle. Ein Stau von Müttern mit Tuben schiebt sich durch den Korridor; wenn sie könnten, würden sie laut damit hupen. Die Großzügigsten unter ihnen sehen, wie Schneider voller Ungeduld von einem Fuß auf den anderen tritt, wie ihre Augen sehnsüchtig an der tickenden Uhr hängen, und bieten ihr an, die Ausrüstung im Tandem, also paarweise in die Mikrowelle zu stellen. Lilach und Nachumi machen das immer so. Und dann sind da noch die Nutten. Die Nutten nehmen ihre Tuben nicht raus. Sie lassen einfach alles stehen und liegen, wenn sie fertig sind. Die Mikrowelle dreht sich längst nicht mehr, aber die desinfizierte Ausrüstung der Vorgängerin liegt noch darin. Es ist alles andere als angenehm, die Tuben einer anderen anzufassen; nur für Lerner nicht: Die wartet sogar darauf, meint, es gehöre zum Service, dass man die Ausrüstung für sie neben die Spüle legt.

Heute ist ein junges, schweigsames Mädchen, das erst den zweiten Tag auf der Station ist, in die Falle getappt: Sie hat zur Stoßzeit eine Tube in der Mikrowelle liegen gelassen. Es war eindeutig keine Absicht, aber Lilach feuert auf sie ab: »Sie sind hier nicht allein, Schätzchen.« Welche Ironie, sie wissen ganz genau, wie sehr sie es in Wahrheit ist.

Des Weiteren gibt es natürlich die Rituale des Abmessens und Vorbereitens der Milch (nur bis zu vierzig Millis pro Flasche; die Milch verschiedener Melkzeiten vermischen ist verboten, man muss alles wieder zurück auf null setzen für das nächste Füttern mit der Flasche und dem rotem Einwegtrinksauger). Schneider pumpt alle drei Stunden und füttert das Frühchen dann selbst. Nur nachts wagt sie es, schlafen zu gehen, und auch das nur, weil die Schwestern es so angeordnet haben. Man muss essen und schlafen, sonst fließt die Milch nicht. Um Mitternacht wird die ganze Station gefüttert, und danach fällt Schneider meistens wie ein Stein in den tiefen Brunnen eines traumlosen Schlafes. Manchmal muss sie gleich nach der Mitternachtsfütterung wieder pumpen, weil sie im Laufe des Tages nicht genug Milch für das Dreiuhrfüttern angesammelt hat. Die Schwestern führen das Fütterritual mitten in der Nacht allein durch, und Schneider, die Mutter von bemüht sich mit ganzer Kraft, diese Tatsache zu verdrängen. Sechs Stunden lang liegt das Frühchen genau wie sie völlig allein da. Einen Teil dieser Zeit ist es gewiss wach und weint, während sie zweihundert Meter entfernt bewusstlos auf einer hubbeligen Matratze liegt. Der Wecker ist auf fünf gestellt, aber sie springt meistens schon früher aus dem Bett, wäscht sich das Gesicht und rennt los, um rechtzeitig für das Sechsuhrfüttern abzupumpen. Es ist ein Wettrennen gegen die Zeit und die Zahlen: Wenn sie nicht mit der fertigen Flasche kommt, geben sie Schneider, der Tochter von Astronautenkost. Säulingsanfangsnahrung. Lebensrettendes, aber künstliches Industriepulver. Die Astronautenkost schwebt unerbittlich wie ein Damoklesschwert über ihrem Kopf.

Insgesamt verbringt Schneider jeden Tag etwa vier Stunden im Melkzimmer. Dabei blickt sie hypnotisiert auf die rundlaufenden Zeiger an der riesigen Uhr, die jede Kabine ziert. Manche haben ein Buch oder irgendein Boulevard-Blättchen dabei. Einmal hat sie sogar selbst geistesabwesend in so einem Magazin gelesen. Junge, schwangere Frauen waren darin abgelichtet, Frauen, die eben geboren haben, mit extravaganten Sonnenbrillen auf der Nase. Frauen mit schlanker Linie in einem leichten Sommerkleid mit Gummizug dicht unter den prallen Brüsten. Im Interview erzählt eine hübsche Theaterschauspielerin, die jahrelang die Antigone verkörpert hat, wie sie in einem aufblasbaren Schwimmbecken geboren habe; und beklagte sich, dass sie nach der Elternzeit wahrscheinlich die Rolle der Medea übernehmen müsse. Den Fotos nach bestand diese Gefahr nicht, sie zeigten sie zierlich und mit ziemlich viel nackter Haut. Über das Baby sagte sie: »Es ist, als würde man mit einem Hafenarbeiter in den Docks leben. Er tätschelt sich den eigenen Wanst, isst, furzt und kackt die ganze Zeit.«

Da ist ihr die Lust auf ein weiteres Magazin dieser Art vergangen. Was soll der Quatsch?

Abgesehen davon, dass sie penibel die Minuten mitzählt, verliert sie sich in ihren Gedanken oder in den Tiefen der gelben Poster, die in dreien der Kabinen an der Wand hängen. In jeder Kabine ein anderes. Sie studiert sie immer wieder, und jedes Mal hat sie das Gefühl, sie sieht das alles zum ersten Mal: Ein Poster zeigt, wie man das Baby richtig im Arm hält (der Moro-Reflex, erinnert sie sich, wenn man den Nacken des Babys beim Hinlegen nicht vorsichtig von unten stützt, macht das Baby diese krampfartigen Bewegungen mit den Armen und Händen. Aus instinktiver Angst vor dem Fallen. Studien zufolge steigt bei Babys, die man immer wieder ohne Rücksicht auf diesen Reflex hinlegt, die Neigung zur Schizophrenie). Ein anderes Poster zeigt Schritt für Schritt, wie man das Baby badet – zunächst muss man die Wanne mit angenehm warmen Wasser füllen; dann mit der Hand Nacken und Rücken des aalglatten Babys stützen, das auf dem Bild gewaltige Dimensionen hat: ein etwa anderthalb Meter großer, weißer Wal. Es wirkt ziemlich zufrieden, das Gesicht ist ein einziges breites Lächeln, und es schreit nicht so markerschütternd wie die Frühchen auf der Station, sobald sie mit Wasser in Kontakt kommen. Auf einem weiteren Poster, das verschiedene Stillhaltungen vorführt, droht die prallvolle Mutterbrust in der sogenannten »seitlichen Football-Haltung« den Kopf des Babys zu zerquetschen.

DER MILCH-KRIEG

Eine Woche ist sie nun schon auf der Frühchen-Station. Ausgerechnet zu dem Zeitpunkt, als alles eine gute, feste Form gewinnt, als sie kein einziges Mal das Abpumpen versäumt, als die Milch nur so aus ihren Brüsten sprudelt und von bläulich-gelb zum warmen Gelb von Vanilleeis übergeht, als sie sich aufgerafft hat, während der Visite endlich zum Frühstück zu gehen, und sogar ein-, zweimal nachmittags eine ganze Stunde geschlafen hat – perfekt getimt mit Vater Schneiders Rückkehr von der Arbeit –, ausgerechnet da versteht sie, was nicht stimmt. Nämlich alles: Sie stillt noch immer nicht.

Alle Anzeichen lagen angeordnet wie I-Ging-Orakelstäbe vor ihr und deuteten auf eine Katastrophe hin (Hexagramm 36, Name: Die Verfinsterung des Lichts, direkter Zusammenstoß mit den Machthabern. Da ist eine, die lässt sich nicht durch ungute Umstände zerreißen), aber sie hat sich nicht die Mühe gemacht, sie zu lesen: den Paravent, den die Schwestern für Nachumi in Zimmer 2 geschoben haben, und das zarte Seufzen, das dahinter zu hören war; das große Schild, das Abramovich über das Wärmebett gehängt hat: »Stillen, sonst nichts! Stillen macht frei! Gegen Astronautenkost, bei Fragen wählen Sie 0592314444«; Stille herrschte, kein Wort fiel, vor allem nicht über das, was keine von ihnen je ausgesprochen hat.

Das Stillen.

Die Frage um Stillen oder Nicht-Stillen zwingt Schneider, flackernde Pirouetten zu drehen wie eine Polizeisirene. Vor allem versteht sie nicht, warum keine der Schwestern ihr angeboten hat zu stillen, nicht einmal in den Mund genommen haben sie diese Möglichkeit. So viel Druck haben sie wegen des Abpumpens ausgeübt, aber über das Stillen hat niemand ein Wort verloren. Merkwürdig. Sie grübelt nach und kommt zu dem Schluss, dass man auf der Frühchen-Station mit exakten Millis bezifferte Flaschen offenbar bevorzugt, ja Ziffern allgemein hochgeschätzt werden. Wenn hier aber doch das höchste Ziel, die Richtlinie das erfolgreiche Mästen der Frühchen ist, sollten doch am besten alle stillen. Das lässt sich sehr gut an der Kontrollgruppe vor ihr beobachten: das in die Höhe schießende Gewicht von Abramovich, dem Sohn von; die mit zartem Puderrosa bestäubten Wangen von Lerner 1; selbst ibn Esra, der Sohn von – der zwei Tage nach Schneider, der Tochter von gekommen ist und die ganze Zeit zu irgendwelchen Ausflügen in die Radioisotopie (der Herr erbarme sich, und Gott weiß, was das heißt) entschwindet – überschreitet die Schwelle des ersehnten Gewichts von zwei Kilogramm, was gleichbedeutend ist mit Entlassung.

Das Drama beruht immer auf Zahlen.

Und erst nach einer Weile des Feilschens, Kalkulierens, Argumentierens und Explodierens begreift sie mit einem Mal: Dummerchen, das ist die Gelegenheit, das Baby, deine Kleine an dich zu drücken. Kontakt von Haut auf Haut.

Schneider geht ehrfürchtig und respektvoll zu Oberschwester Slocombe und fragt, wann sie vielleicht bitte zu stillen versuchen könnte. Slocombe hämmert, als wollte sie sie restlos zerstören, auf die Tastatur ein und murmelt: »Immer nur füttern und jetzt auch noch dieses Ding hier? Eben mit Zahlen. Da fühlt man sich wie ein Lehrling, sage ich Ihnen, ich hasse es.«

»Ich will stillen, geht das?«, wiederholt die Mutter von Schneider.

»Wie lange sind Sie jetzt hier? Da opfert man sich jahrelang auf«, seufzt Schwester Slocombe, »und dann kommen die mir mit so was.«

»Eine Woche«, sagt Schneider.

»Warum musste ausgerechnet jetzt ein Computer her?«, fragt Schwester Slocombe und gibt sich selbst die Antwort: »Weil Talmi stur darauf bestanden hat.«

»Ich hätte schon vorher darum gebeten, zu stillen, aber Sie haben nie davon gesprochen.«

»Dieses Ding unterstützt mein Können ausgezeichnet«, sagt Slocombe, »und am Ende lernen es ja alle. Dann lerne auch ich es. Hopp!« Sie haut auf die Entertaste. »Geht doch. Auch ich mische und fische hier mit.« Der Computer antwortet mit stürmischem Piepen, und das Gesicht von Oberschwester Slocombe wird rot wie ein Warndreieck. Schwester Smadar tritt an die Computer-Station, gibt das Passwort ein und öffnet den Desktop. »Schreiben Sie es auf ein Blatt Papier, dann gebe ich das nachher an der richtigen Stelle ein«, sagt sie in ruhigem, gemäßigtem Ton zu Schwester Slocombe.

»Sie sind ein Computer-Genie«, sagt Slocombe, »und ich völlig behindert. Sagen Sie, warum ist der so bösartig zu mir?«

»Das ist nicht persönlich gemeint«, sagt Schwester Smadar beruhigend.

Slocombe ächzt ungläubig.

»Warum mussten die mit der Umstellung unbedingt bis zum zwanzigsten fertig werden?«, fragt Schwester Smadar.

»Ich sage nichts dazu«, erwidert Slocombe.

»Stillen«, sagt Schneider, »kann ich stillen?«

»Ich bin eben so eine grillenhaft Alte«, sagt Slocombe, »ich habe meine Rituale und brauche lange, um mich an Neues zu gewöhnen.«

»Stillen?«, fragt Schneider.

»Und außerdem verdirbt mir dieser Bildschirm die Augen.«

Schneider steppt inzwischen den Jitterbug.

Slocombe schüttelt sich und sagt endlich: »Beim nächsten Füttern, Schneider. Dann gehe ich mit Ihnen rüber.«

Doch als die nächste Fütterzeit kommt, ist Slocombe noch immer an den Computer gekettet und winkt ab: »Morgen. Kommen

Sie morgen wieder. Jetzt machen wir hier eine Übung für den Notfall: Was ist, wenn die Computer runterfallen – das wird ein Spaß!«

Bei der nächsten Schicht ist Slocombe nicht da, aber Schneider bleibt hartnäckig, wartet auf dem Stationszimmer und wirklich, dieses Mal hat sie Glück. Man verweist sie an eine neue Schwester. Die Stillmentorin. Schwester Scharon, mit schwarzem Haar, klein und energisch. Wie sich herausstellt, ist Schwester Scharon nicht nur Stillmentorin in Ausbildung, sondern obendrein eine derart musterhafte Schwester, dass sie nie Zimmer 2 betritt. Denn sie wird ununterbrochen in Zimmer 1 gebraucht.

Schwester Scharon breitet zunächst eine saubere Stoffwindel auf der Waage aus – eine ziemlich schwere Industriewaage. Zum Abwiegen von Fleisch, Käse und Wurst. Die Waage zeigt vom letzten Wiegen noch ein astronomisches Gewicht von 2600 Gramm an. Schneider überlegt, wem zum Teufel wohl dieser Wonneproppen gehört, da fällt ihr Blick auf Abramovich, die ihr Bettchen mit einem triumphierenden Lächeln auf den Lippen zur Tür hinausschiebt. Wieder einmal diese verfickte Abramovich.

Schwester Scharon setzt die Waage auf null zurück. Dann stellt sie das Wärmebett flach (die Frühchen liegen in einem ewigen Winkel von dreißig Grad, damit sie die Nahrung, die man ihnen reindrückt, nicht wieder ausspucken und daran ersticken), trennt Schneider, die Tochter von vom Wildwuchs der Elektroden und schaltet den großen Monitor mit den darüberhuschenden Linien und Zahlen aus, »sonst denkt die Maschine, das Frühchen atmet nicht, und dreht durch.«

Das angezeigte Gewicht ist 1475. Schwester Scharon notiert die Zahl mit Bleistift auf einem der Aufkleber und legt Schneider, die Tochter von, nun wieder vollständig angezogen, zurück in das Bettchen. Schneider kann gar nicht so schnell schauen, wie Schwester Scharon wieder alles verkabelt und festgezurrt hat. In dieser Phase ist das Frühchen alles andere als zufrieden. Das ganze Gehampel hat sie wach gemacht, und der Zeitpunkt der Fütterung ist schon überschritten. Die Kleine muss Hunger haben, denn sie strampelt nervös mit den Beinen. Schwester und Mutter schieben das Bettchen wie einen Speisewagen vor sich her, bis zu den Melkkabinen, wo sie auch gleich eine freie finden, während sich der Verdruss des Frühchens, ihres Mädchens in eine hysterische Schreiattacke steigert. Das Herz von Schneider, der Mutter von hämmert schnell und immer schneller, ist völlig in Aufruhr, schlägt Alarm, denn der für Primaten elementarste Befehl ist ergangen: Füttere dein eigen Fleisch und Blut.

Schwester Scharon legt die Kleine schräg in Schneiders Arme, knöpft die oberen Knöpfe ihres Hemdchens zu, kitzelt anschließend mit dem kleinen Finger das winzige Viereck zwischen Nase und Lippen und legt sie Schneider an die Brust. Und da ist er, der Kontakt.

Der Mund des Frühchens ist eine rosafarbene, miniaturhafte Blüte – wie soll die im Vergleich dazu so breite, immense Brustwarze jemals dort hineinpassen, dieser dicke Knopf mitsamt eines Teils des rauen Brustwarzenhofes (der seit Beginn der Schwangerschaft voller kleiner Hübbelchen ist)? Dem Baby läuft das Wasser im Mund zusammen, sie spürt den Druck vom Saugen und Pressen. Woher weiß man, dass wirklich Milch kommt?, fragt sich Schneider, aber sie wagt es nicht, ein Wort zu sprechen, um den Zauber nicht zu brechen.

»Wichtig: Nicht bloß die Spitze muss da rein, sondern die komplette Brustwarze, mit Drumherum«, weist Schwester Scharon sie an, und Schneider nickt. Sie blickt nach unten, mit folgendem Befund: Die Brustwarze ist in etwa so groß wie das halbe Gesicht ihrer Tochter, die die Augen in diesem Moment geschlossen hat. Schwester Scharon verfolgt den Blick Schneiders, der Mutter von und korrigiert: »Ich meine, fast die komplette Brustwarze, ohne den Brustwarzenhof natürlich.«

Im Gegensatz zu der maschinellen Pumpe, die sich rhythmisch, hypnotisierend bewegt, sind der Mund und die Lippen ihrer Tochter nicht hart und steif: Ein echtes Lebewesen berührt sie. Die Situation, in der ihre Brustwarze im Mund eines anderen Geschöpfes steckt, zumeist eines Mannes, kennt sie aus der Vergangenheit. Wenn einer sie packte wie den Zipfel eines großen Beutestücks, sie aus Metallbügeln befreite, sie aus spitzenbesetzten Kegeln schälte, hat sie das immer als peinlich empfunden, weitaus peinlicher als das Tasten nach der Zunge oder selbst dem Geschlechtsteil. Vielleicht, weil sie selbst nicht gestillt worden ist oder weil ihre Brustwarze den Benutzer gern irre machte. Manchmal war ihr bereits eine leichte Berührung unerträglich; aber es kam genauso häufig vor, dass sie danach verlangte, dass fremde Lippen an ihrer Brust hingen, ja, sie geradezu danach schmachtete und sich sogar eine gewisse Gewalttätigkeit von ihrem Partner wünschte. Und dazu konnte sie einen Mann beim Sex leicht ermutigen, während sie gleichzeitig die Stärke der Aggression regulierte, indem sie mit der Hand auf den Nacken des anderen drückte und seinen Kopf fest an ihre Brust presste. Sie erinnert sich gut an flatternde Zungen, festes Zubeißen, an wildes Kneten und Lecken, Saugen und Schmatzen. An schrille Töne ganz nah an ihren Ohren, Töne, die nicht durch das Echo weiblichen Begehrens abgemildert werden, welches in dieser Phase bei der Frau ja erst noch geweckt werden muss. Das klare, plötzlich wieder präsente Wissen, dass es zwischen Brustwarze und Venushügel eine direkte Verbindungslinie gibt: einmal die Brustwarze stimuliert und alles zieht sich zusammen, als flösse ein elektrischer Strom durch ihre Beine. Und darum ist sie jetzt verwirrt. Ist es womöglich gefährlich, wenn sich das Stillen für sie wie Sex anfühlt? Mit erotischen Gedanken verknüpft ist? Kann man das tief im Fleisch sitzende Bewusstsein um diesen Zusammenhang ignorieren? Plötzlich leuchtet ihr ein, warum manche Frauen, etwa ihre Mutter, sich bewusst entschieden haben, nicht zu stillen. Wahrscheinlich, um zwischen dem Stillen und der eigenen weiblichen Sexualität zu trennen. Was, wenn das Stillen ihr einen sexuellen Genuss bereitet? Diesen erotischen Kontext des Reizes muss sie ausblenden. Also konzentriert sie sich ganz auf diesen Moment, verfolgt eingehend, wie das Baby nuckelnd den Mund bewegt, und horcht in sich hinein, was sie jetzt empfindet: Ob diese Berührung lustvoll für sie ist oder nicht? Beides erscheint ihr naheliegend. Doch nicht ihre Gedanken, nur das Tun selbst lässt sich einordnen oder bewerten. Und da flutscht die Brustwarze aus dem Mündchen ihrer Tochter, diesem winzigen, saugenden rosafarbenen Loch. Die Brustwarze entgleitet glatt wie ein Aal, flach wie eine Pita. Ein heller Teig. Ausgepackter Kaugummi. Schneider selbst ist darüber erschrocken, was für Gedanken ihr in den Sinn kommen, doch bevor sie etwas sagen kann, drückt Schwester Scharon das kleine Köpfchen mit beiden Händen im selben diagonalen Winkel wie zuvor fest an die riesige Brustwarze, und das Spiel geht weiter. Sie muss ihre Augen schließen. Ihr schwindelt.

Das erste Stillen kann sie als Erfolg verbuchen. Die Waage zeigt eine Gewichtszunahme von fünfzehn Gramm an. Endlich fällt ihr einmal etwas in den Schoß. In einem gewissen, schönen Sinne ist Stillen die ewige, vollkommene Versöhnung, nach der ihr Körper sich stets gesehnt hat. So leicht ist es gegangen mit dem Stillen, endlich macht ihr Körper, was sie will. Sie ruft Jonatan an, um ihm von ihrem Erfolg zu erzählen, sie ruft sogar ihre Mutter an. Diese Leistung hat sie auch ihrem genialen Mädchen, seinem starken Lebenswillen zu verdanken: Das Baby, ihre Kleine hat die Mutterbrust gefasst wie die Hörner des Altars.

Die Freude über den Sieg ist rasch verflogen. Zu ihrem Entsetzen erfährt sie, dass sie abwarten muss. Nach dem Stillen darf man nicht gleich wieder stillen, so die Ansicht der werten Slocombe, die gleich die Peitsche schwingt: »Stillen ist anstrengend, es raubt den Kleinen Kalorien, sie erschöpfen sich und verlieren an Gewicht.« Man muss ein bisschen warten, abpumpen, bei der nächsten Fütterrunde einmal mit dem Stillen aussetzen, ein Fläschchen mit abgepumpter Milch füttern, und erst bei der übernächsten Fütterrunde kann man wieder versuchen, zu stillen.

Wie nervenaufreibend.

Schneider entscheidet, sich die nächste Schicht zu klauen. Vor über zehn Jahren hat sie mal eine Bluse von Zara geklaut. Eine richtig hübsche Bluse, die sie auch gerne wie sonst bezahlen wollte; aber zufällig war sie ohne Portemonnaie unterwegs. Beim Wühlen in ihrer Tasche stieß sie auf eine kleine Schere, also schnitt sie kurzerhand das störende Plastikschildchen ab, zog die begehrte Bluse unter ihren Pullover und hastete aus der Umkleidekabine. Sie wusste, was sie da tat, war sich aber keines Unrechts bewusst bis zu dem Moment, als sie durch den Eingang musste, vorbei an Türstehern und Alarmanlage. Dort genau wie hier löste das Überqueren der Schwelle, das Wechseln zwischen den Räumen einen angenehmen Adrenalinkitzel aus. Die Erregung, die eine Straftat erzeugt, schießt als wilde, warme Woge von den Füßen hoch in den Kopf.

Sie schwebt ins Melkzimmer; die richtige Abfolge der Handlungen, die hier anstehen, hat sie noch immer nicht abgespeichert. Sie nimmt die Pumpe, verbindet sie mit einem Röhrchen, obwohl das nicht nötig ist. Sie setzt sich in den Sessel und steht sofort wieder auf, weil sie vergessen hat, ihr Mädchen aus dem Bettchen und auf den Arm zu nehmen. Dann steht sie erneut auf und legt das Frühchen, ihre Kleine noch einmal zurück, weil sie ihre Brust nicht allein mit einer Hand aus dem schweren BH herausbekommt.

Hinter der Wand hört sie Nachumi und Lilach reden.

»Ich habe gesehen, dass Dano heute Joni mitgebracht hat.«

»Ja, und damit der Menschheit einen Gefallen getan. Aber hier reinkommen will er nicht, der miese Typ.«

»Süß das Kind. Echt.«

»Du hast keine Ahnung, wie Joni bei der Geburt aussah: wie ein Affe. Ich hab noch nie so viel Fell gesehen. Kein Millimeter ohne Haare. Als sie ihn rausgeholt haben, meinte ich nur: ›Das da kommt aus mir? Glaub ich nicht. Das ist ein Schimpanse, kein Baby.‹ Die Schwester steht bestimmt bis heute unter Schock. Ich habe ihr gesagt: ›Nehmen Sie den weg.‹«

»Und, hast du ihn gestillt?«

»Was, bist du verrückt geworden? Igitt.«

»Aber jetzt bist du ganz erpicht aufs Stillen.«

»Hast du sie gesehen? Was für ein Puschelchen sie ist, den ersten Preis hab ich da geboren.«

Schneider kitzelt die winzige Stelle über der Lippe, streichelt mit einem Finger das Köpfchen. Atmet schnell aus. Betet inbrünstig.

Sie hätte auf das Orakel der Schwester hören sollen, jetzt muss sie wie immer für ihre Hybris bezahlen. Das Frühchen, ihr Mädchen trinkt nicht. Nimmt die verfluchte Brust nicht. Das ganze Triumphgefühl über ihr erstes, großartiges Stillen ist im Nu zunichte, runzlig wie der Hals von Slocombe.

Lilach verkündet: »Ich hasse dieses Stillen.«

»Du meinst das Abpumpen? Du hast doch gar nicht gestillt.«

»Mir tut alles weh. Aber sie sagen die ganze Zeit, es ist zu wenig, es muss unbedingt mehr werden.«

»Gut, dass du nicht aufgibst. Du hast ganz schön viel durchgemacht im letzten Monat.«

»Ich erinnere mich noch an die erste Woche.«

»Ich auch. Ich wollte keinen deprimieren.«

»Das war aber auch schwer. Du hast wieder Haare gesehen. Und ich meine Mutter: ein kleiner kreischender Glatzkopf.«

»Du hast gewonnen«, sagt Nachumi, und beide lachen.

Die Nacht rückt näher, und Schneider ist völlig kaputt. Bevor sie sich schlafen legt, geht sie um Mitternacht eine Runde abpumpen; später im Hotelzimmer versucht sie, sich wie ein ganz normaler Mensch zu verhalten: Sie stopft alle dreckigen Strümpfe in eine Plastiktüte; lutscht an einer Pflaume; pickt lustlos in der Quiche, die Schneider, der Vater von auf den Fernsehtisch gestellt hat; fällt aufs Bett und sinkt in den Schlaf. Am anderen Morgen wacht sie um fünf Uhr auf, eine Minute vor dem Wecker. Sie ist aufgeregt: Heute darf sie wieder stillen.

Also rennt sie zur Abpumpmaschine. Denn für den Fall, dass es mit dem Stillen nicht klappt und eine Flasche gebraucht wird, muss man die Milch abpumpen. Schneider drückt für die Flasche nur eine Brust aus; die zweite hebt sie sich fürs Stillen auf: prall, aufgeblasen und voll zu gebrauchen. Dann hastet sie zur Frühchen-Station, bittet Schwester Prinzessin höflich darum, das Baby für sie vom Monitor zu trennen, rollt und stößt das Bettchen voller Begehren ins Stillzimmer, entblößt eine Brust und hebt die Kleine hoch. Überlegt, wie sie ihr am allerallerschnellsten die Kleiderschichten ablegt.

Erst da fällt ihr ein: Sie hat sie noch nicht gewogen.

Sie dreht sich um, und die Kleine beginnt zu weinen: kochende Lava auf ihr Gebein. Ein roter Bildschirm. Sie weiß nicht, ob sie zurückgehen soll oder nicht, dreht schließlich um und wiegt ihr immer noch kreischendes Baby auf der sauberen Windel. Zurück im Stillzimmer hat es sich ein wenig beruhigt. Hastig zieht sie sich aus, bringt sich in Position, und – seht, welch ein Wunder – Schneider, die Tochter von umfängt mit ihrem drei Millimeter-Mündchen den Brustballon und saugt heftig. Eine Minute und noch eine. Die Minuten vergehen, und nach einer Viertelstunde beschließt sie, Seite und Brust zu wechseln. Dann schläft das Frühchen ein, hat aber bis dahin ordentlich getrunken; Kaskaden von Milch sind aus dem Füllhorn geflossen. Die leere Brust beweist es: Aus dem Ballon ist die Luft raus. Zurück auf der Abteilung übernimmt Schwester Olga das Wiegen für sie. Ihre Kleine hat fünf Gramm zugenommen. Schneider ist überrascht. Da ist gewiss ein Fehler passiert. Sie müssen noch mal wiegen. Vielleicht wurde die Waage nicht auf null zurückgesetzt? Es muss mehr Zeit vergangen und mehr von ihrer Milch verbraucht worden sein. Aber Schneider traut sich nicht, darum zu bitten, besonders nicht Olga. Sie ringt sich einen ermutigenden Satz ab. »Immerhin ein Fortschritt«, sagt sie lächelnd zu Olga und beißt die Zähne zusammen. Das Frühchen, ihr Mädchen hat ein bisschen von ihrer Brust getrunken, das ist doch schon mal was. Doch Schwester Olga sagt mit versiegeltem, ausdruckslosem Gesicht nur knapp: »Reicht nicht.« Das Urteil ist gefällt: eine Enttäuschung.

»Den Rest muss Frühchen mit Flasche zu sich nehmen«, ergänzt Schwester Olga. Weitere verfluchte fünfzehn Millis aus der Flasche. Die ganze Anspannung in ihren Schultern verwandelt sich in ätzende Milchsäure. Das also hatte sie sich gedacht? Hatte sie wirklich gedacht, dass alles gut würde? So einfach ist doch nichts im Leben.

Gott, bitte mach, dass jemand kommt und alles gut wird. Aber es gibt keinen Gott und nicht mal den Funken einer Hoffnung, dass Schwester Olga ihr helfen wird. Alle anderen Schwestern sind beschäftigt, klappern die Fütterstationen ab, ihre haben sie übersprungen. Schneider schafft es nicht, dem Frühchen die notwendige Ration vollständig zu verabreichen, also versteckt sie die letzten fünf Millis vor Schwester Olga, die sich ohnehin nicht sonderlich dafür interessiert; es genügt ihr, dass Schneider ihr mit Daumen hoch signalisiert, alles sei in Ordnung, während sie die nicht ganz ausgetrunkene Flasche, Zeugnis ihres Versagens, gut zwischen den Falten ihres Krankenhaushemds verbirgt.

Schneider verzichtet beim nächsten Mal aufs Stillen, sie pumpt nur ab und reicht ihrer Tochter frustriert die Flasche. Sie schäumt vor Wut, während das Frühchen enthusiastisch nach der Plastikbrust schnappt, widerstandslos und willig die Milch schluckt. Offenbar hat sich die Weltordnung umgekehrt. Angeblich soll Stillen doch das Einfachste und Leichteste sein, eben das Natürliche, das alles Mechanische überflüssig macht: Man legt das Baby an die Brust und fertig. Und doch siegt am Ende das Plastik. Die Zukunft liegt im Plastik, in Pumpen, Schläuchen, einem Brustimitat, das nicht mal auf Naturmaterialien basiert. Damit viel dummes Zeug auf unserem Planeten übrig bleibt, wenn die Säugetiere einst verschwunden sind.

Bei der nächsten Runde versucht Schneider zu stillen. Dieses Mal fängt das Frühchen, ihr Mädchen auf dem Weg zum Stillzimmer an zu weinen. Am Stillplatz angelangt, wo sie sich vorbereitet und auszieht, hat ihre Tochter bereits einen ganzen Fluss geweint. Sie hängt nur ein paar Sekunden an der Brust und schläft sofort ein. Schneider zieht sich hektisch an, es besteht kein Anlass, sie noch einmal zu wiegen, man muss die Kleine nicht unnötig schikanieren. Schwester Stechrochen reicht ihr wortlos die fertige, unverzichtbare Plastikflasche, das Zeugnis ihres Versagens. Schneider erträgt die Berührung mit der immer noch warmen Flasche nicht. »Vielleicht ruhen Sie sich ein bisschen aus, und wir füttern sie, okay?«, schlägt Schwester Stechrochen vor. »Essen Sie draußen was Süßes oder so.« Schneider nimmt den Vorschlag dankbar an, lässt es zum ersten Mal zu, dass eine andere Frau ihre Tochter füttert, obwohl sie das auch selbst hätte tun können.

•

In der Badewanne auf dem Rücken liegend, begutachtet sie ihre Fettfalten, die Naht am Bauch, während der heiße Dampf den Spiegel beschlägt, und begreift: Es ist egal, wie viel Kraft sie in diese Sache investiert. Aber wenn es nichts mehr zu bekämpfen gibt, das Leben sich nicht mehr um diesen Kampf dreht und sie ohnehin nichts mehr ausrichten kann, darf sie es getrost geschehen lassen, dass ihr Körper vom trüben Strom der Wirklichkeit abgetrieben wird; sie wird zurückbleiben und sich ausruhen. Ohnehin scheinen die viele Energie und die Gedanken, die sie ins Stillen investiert, das aktuelle oder endgültige Ergebnis nicht zu beeinflussen. Schneider strengt sich nicht gern an, das ist wahr; es sei denn gedanklich. Sie lässt sich lieber auf dem Floß der Bewegung treiben, ohne sich selbst bewegen zu müssen. Aber funktionieren kann sie, und das sogar sehr gut, solange sie fühlt, dass sie wertvoll ist, Bedeutung hat. Diese Bedeutung aber gibt es nicht. Sie hatte immer die Überzeugung gehegt, dass Dinge, in die sie gern Energie und Willen, Zeit und Mühe, Gedanken und Konzentration investiert, zu einem schönen Ergebnis führen. Sie hat diese Erfahrung nicht oft gemacht, aber das ist ein anderes Problem. Folglich hat Schneider stets an den Sinn harter Arbeit geglaubt; daran, dass man manchmal den Kopf so lange gegen die Wand schlagen muss, bis die Wand bricht. »Den Bulldozer machen«, hat sie das genannt.

Man beißt die Zähne zusammen – und wumm: Am Ende ist die Sache gelöst. Es gibt Menschen, vor denen sich die Realität niederbeugt. Und sie hat immer gewusst, dass sie zu diesen Menschen gehören kann, hat an ihre Kraft geglaubt, allerdings nicht immer die Kraft gehabt, auch wirklich etwas anzupacken. Ihr Traum von der Omnipotenz entpuppt sich als Trugbild.

Die Realität beugt sich ihr nicht, die Dinge entwickeln sich nicht so, wie sie es sich wünscht; die Realität zwingt ihr ihre eigenen Vorstellungen auf, gebärdet sich unnachgiebig wie eine Gipsschiene. Schneider kann die Wahrheit intellektuell leicht erfassen: Niemand hat über irgendetwas Kontrolle. Jeder kann morgen sterben. Es gibt weder Lohn noch Karma. Aber das wird sie niemals davon abhalten, irgendwelche Götter, an deren Existenz sie nicht glaubt, anzuflehen, zu bedrängen und mit ihnen Tauschgeschäfte auszuhandeln. Wenn Religion als System das menschliche Schicksal kontrollieren helfen soll, indem bestimmte Handlungen ausgeführt werden, die Bitten erfüllen und dem Menschen Ruhe schenken sollen, so ist diese Vorstellung nichts als ein großes Trugbild. Wenn Menschen durch dieses Verständnis und durch das Verlöschen allen Strebens in der Stille innere Ruhe gewinnen, so ist das nichts als ein Paradox und ebenso nutzlos. Dieser tiefe Blick in den Abgrund tut ihr nicht gut. Dieser Sesam soll sich wieder schließen, und zwar schnell.

•

Schneider macht sich auf, um es erneut mit dem Stillen zu versuchen. Müdigkeit überfällt sie, abpumpen und stillen zugleich fordert sie. Sie hat nicht den kleinsten Raum mehr für sich, um zu schlafen oder ihre Tochter im Arm zu halten.

Sie denkt, dass es vielleicht ihre Stillhaltung ist, die ihr Beschwerden macht. Vielleicht gibt es eine angenehmere Möglichkeit? Vielleicht dringt etwas von dem unguten Gefühl, zum Leben in ihrem Körper gezwungen zu sein, bis zum Baby durch? Als sie das nächste Mal stillt, setzt sie ein Gesicht auf, als würde sie jeden

Moment in Tränen ausbrechen, damit Oberschwester Slocombe auf einen Sprung mit ihr ins Stillzimmer geht und ihr hilft, in der Football-Haltung zu stillen: besonders gut geeignet für Kaiserschnitt-Patientinnen. Schneider hat beinahe schon wieder vergessen, dass auch sie einen hatte. Dass jemand sie aufgemacht, aufgeschnitten hat. Weswegen Slocombe sagt: »So drückt Ihnen das Frühchen nicht auf die Naht.« Sie kann sich nicht erinnern, dass sie Schmerzen gehabt hätte. Vielleicht weil das Frühchen so gut wie nichts wiegt? Vielleicht weil sie schon seit einigen Tagen meint, keinen fleischlichen Körper mehr zu haben, nur noch telekinetische Kräfte, um allein mit den Gedanken Dinge zu lenken und zu verrücken.

Man spricht von Football-Haltung, weil das Baby wie ein ovaler Fußball aus Kuhleder gehalten wird: Es ruht auf dem Rücken, horizontal im Arm, den Kopf nach vorne, in Richtung Brust gestreckt, während Bauchnabel und Knie unter die Achsel der Mutter geklemmt sind und die Füßchen hinter deren Rücken verschwinden.

»Das ist eine gute Haltung für Frauen mit großen Brüsten«, verkündet Schwester Slocombe, »und obwohl Ihre Brustwarze klein ist, erwischt sie das Würmchen trotzdem«, schiebt sie hinterher, wobei unklar ist, ob sie Schneider ermutigen oder kränken will.

Die Football-Haltung funktioniert überhaupt nicht. Beim nächsten Versuch gibt es dennoch einen Fortschritt: nämlich jemanden, dem sie die Schuld geben kann.

Schneider, der Vater von sagt, er kommt um halb eins, aber dann kommt er nicht. Schneider gelingt es nicht, die gesamte Ration abzupumpen: vierzig Millis. Bei der Hälfte ist es vorbei. Sie versucht zu stillen. Betet, dass das reicht, doch vor dem Wiegen hat das Frühchen nur sieben Millis getrunken. Sie will nicht, dass ihre Kleine diese Astronautenkost bekommt. Also lügt sie. Nicht zum ersten Mal in ihrem Leben, aber definitiv zum ersten Mal auf der Neonatologischen Intensivstation. Lügt Schwester Prinzessin Lital an, sie habe die ganze Ration beim Stillen aufgebraucht. Und

Schneider, die Tochter von muss hungrig und rülpsend ins Bett. Was wiederum Schneider, die Mutter von Fraugott noch mal wie fertigmacht.

Und wie immer findet die Wut ein Ventil, das naheliegendste natürlich. Das ist alles nur die Schuld von Schneider, dem Vater von. Wäre er rechtzeitig gekommen, hätte er ihr die Sterilisation abnehmen und sie die erforderliche Menge abpumpen können. Aber er ist nicht rechtzeitig gekommen, deshalb hat sie zehn Minuten verloren, exakt die Zeit, die ihr gefehlt hat, um zehn zusätzliche Millis abzupumpen. Wie verantwortungslos von ihm.

Als er schließlich kommt, will sie ihn nur noch anschreien.

Und genau das macht sie auch.

Aber erst, als sie wieder im Hotelzimmer sind.

Auf der Neonatologischen Intensivstation zu kreischen, gehört sich nicht.

Alle Mütter auf der Frühchen-Station stehen knapp vor der Explosion. Ihre Zündschnur ist kurz. Nur den Frühchen zuliebe reißen sie sich zusammen, reden milde und ruhig, denn allen Studien zufolge sehen diese nichts, sind blind wie Fledermäuse, hören dafür aber alles. Darum ist der Ton süß wie Honig, doch in ihre Gesichter steht der Kampf geschrieben.

Alle haben sie denselben Gesichtsausdruck. Den von Leben oder Tod. Keine Kabuki-Maske, die Panik vor der Zukunft spiegelt; es gibt keinerlei Angst, dass etwas Schlimmes geschehen wird, denn es ist bereits etwas Schlimmes geschehen, mit dem man jetzt fertigwerden muss. Mit Ausnahme eines Gesichts: das des einzigen Mannes auf der Abteilung.

Avichai.

Nicht, dass man überhaupt keine Männer auf der Frühchen-Station sähe. Ein paar sieht man schon; Männer, die besonders in den Abendstunden ein und aus gehen. Dann sind da natürlich die ein oder zwei Ärzte, die während des täglichen Morgenrundgangs in ihren weißen Kitteln vorbeirauschen. Avichai Elias aber ist so oft beim Füttern dabei wie kein anderer, er fehlt einfach nie. Er hat

Zwillinge auf der Abteilung, und seine Frau liegt seit der Geburt krank zu Hause. Kein menschlicher Blick hat ihre Gestalt je versengt, keiner auf der Abteilung sie je gesehen. Vielleicht sind die Frühchen in voller Rüstung geradewegs seinem Kopf entsprungen wie Athene dem Kopf des Zeus.

Als Schneider das erste Mal auf Avichai stößt, ist sie verblüfft, gerät aus dem Gleichgewicht. Zunächst, weil sie schon fast vergessen hat, dass es Männer auf der Welt gibt; den ganzen Tag und die ganze Nacht ist sie von stöhnenden Frauen umringt. Vor allem aber, weil sie Avichai gut kennt. Für sie hieß er immer Elias der Schreckliche. Avichai war vor zehn Jahren der Hausdealer in ihrem Stammclub. Bei ihrer ersten Begegnung auf der Station ist es Avichai, der sie grüßt; sie erstarrt auf der Stelle, ist sich unsicher, ob das nicht eine von ihrem Hirn erzeugte Fata Morgana, eine Erschöpfungserscheinung ist. Auch dann noch, als er auf sie zukommt, ihr auf die Schulter klopft und fragt, wie es ihr und ihrer großen Freundin mit den langen Haaren geht. Nu, wie hieß die noch gleich? Ah ja, Schirli. Avichai sieht quicklebendig aus, voller Power, obwohl er selbst nie in die Keksdose gegriffen hat, die er anbot, vielleicht weil das Koks, mit dem er handelte, nicht hochwertig genug war, was damals ziemlich genervt hat. Denn wenn sie mal Lust darauf gehabt und sich Koks von ihm gekauft hat, war das Zeug meistens ziemlich enttäuschend: jämmerliches Puder, zerbröselte Kreide. »Armen-Weiß«, wie es Dafna nannte, das mit Sicherheit Ritalin und Amphetamin, vermischt mit irgendeinem Zuckerpulver enthielt. Aber die niedrige Qualität verhinderte zumindest, dass sie davon abhängig wurden. Schneider fragt Avichai, wie es ihm geht und was er so macht. Er lacht und sagt: »Ich bin noch immer dabei, nur sind es jetzt Endorphine«, und er erzählt ihr, dass er einen Kurs für Fitnesstrainer am Wingate Institute absolviert und nebenbei Ernährungswissenschaft studiert.

Avichai ist schon immer sehr korrekt und zuverlässig gewesen. Auch auf der Station erscheint er stets absolut pünktlich. Fünf Minuten vor der Fütterzeit, den Mopedhelm in einer Hand und die Kühltasche mit frisch abgepumpter Muttermilch in der anderen. Alles an ihm strahlt zielbewusste Gelassenheit aus. Avichai ist ein Baum von einem Mann, aus jeder Perspektive riesig, aber darum nicht unbedingt dick. Seine Haut ist bräunlich, der Kopf rasiert und die Gesichtszüge eher slavisch: ein riesiger Schädel, eine tiefe Stirn, vorstehende Wangenknochen. Wären die Von-Erich-Brüder Jemeniten, sie sähen so aus wie er. Avichai ist mehr Tier als Mensch: ein gewaltiger Menschen-Stier. Es hätte Schneider nicht gewundert, wenn er den Schwanz geschwenkt, mit seinen Hufen gestampft und eine kleine Portion wie sie anschließend bei lebendigem Leibe verschlungen hätte. Aber in diesem Labyrinth stößt selbst die Macht des Minotaurus an ihre Grenzen.

Gestern Abend ist Schneider, die Tochter von in das Wärmebett gleich neben Elias 1 und Elias 2 umgebettet worden. Beim Morgenfüttern heute hat sich Avichai erstmals ein bisschen verspätet, und weil Schneider ziemlich schnell von einem missglückten Stillversuch zurückgekehrt ist, sitzt sie nun mit Flasche und ihrer Kleinen im Arm am Bettchen, füttert sie und beobachtet dabei Avichai. Seine großen Pranken verteilen die Kost beeindruckend geschickt in die Flaschen, was man nur nachvollziehen kann, wenn man von seinem Nebenjob weiß. Er sitzt mit einem Baby im Arm da. Es hat bereits eine ganze Flasche ausgetrunken, Avichai geht zur zweiten über. Er versorgt immer zuerst das größere Frühchen, und beide schlafen sie anschließend sofort ein. Schneider, die Tochter von muss man eine Stunde im Arm halten, bevor sie einschläft.

Die verantwortliche Schwester gibt Avichai meistens Anweisungen, »Wechseln Sie zuerst die Windel«, und Avichai zieht daraufhin die Augenbraue hoch und deutet damit an, dass er auf diese ganze Prozedur keinen Bock hat. »Ich habe Wurstfinger!«, sagt er und blickt auf seine Finger, »dieses Kleidergefalte ist nichts für mich.« An diesem Punkt lacht die Schwester meistens noch. Es ist wirklich amüsant, wie er sich anschickt, die Windel von Elias 1 zu wechseln, und sich beim Grand Finale im Knotendschungel des zweiten Hemds verheddert, während der kleine Elias 2 bereits vor Hunger schreit. Das kann dann die Schwester, selbst wenn es die apathische Olga ist, nicht länger mitansehen, weder, was mit dem Baby, noch, was mit Avichai passiert, dem einzigen Mann im ganzen Zimmer, der trotz der bakterienabtötenden Temperatur von zweiundzwanzig Grad in Schweiß gebadet ist. Also wickelt die Schwester Elias 2 wortlos lieber gleich selbst. Avichai muss ihr anschließend seinen Sohn nur noch aus dem Arm nehmen, ihm eine Flasche reindrücken und gehen.

»Jalla«, sagt er, »zwanzig Minuten nichts als Hin- und Hergerenne. Ich war bei Ikea, Betten kaufen. Zwillinge ziehen dir das letzte Hemd aus, kleine Bandidos.«

»Das letzte Hemd?«, wiederholt Schneider höflich.

»Das letzte Hemd, genau das. Alles musst du doppelt kaufen. Wenigstens die Pumpe haben sie uns gestellt, Secondhand, von Yad Sarah, um die fünfhundert netto nur.«

»Wie geht es deiner Frau?«, fragt sie mit einer gewissen Neugierde. Avichais Frau wurde noch nie je auf der Frühchen-Station gesehen. Ein Einhorn.

»Ela? Die liegt noch immer mit Fieber flach. Sag mal, willst du mal ziehen? Geht aufs Haus.«

»Avichai, ich dachte, du bist jetzt voll auf Endorphinen. Natural.«

»Gras ist ein Geschenk von Mutter Natur.«

»Ich pumpe hier durchgehend Milch ab.«

»Paff ein bisschen und dann weg damit, so macht Ela das.«

»Bist du wahnsinnig? Ich habe gelesen, für das Baby ist Kiffen zwanzigmal so stark.«

»Nu, was ist so schlimm daran? Wird ihm nicht groß schaden. Ich hab jedenfalls Bock, auch mal wieder zu probieren, wenn Ela das nächste Mal raucht. Hier hast du einen Johnny Depp. Kannst ihn ja an Jonatan weiterreichen, der freut sich bestimmt.«

Zu Hause haben die Schneiders noch keine Sachen fürs Baby. Nichts da. Alles muss neu gekauft werden, doch nur das kaufen, was man wirklich braucht, klappt nie.

AN IRGENDEINEM PUNKT IN DER ENTWICKLUNG

Noch hat Schneider, die Tochter von keinen Namen. Das stört ihren Vater sehr. Als sie bei der nächsten Visite runter in die Cafeteria gehen und einen Toast essen, verkündet er ihr in ernstem Ton, dass der Moment gekommen sei. Und ergänzt eilig, mit der Attitüde eines wahren Ritters, der sein natürliches Recht opfert, um sich seiner Liebsten zu ergeben: »Ich habe entschieden, dass du entscheidest.« Sie ist davon ausgegangen, dass er die Sache aufschieben würde, um das Ganze erst mal tiefergehend zu besprechen, anschließend ein bisschen mit ihr zu streiten, um sie am Ende edelmütig zu erhören. Doch weil er mitbekommt, dass ihr Kopf hauptsächlich mit der ziemlich simplen – wenn auch nach drei Stunden Schlaf immer verwickelteren – mathematischen Frage befasst ist, wie viele gepumpte Millis noch für die Nacht fehlen, ist Schneider, der Vater von gezwungen, die Pointe schnell preiszugeben: »Ich habe entschieden, dass du entscheidest«, wiederholt er, »wähle du, ich schließe mich an.«

»Ich will, dass du auch glücklich bist damit.«

»Ich weiß ja, was ich will, nur das passt dir nicht. Deshalb bin ich bereit, happy zu sein mit dem, was du wählst.«

»Ich weiß es aber nicht.«

»Das verstehe ich nicht: Ich lasse dich doch entscheiden. Willst du nicht entscheiden?«

Natürlich will sie nicht entscheiden, das genau ist der Punkt; aber sie will auch nicht zugeben, dass sie nicht entscheiden will. Und das ärgert sie noch mehr. Also sagt sie kleinlaut: »Ich möchte, dass wir einen Namen finden, der uns beiden gefällt. Hältst du das für so unmöglich?«

»Nein, das scheint mir durchaus möglich. Das ist ja genau das, was ich sage: Du entscheidest, ich schließe mich an.«

»Du weißt, meine Eltern haben über meinen Namen gestritten und hätten mich beinahe Lisa genannt.«

»Lisa? Das passt überhaupt nicht zu dir.«

»Da hast du's.«

So vergeht der Tag in Aufruhr. In der Nacht weint sie. Lange. Bestimmt ist es das, wovon man in den Büchern lesen kann. Schneider, der Vater von tröstet sie nicht wie sonst. »Ich kenne mich damit nicht richtig aus. Wir müssen mit jemandem darüber reden«, meint er, »wirklich, ich meine, wir müssen das. Aber ich hab keine Lust dazu.« Sie sollte also mit jemandem reden? Nichts hat sich durch die Geburt zwischen ihnen verändert. Aber sie will mit niemandem reden. Es will sowieso niemand wirklich wissen, was sie fühlt. Abgesehen von ihm, der sie so lange bedrängt, bis sie nur noch kreischen will. Möglicherweise würde es ihr guttun, dieser Sache auf den Grund zu gehen, zu reden, zu graben – seit Jahren schon rät man ihr dazu. Aber sie hat kein Interesse daran. In verschiedenen Lebensphasen hat sie immer mal wieder eine Therapie gemacht, doch all ihre Psychologen, aus allen erdenklichen Schulen, von den Behavioristen bis zu den Analytikern, kamen zu dem Schluss, dass sie an einer Depression männlicher Ausprägung leide. Eine Depression vom Typ »Komm, reden wir nicht darüber«, stattdessen werden wir lieber gewalttätig und knallen uns mit gefährlichem Zeug die Birne zu. Aber was hier in den letzten Tagen in der Luft liegt, in der Luft des Hotels, der Luft der Frühchen-Station und in dem Raum zwischen ihr und ihm, kann man nicht als Depression männlicher Ausprägung bezeichnen. Hier handelt sich um jene Depression, die bekanntermaßen ausschließlich Frauen befällt, vor der sich alle fürchten und aktuell am allermeisten die Schneiders: die Postpartale Depression, der Babyblues. Ist es das, was hier vorgeht? Ja, Schneider hat mit Sicherheit eine Depression und die Geburt zweifellos hinter sich. Dennoch glaubt sie nicht, dass sie an einer Postpartalen Depression leidet. Denn sie fühlt eine innige Verbindung zu ihrem kleinen Mädchen, wo doch eines der typischen Anzeichen für eine Postpartale Depression die fehlende Mutter-Kind-Bindung ist. Bei ihr aber mangelt es nicht an Verbindung zu ihrem Baby. Das Gefühl für die Kleine ist sogar sehr tief. Das Gefühl für sich selbst dagegen hat sie völlig verloren.

Am nächsten Tag wagt es Schneider, auf der Suche nach Schwester Scharon ins Zimmer 1 einzubrechen. Sie starrt auf ihre Füße und ignoriert die riesigen Inkubator-Raumschiffe. Doch Schwester Scharon ist bei der Computer-Schulung. Einen Tag später, der dritte, seit sie mit dem Stillen begonnen hat – obwohl: hatte sie überhaupt am Tag und nicht etwa in der Nacht mit dem Stillen begonnen, als sie von den vielen Versuchen schon ganz verzweifelt war? –, taucht Schwester Scharon in Zimmer 2 auf und entdeckt Schneider, wie sie mit dem Frühchen und einer Flasche in der Hand dasitzt. »Oi, warum die Flasche?«, fragt Schwester Scharon im Singsang. Und geht mit ihr ins Stillzimmer, um ihren Stillversuch zu überwachen. Sie macht nichts. Berührt das Baby, ihre Kleine nicht einmal, aber wie bei Schrödingers Katze, dem Gedankenexperiment, verändert die Tatsache, dass sie beobachtet wird, das Versuchsergebnis. Und aus irgendeinem Grund läuft diesmal alles einwandfrei. »Wenn sie blau anlaufen, muss man aufhören. Damit sie atmen können. Kommt schon mal vor«, erklärt Schwester Scharon.

»Blau anlaufen?«

»Am allerwichtigsten: Regen Sie sich nicht auf«, Schwester Scharon schubst sie ein wenig.

Schwester Scharon erklärt, dass die Flaschen auf der Frühgeburten-Station besonders breite Öffnungen haben. Mit Absicht. Viel Milch wird in die Öffnungen gekippt, zu viel. Und die Frühchen haben mit der vielen Nahrung zu kämpfen, die man ihnen in den Rachen kippt. Studien zufolge, die auf der Abteilung durchgeführt wurden, stopft man die Frühchen zu früh mit zu viel Nahrung voll. Viele verlieren dabei die Lust zu essen. »Angeblich sind wir ja so fortschrittlich, haben Computer«, sagt Schwester Scharon, »aber man hat hier noch nicht begriffen, wie wichtig das Stillen ist. Ich glaube, Sie sollten ab sofort ausschließlich stillen«, fasst sie zusammen.

Da flackert für einen Moment ausgerechnet durch diese wohlwollende, erbarmungsvolle Schwester die Frage auf, ob dieser Ort ihrem kleinen Mädchen und ihr eigentlich schadet oder guttut.

•

Zwei Tage darauf kommt Schneider, der Vater von abends ins Zimmer, geht zu ihr ins Bett und klammert sich an sie. Sie erwacht von seinem warmen Atem auf ihren Wangen, aber das kümmert sie nicht. Sie braucht diese Berührung genauso sehr wie Schlaf. Sie schlafen ganz sachte, still miteinander. Ihre Atemzüge vermischen sich.

»Gut. Komm, nennen wir sie Lisa. Mona Lisa«, sagt sie dann.

Er muss würgen.

»War ein Witz. Ras, das Enigma, möchte ich sie nennen.«

»Nein. Ras ist ein Jungenname.«

»Aber vor zwei Tagen hast du gesagt, was ich wähle, das passt dir.«

»Das war vor zwei Tagen«, sagt er, »und da hast du nicht darauf reagiert.«

»Weil ich um Bedenkzeit gebeten habe. Bestrafst du mich, weil ich einen Tag länger nachdenken wollte?«

»Zwei Tage. Und ich bestrafe dich nicht. Aber jetzt ist mir die Lust vergangen.«

»Und was machen wir jetzt?«

»Weiß nicht.«

Im Kopf erwägt sie die Möglichkeit, dem kleinen Mädchen dann eben den Namen zu geben, den er will; aber dieser Name ist für sie einfach nicht der richtige, und etwas in ihr begehrt dagegen auf. Warum soll sie, die so viel gelitten hat, nachgeben? Muss sie schon wieder nachgeben? Damit ist Schluss. Sie will endlich machen, was sie will, und wenn das heißt, gar nichts zu tun, dann ist das eben so – sie scheißt auf diese Welt. Beim Einschlafen umschlingt er sie von hinten, und aus ihrer linken Brust tröpfelt Milch, sammelt sich in einer kleinen Pfütze auf dem Laken.

•

Während der Visite fällt etwas herunter. Sogar gleich mehreres. Zunächst benutzte Windeln, dann saugfähiges Papier und schließlich eine Flasche Muttermilch, die auf dem Fußboden ausläuft.

»Über vergossene Milch weint man nicht, nur über abgepumpte Milch!«

Es ist Gutman, die neben ihrer eigenen Kabine steht und die Gegenstände in einem – anders kann man es nicht nennen – infantilen Tobsuchtsanfall auf ihre Umgebung abfeuert. Neben ihr steht eine hellhaarige, etwas jüngere Frau und versetzt ihr leichte Schläge. Ob sie Gutman damit beruhigen oder bestärken will, ist nicht eindeutig zu erkennen. Schwester Stechrochen läuft umher und versucht, die Flugobjekte aufzufangen. Gutman kreischt. Es klingt wie »Schluss!«. Kann aber auch »Au!« sein. Oberschwester Slocombe eilt herbei; Gutman faucht: »Sie sagen mir nicht, wann ich mein kleines Mädchen füttern soll!« Slocombe bittet sie, mit dem Schreien aufzuhören oder rauszugehen. Gutman kreischt weiter: »Nicht ohne meine Tochter!« Also trennt Slocombe still und ergeben die Verbindung zwischen Gutman, der Tochter von und der Maschine.

Später erfährt Schneider von Nachumi, dass Gutman um Entlassung gebeten hat. Obwohl sie erst eine Woche auf der Frühchen-Station ist und ihr Baby, ihre Kleine nicht mal annähernd zwei Kilo auf die Waage bringt. Slocombe war von dieser Idee alles andere als begeistert, hat ihr gesagt, das sei gefährlich und töricht. Nach dem Wutausbruch haben sie Gutman zu einem Gespräch mit dem Oberarzt geschickt. Der meinte, sie könne nach Hause gehen, allerdings auf eigene Verantwortung, was sie auf dem Formular auch so unterschreiben müsse.

»Im Ernst?«

»Was bleibt ihm anderes übrig?«

»Die ist doch verrückt.«

»Absolut«, bestätigt Nachumi und fügt nach kurzer Pause hinzu: »Haben Sie Talmi, den Leiter der Abteilung, mal gesehen?«

Schneider weiß, dass sie ihn gesehen, sogar mit ihm geredet hat, um sich zu beruhigen, aber sie erinnert sich nicht, wie er aussieht.

»Ein Hübscher, der Doktor Talmi«, resümiert Nachumi.

Schneider geht in den Ruheraum, schnappt sich einen sandigen Haferkeks vom Kaffeetisch und knabbert daran. Lilach kommt herein, legt ihre Pumpausrüstung ab, reicht Schneider einen Stift und führt sie zu der Liste für die Snackversorgung, in die man einträgt, an welchem Tag man diesen Dienst übernimmt.

»Oh, das habe ich vorher nicht gesehen«, sagt Schneider.

»Dann haben Sie es jetzt gesehen«, kontert Lilach.

Schneider trägt »Schneider« für Donnerstag ein. Und ergänzt: »Nicht nur die Liste habe ich nicht gesehen.«

»Wie meinen Sie das?«, fragt Lilach.

»Auch dass ich stillen kann, habe ich erst jetzt erfahren. Ich weiß nicht, meinen Sie, es schadet den Kindern, dass wir hier sind? Das ganze Licht. Der Lärm. Die Uhrzeiten – vielleicht haben sie es zu Hause besser. Vieleicht könnten wir uns das hier sparen.«

»Welche Kinder? Die da drüben haben Kinder geboren«, sagt Lilach und zeigt auf das Königreich der normalen Säuglinge hinter den dunklen Bergen. »Ich habe bloß ein Ei geboren. Das dem Arzt in eine Hand passt. Früher waren die sofort weg. Heute, undenkbar: Die Frühchen-Stationen werden immer größer.«

»Wie, sind die früher sofort nach der Geburt nach Hause gekommen?«

Lilach wackelt mit dem Kopf wie eine dieser kleinen Bulldoggen auf dem Armaturenbrett eines Taxis. »Weg. ›Die Gemetzelten‹, Schneider. Isaak Babel hat darüber bereits geschrieben. Lesen Sie das mal. Alle Frühchen würden sterben, wenn es diesen Ort hier nicht gäbe. Und in den allermeisten Fällen wären wir selbst gleich mit weg.«

•

Wie durchgeknallt kann man sein? Schneider ist offenbar am äußersten Rande der Antwort angekommen. Welch ein Glück, dass sie ohnehin schon im Krankenhaus ist. Sie bringt die ganze komplizierte Prozedur des Abpumpens hinter sich, wiegt anschließend das Frühchen, nimmt sie mit zum Stillen, bringt sie wieder zurück, und noch bevor sie einmal blinzeln kann, muss sie sich schon zum nächsten Abpumpen aufmachen. Wie ein verrücktes Chamäleon, das dem eigenen Schwanz hinterherjagt, ihn fasst, kappt, nur um ihn erneut wachsen zu lassen.

Als Schneider Zimmer 2 verlässt, um die Runde von vorn zu beginnen, merkt sie plötzlich, wie erschöpft sie ist. Schon jenseits von Erschöpfung ist sie. »Wie ist die Lage?«, erkundigt sich Abramovich.

»Kompliziert ist die Lage«, sie gähnt, hat keine Lust, genauer Auskunft zu geben.

»Einfach ist es nur im Bauch«, meint Abramovich und streichelt kreisend über ihren Bauch. An ihren Worten ist etwas dran, dennoch ist Schneider dankbar, dass das Frühchen raus ist. Lilach sagt, sie sieht das anders. Als das Baby, ihr Mädchen noch in ihrem Bauch war und sich bewegt hat, fand sie das ein bisschen eklig. »Für mich hat es sich nicht wie ein Baby angefühlt, eher wie eine Kaulquappe, die nicht genug mit dem Kopf stößt, um zu schlüpfen. Das war alles andere als angenehm. Ich hätte sie am liebsten zurückgestoßen.«

Der Sisyphos der Frühgeburten-Station rollt den Felsblock nach oben. Die Prozedur des Abpumpens dauert ganze fünfundvierzig Minuten; die Prozedur des Fütterns ihrer Kleinen inklusive Wiegen und Windelnwechseln weitere fünfundvierzig Minuten, wenn alles gut läuft. Wenn es schlecht läuft und das Stillen nicht klappt, kann sich das Füttern mit der Flasche noch weitere zwanzig Minuten bis zu einer halben Stunde hinziehen. Insgesamt also: fast zwei Stunden Arbeit. Zwei Stunden mit einer kurzen Pause zum Wassertrinken und Pipimachen. So bleibt eine einzige freie Stunde übrig. Eine Stunde, um mit ihrem Baby im Arm und Schmerzen im Unterrücken dazusitzen. Der Stuhl ist derart unbequem, dass sie die Schmerzen der Kaiserschnittoperation gar nicht spürt. Aber sie ist eben nicht Nachumi, sie bekommt keinen eigenen, schön breiten Sessel. Also zwingt sie ihre Mutter, ihr zum Trost noch irgendetwas zu kaufen. Dieses Mal ist es ein dämliches, grün gepunktetes Stillkissen, welches die Lage nur noch komplizierter macht.

Man kann sich beinahe in alles fügen. Um dieser einzigen Stunde willen. Wenn sie das Frühchen im Arm hat.

Diese Stunde vergeht wie im Flug. In tiefem Glück.

Schneider gibt sich wie gewöhnlich selbst Noten, wenn das niemand anders für sie übernimmt. Sie begreift nicht, wann sie etwas richtig und wann sie etwas falsch macht, warum das Baby, ihre Kleine manchmal viel besser trinkt als zu einem beliebigen anderen Zeitpunkt. Sie überlegt, ob das von den Tageszeiten abhängt, also legt sie sich eine kleine Tabelle an. Aber die Studie liefert keine eindeutigen Ergebnisse. Sie weiß weder, was sie verbessern, noch, wie sie herausfinden könnte, warum das Stillen manchmal nicht gelingt. Scheinbar ist Stillen eine Sache des Zufalls. Jeder Versuch, die Sache zu ergründen oder zu systematisieren, entpuppt sich als nutzlos.

Unterdessen bessert sich die Lage aller anderen Mütter. Selbst Lerner 2 in seinem Viren-Brutkasten soll laut Bescheid in zwei Tagen entlassen werden. Jochananov 3 wird morgen schon entlassen, und Akiba, noch keine dreiunddreißig Wochen alt, wiegt bald zweieinhalb Kilo. Nur Schneider, die Tochter von sorgt schon bei jämmerlichen vierzig Millis für Probleme. Bei jedem Füttern dasselbe Spiel. Sie bekommt die Brust nicht richtig zu packen. Trinkt die Flasche nicht ganz aus. Manchmal sind es nur zehn Millis, jetzt aber waren es fast zwanzig. Vielleicht macht Schneider es einfach

nicht gut genug? Vielleicht. Sie ruft nach der Schwester und bittet sie um Hilfe dabei, der Kleinen den Rest zu füttern. Bei der Schwester klappt das immer. Vielleicht fühlt das Baby, ihr Mädchen, wie viel entschlossener die Schwester vorgeht.

Schneider schwankt zwischen einem starken Überlebenswillen, welcher der realen Lebensgefahr entspringt, und dem festen Glauben, mit dem Mädchen ist alles gut. Pendelt zwischen diesen Polen hin und her, auf und ab, meistens aber ab. Wie eine Sklavin läuft sie ständig etwas hinterher: der Grammzahl, der Zahl der Millis, den Minuten. Nur beim auf dreißig Minuten limitierten Stillen kommt sie ganz zur Ruhe, betrachtet selbstvergessen das Gesicht des Babys, ihrer Kleinen, misst den winzigen Abstand zwischen Augenbraue und Nase, Nase und Mund, Mund und Kinn. Versenkt sich in jedes Detail. Die leichte Krümmung der Nase nach oben zeichnet sich klar ab. Die klitzekleinen Nasenlöcher weiten sich. Eine Gesichtslandschaft, die sich von Tag zu Tag ändert. Die geschrumpfte Form verhärtet oder entspannt sich. Selbst das murmelnde Weinen des Frühchens, ihres Mädchens ist in seinem einzigartigen Klang tröstlich.

Und das Frühchen weint recht viel. Schneider hat nicht das Gefühl, dass die Frühchen sich dem strikten Zeitplan des Alledreistundenfütterns wirklich anpassen (Abramovich allerdings findet: »Also, ich bin froh drum. Ohne Frühchen-Station würde ich einen Monat brauchen, bis er sich nach Zeitplan füttern lässt.«). Schneider, die Tochter von will ganz viel trinken. Schneider, die Mutter von ist sich darin ziemlich sicher. Und sie hätte sich gern noch ein paar Fütterzeiten dazugeklaut, doch sie sieht ein, dass dann nachts, wenn sie nicht da ist, ein zu großer Abstand zwischen dem Füttern entstünde.

Schneider möchte gern glauben, dass sie an alles denkt.

Im Wickeln hat sie inzwischen schon ein wenig Übung. Nicht, dass die Angst weg wäre. Die Angst ist noch immer da. Es bleibt dieser merkliche Moment, wenn sie die Hosen über dem einen Hemdchen zumachen und das zweite Hemdchen festzurren muss, wo der Schrecken hochkommt und Schweiß ausbricht. Die Abfolge dieses Vorgangs hat sie verinnerlicht.

Und eines Tages vergisst sie, den Wattebausch zum Desinfizieren des Bauchnabels vorher in Alkohol zu tunken. Dann fällt es ihr wieder ein, und sie geht mitten im Windelwechseln von ihrer Kommode weg, zwei Schritte nur, zum Tresen der Schwestern, die blaue Flüssigkeit auf den Bausch träufeln – da dröhnt plötzlich ein gewaltiger Schrei in ihren Ohren.

»Was machen Sie da, Schneider!«

Sie fährt zusammen. Öffnet die Hand, der Wattebausch fällt zu Boden, daneben zerschellt das Glas.

Schwester Slocombe steht neben ihrer Kommode, die korallenrot lackierten Klauen umklammern fest den klitzekleinen Knöchel von Schneider, der Tochter von. Für einen einzigen Augenblick, einen Wimpernschlag lang hatte sie es vergessen. Hatte das Frühchen nicht festgehalten. Auf der Unterlage der Wickelkommode. Ein schrecklicher Fehler.

Ihr Gesicht verzerrt sich.

Schwester Slocombe bemerkt, dass sie kurz davor ist, zusammenzubrechen, und schiebt rasch hinterher: »Es tut mir leid, dass ich so laut werden musste. Das geschieht nur zu Ihrem Besten, verstehen Sie? Diese Winzlinge sind echte Fallschirmspringer.«

Sie ist tief erschrocken, aber nicht gekränkt. Ganz und gar nicht. Natürlich ist das nur zu ihrem Besten. Doch überall liegen jetzt Scherben, das ist ihr furchtbar unangenehm. Noch bevor sie etwas unternehmen kann, packt Schwester Slocombe das Frühchen erneut in Schichten ein, die äthiopische Putzfrau der Neonatologischen Intensivstation erscheint und räumt wortlos das zerbrochene Glas weg. Die meisten Putzfrauen auf der Station sind Äthiopierinnen.

Slocombe trommelt die Mütter zusammen, sie müssen die Station verlassen, denn gleich beginnt die Visite. Schneider steht noch einen Moment am Bettchen. Sie zittert, will ihre Tochter berühren, sie ganz eng an sich drücken. Sie erwägt, ob sie Slocombe um eine

Sondererlaubnis bitten soll, aber die ist in ein Gespräch mit einem der neuen Computer vertieft. Olga ist die einzige Schwester, die gerade frei ist, und bei ihr hat sie keine Chance, das weiß sie schon vorher. Alle Frauen strömen gehorsam nach draußen. Und Schneider wird mit dem Strom schwimmen. Nur Papa Elias reitet wie ein Lachs auf den Wellen gegen den Strom. Etwas verspätet kommt er mit seiner Kühltasche herein, und als Olga ihn aufhalten will, sagt er mit einem breiten, ruhigen Lächeln zu ihr: »Alles gut, Herzchen, geben Sie mir nur einen Augenblick.« Als die Ärzte erscheinen, steht Schneider vor der verschlossenen Tür und schaut zu, wie Elias seine Ausrüstung zückt, obwohl eben die Visite beginnt. Elias bleibt im Zimmer.

Er grüßt sie, als er auf dem Weg nach draußen am Wartezimmer vorbeikommt, erzählt, Elias 1 habe achtzig Millis getrunken. Beinahe die doppelte Ration von dem, was nötig ist. Als sie eine Stunde später ins Zimmer zurückkehrt, sieht Schneider, dass Elias 1 röchelt und ihm Flüssigkeit aus der Nase rinnt. Das sieht gar nicht gut aus. Sie ruft eine Schwester. Die vierzig Minuten braucht, bis sie endlich da ist. Denn die beiden Eliasse liegen in dem teilweise unbeaufsichtigten Bereich der Station, der »das kleine Zimmer«, inoffiziell auch »Zimmer 3« genannt wird. Eine Nische, darin acht offene Bettchen mit glückseligen Frühchen, die bereits mit einem Bein draußen sind, kurz vor dem Absprung in die Freiheit. Über einigen der Bettchen entdeckt sie zum ersten Mal die Karte mit der Aufschrift: »Viel Glück! Ich gehe am ... nach Hause!« Natürlich mit Bildchen von Teddybären und Ballons darauf.

»Haben Sie das gesehen?«, kommentiert Lilach. »Elias wäre eben fast an seiner eigenen Kotze erstickt. Mensch, Mensch. Wenn ich nach drei Uhr noch rübergehe, dann bleibe ich die ganze Nacht.« Lilach verlässt sich nicht auf die Schwestern. Es ist bekannt, dass sie sich um Zimmer 3 nicht richtig kümmern. Dort herrscht Verbitterung, sie bestimmt das Los der Mütter, die sie an den unerfahreneren Schwestern auslassen, wenn sie in das verhältnismäßig ruhige Zimmer 3 geschickt werden. Gleichzeitig sollen die Schwestern in Zimmer 3 auch für die bedürftigeren Frühchen in Zimmer 2 zur Verfügung stehen. Also kriegen diejenigen die Wut zu spüren, die an Ort und Stelle sind, und nicht die, die gerade woanders beschäftigt sind, und ganz gewiss nicht die Verantwortlichen ganz oben in der Hierarchie, die diesen Zustand verändern könnten.

Zimmer 3 hat seine eigenen Sorgen, doch es sind die Sorgen der Reichen. Schneider, die Tochter von durfte noch nicht davon kosten. Elias 1 und Elias 2 haben die Schwelle bereits überschritten, Lerner ebenso, allerdings nur Lerner 1. Lerner 2 ist weit entrückt, am anderen Ende des Zimmers in seinem fest verschlossenen Inkubator zurückgeblieben.

Das Frühchen von Lilach hat heute die Bestätigung bekommen, dass es ebenfalls verlegt wird, und seine Mutter ist ganz aus dem Häuschen deswegen. Sie verschwindet für eine halbe Stunde aus dem Zimmer, zieht einen grünlichen Teddybären mit Streifenpullover aus einer bunten Tüte hervor und macht ihn an der Stange des Monitors fest. »Bobby, Mama hat dir was mitgebracht. Willst du mal sehen? Bestimmt willst du das.« Sie drückt einen Knopf, und der Teddy singt mehrmals hintereinander mit kindlicher Fistelstimme: »London Bridge is falling down, falling down, falling down. London Bridge is falling down, my fair lady« – und endet mit einem Quietscher. Lilach drückt wieder auf den Knopf. »Schön, nicht wahr, Bobby?«, sagt sie, »das ist dein erster Teddy, Daddy Teddy.«

Daddy Teddy oder der Bär der Finsternis, wie Schneider ihn nennt, wird zehnmal am Tag eingeschaltet und quäkt auch wirklich jedes Mal sein Lied, sodass Schneider ihn am liebsten in tausend Stücke reißen würde. Als Alternativplan hat sie ersonnen, Daddy Teddy ein bisschen Muttermilch aus der Flasche in den Rachen zu schütten, auf dass die Flüssigkeit direkt in die Batterie sickert und das Ding seinen Geist aufgibt. Tacheles, das riecht nach einer Arglist ohne große Risiken, und sie hätte eine Mordslust darauf, sie gleich in die Tat umzusetzen (So könnte sie zwei Fliegen mit einer Milchklatsche schlagen, weil die übrig gelassenen Millis von Schneider, der Tochter von ja auch irgendwo vor den Schwestern versteckt werden müssen). Aber dafür muss Lilach erst weg sein. Lilach ist aber ständig im Zimmer.

Um sich vom Psalmodieren des Bären der Finsternis zu erholen und aus Sorge, Schneider, die Tochter von werde auf ewig durch das Lied von der fallenden London Bridge gezeichnet sein, beginnt Schneider, eine Meisterin im Imitieren, dem Frühchen leise etwas vorzusummen. Sie ist verblüfft, wie wenige Lieder sie noch auswendig kann: »Wieder mal ein Hoch in meinem Leben ...« Das muss sie genießen, wer weiß, wann das nächste kommt. »Da ist keine Angst mehr, da ist nichts mehr.« Sie ist voller Angst. Also singt sie »Eleanor Rigby« von den Beatles, bis sie zu der Stelle kommt, wo Eleanor und ihr Name unter der Erde liegen. Das Lied erscheint ihr plötzlich zu beängstigend für ein Baby, also hört sie auf zu singen. Sie kann sich nicht an Kinderlieder erinnern, nur an »Wer weiß, wieso, weshalb, warum das Zebra dieses Nachthemd trägt«; sie hat keine Ahnung, wieso, weshalb, warum, aber das Frühchen zieht sich jedes Mal widerwillig zusammen, wenn sie dieses Lied singt. Schneider versucht, sich an andere Lieder zu erinnern, und der einzige Song, der ihr nicht aus dem Kopf geht, ist dieser Song von Fortis: »Im Inkubator, fest verschlossen, da lag ich eingeschrumpft. Atmete Sauerstoff, ach welch ein göttlicher Kopf ... Hey, Herr Doktor, la-la-la-lass lassen Sie mich raus«. Ungut. Also bekämpft sie diesen Ohrwurm mit der einzigen effektiven Waffe gegen Fortis, die sie kennt: Fortisakharof. Und fängt an zu singen: »Raumschiffe jagen hinter dir her, Raumschiffe rufen mich zurück« – und endlich biegen sich die Mundwinkel ihrer Kleinen milde nach oben. »Raumschiffe, mir scheint, ich kiffe.« Lächelt ihre Kleine etwa?

Als Lerner das Zimmer betritt und mit Heidenlärm einen Monstersessel hinter sich her schleift, ist der dünne Zauberfaden sofort wieder gerissen. Wer hat ihr erlaubt, den Sessel aus dem Stillzimmer hierherzuholen? Hat sie überhaupt jemanden um Erlaubnis gebeten? Schneider versucht, sich wieder in ihren Song zu vertiefen, aber es gelingt ihr nicht mehr, denn Lerner schaut sie an, als hätte sie nicht mehr alle Tassen im Schrank. »Am liebsten mögen die Frühchen die Beatles. Beatles oder Beethoven, heißt es«, informiert Lerner sie. Es soll ja überhaupt gut sein, mit den Frühchen zu reden oder ihnen etwas vorzusingen, damit sie hören, was um sie herum geschieht. Im Ruheraum gibt es sogar einen Artikel von Talmi, dem Oberarzt, in dem er den Einfluss von Mozart auf den Rhythmus der Essenszeiten der Frühchen untersucht. Der stetige Hintergrundlärm auf der Frühchen-Station (das Summen, Schnalzen und Quieksen) ist für Neugeborene nämlich schädlich.

Lerner legt einen Kopfhörer an den Brutkasten und einen an ihr Ohr. Ziemlich beschissene Kopfhörer. Mit Beethoven, was sonst. Und dann auch noch der zweite Teil der Pastorale, der klingt wie ein plätschernder Bach. Lerner lehnt sich gemütlich und entspannt in dem weichen Sessel zurück. Hinter diesem ganzen Gedöns um die Musik versteckt sich der aussichtslose Wunsch, dass jemand reagiert, von dem in nächster Zeit keine Reaktion zu erwarten ist. Jedenfalls keine eindeutige, die für eine gefestigte Bindung sprechen würde. »Ja, legen Sie ihnen Beethoven auf«, flüstert Lilach hinter Lerners Rücken, »die Frühchen sind ja so apathisch. Kleine Bataten sind sie.« Sie hebt den Teddy hoch und drückt weiter auf den Knopf.

Falling down falling down falling down.

Während der Schwangerschaft zog es Schneider in zwei gegensätzliche Richtungen. Einerseits sollte sie eine Bindung zu ihrem Baby herstellen, was ihrem instinktiven Wunsch folgte und im Grunde nur natürlich war, so natürlich, dass es wunderte, warum es überhaupt ausgesprochen werden musste. Experten haben verschiedene Wege aufgezeigt, wie man am besten eine Bindung zu seinem Baby aufbaut. Ihre Ratschläge kamen ihr zugleich auch seltsam vor, denn schließlich war sie ja bereits so eng mit dem Baby verbunden, wie ein Mensch gar nicht enger mit einem anderen Wesen verbunden sein kann. Aber die Nabelschnur und ihr dehnbarer, aufgeblasener Bauchraum allein reichten dafür offenbar nicht aus. Das Wohlergehen des Babys hing davon ab, wie viel Energie bewusst in diese Verbindung floss. Sie war angehalten, dem Embryo etwas vorzusingen, es zu umarmen (wie bitte sollte sie etwas umarmen, das sich in ihrem Bauch befand?), laut mit ihm zu reden und ihm etwas zu erzählen, über sie selbst zum Beispiel. Studien haben bewiesen, dass es den Embryo beruhigt, wenn er immer wieder dieselbe Melodie hört, sodass er sich später daran erinnert, wie schön es im Mutterleib war. Diese Anweisung war nicht nur völlig absurd, sondern auch stur, wie alle Anweisungen. Du musst eine vielschichtige, positive Beziehung zu diesem Embryo in deinem Bauch aufbauen.

Alles klar?

Gleichzeitig sollte sie, im Fall einer Missbildung, darauf gefasst sein, den Embryo oder später das Baby zu verlieren. Es gab unzählige Untersuchungen, fast unendlich viele. Keine Woche verging ohne irgendeine: Gentest, Blut, Zucker, Hormone, 2-D-Ultraschall, 3-D-Ultraschall (in der Warteschlange hörte sie gleich von drei Eltern hintereinander, die aus dem Büro des Arztes herauskamen, eine Anspielung auf »Alien – Das unheimliche Wesen aus einer fremden Welt«) und so weiter. Es waren aber nicht die Ergebnisse, die sie wahnsinnig machten. Zwar beschäftigte sie sich pausenlos und obsessiv mit ihnen, aber auf einer tieferen Ebene gab es etwas, das sie noch viel wahnsinniger machte. Indirekt, notwendiger- und logischerweise legten die auffällig vielen Untersuchungen eine verdrängte, vergrabene innere Stimme frei, die deutlich und inständig die Botschaft vorbrachte, dass sie sich im Fall einer Missbildung darauf gefasst machen sollte, auf die Schwangerschaft zu verzichten. Und Missbildungen waren an der Tagesordnung! Bestimmte Untersuchungen konnte sie nur bis zu einem bestimmten Termin machen lassen, mit Blick auf die Entwicklung des Embryos, sodass gegebenenfalls noch ein Schwangerschaftsabbruch vorgenommen werden konnte.

Die Stimme flüsterte nicht. Sie war stumm, wortlos, aber kristallklar. Sie verbot ihr, eine zu innige Bindung mit dem Ungeborenen aufzubauen. Es war zwar möglich, aber absolut nicht empfehlenswert, eine Bindung zu einer potenziellen Bestie in deinem Bauch zu pflegen, das du zu ermorden aufgerufen sein könntest.

Als Reaktion auf die beiden entgegengesetzten Haltungen vermied sie es einerseits, sich zu früh an ihr Baby zu binden, und andererseits, sich auszumalen, wie es wäre, wenn sie alles verlöre. So vergaß sie absichtlich, in welcher Woche sie war, wusste nur, in welchem Monat; auch wollte sie nichts davon wissen, was in jeder einzelnen Phase der Schwangerschaft in ihrem Bauch gerade vor sich ging (das hatte ohnehin etwas Dümmliches: Heute beginnen sich die Fingernägel des Embryos zu entwickeln. Wie spannend!).

•

Die Fahrten im Aufzug sind zur täglichen Routine geworden. Um in das Hotelzimmer zu gelangen, muss sie jedes Mal je zwei Etagen hinauffahren. Jede Minute, die Schneider, der Vater von mit der Kleinen im Arm dasitzt, nutzt sie zum Schlafen. Fällt angezogen auf ihr Bett und schläft sofort ein; das ist sehr verwunderlich, denn sie hat ihr Leben lang unter Schlaflosigkeit gelitten. Sie hat Verschiedenes dagegen unternommen, hat Ratschläge und Erklärungen erhalten: Ihre biologische Uhr tickt eben verkehrt, nehmen Sie Melatonin, machen Sie Gymnastik, trinken Sie heiße Milch, schließen Sie die Jalousien, lassen Sie das Sonnenlicht herein. Doch nun hebt die extreme Erschöpfung die Schlafprobleme auf. Mehr braucht es nicht. Schneider, der Mutter von wird mit einem Mal bewusst, dass sie, was das Physische angeht, verwöhnt ist. Es bequem gehabt hat. Im Großen und Ganzen hat sie immer essen, Pipi machen, duschen und schlafen können, wann sie musste oder wollte. Wenn sie sich recht erinnert, wurden ihrem Körper zum letzten Mal in der Armee bestimmte Dinge untersagt oder auferlegt: ständig Wacheschieben, Fluchtgedanken und Einnickverbot.

Zwei Tage nach ihrem Umzug ins Hotel begegnet sie der Japanerin zum ersten Mal im Aufzug. Sie trägt Jeans und ein amerikanisches, exquisites, graues T-Shirt mit einem verwaschenen Guns-n'-Roses-Aufdruck. Gefaktes Vintage. Oder die Edel-Version aus dem Vintage-Luxusladen. Sie hat ein englisches Buch mit dem Titel »We Can Dance If We Want To« dabei.

Schneider fühlt das unwillkürliche Bedürfnis, die Japanerin anzulächeln. Die japanische Kultur macht ihr gute Laune. Seit »Noriko-San« mag sie alles, was japanisch ist. Und sie betrachtet diese Japanerin hier gern. Nicht in erster Linie, weil sie Japanerin ist und darum automatisch interessant wäre; sondern weil sie sonst, wenn sie nicht die Japanerin anschaut, gezwungen ist, ihr eigenes Abbild zu betrachten, das ihr aus jedem der Spiegel in dem metallverkleideten, polierten Aufzug entgegenblickt. Kein angenehmes Schauspiel. Dabei hat sie es in den letzten Jahren zumindest einigermaßen gelernt, sich selbst zu lieben. Doch in der Schwangerschaft hat sie zugenommen, der Körper insgesamt ist aufgegangen wie ein Teig, dazu die Sonnenflecken auf der Stirn, die Wassersucht in den Beinen – ihre Selbstwahrnehmung steht Kopf. Sie ist sich sicher, dass sie früher nur ein Kinn hatte, aber welches der beiden jetzigen es war, ist ihr nicht klar. Den Spiegeln zu Hause hat sie noch ausweichen können, hier im Aufzug ist sie täglich mit den widerborstigen Brauen konfrontiert, die sich ihr in ihrer ganzen liederlichen Boshaftigkeit präsentieren.

Die Japanerin steigt aus dem Aufzug, wo ein Sonnenschein von Mann sie erwartet, hellhaarig, groß und lächelnd; Arm in Arm gehen sie ins Shoppingcenter. Schneider fragt sich, was die beiden wohl hier machen. Sie sehen aus, als wären sie in Ferien.

Am nächsten Tag geht sie auf die Abteilung, wirft einen kurzen Blick ins Wärmebett: Das Baby, ihr Mädchen schläft sorglos, schmatzt mit den Lippen. Dann macht sie sich ans Melkwerk. Sie setzt sich in ihre Kabine, hört nebenan Lilach und Nachumi beim Abpumpen miteinander reden.

»Wie sieht's mit dem Reflux aus?«, fragt Nachumi.

Lilach singt zur Antwort ihre eigene Version von »The Reflex«: »The reflux, is an only Frühchen, he's getting here no dark, the reflux ...«

Sie lachen.

Lilach sagt: »Ich gebe ihm immer ganz langsam die Flasche, das macht Slocombe verrückt, denn ich brauche zwei Stunden dafür, aber es klappt. Was ist mit dem Stillen?«

»Ich habe es gestern wieder versucht«, antwortet Nachumi, »nach einer Minute ist sie mir ohnmächtig geworden. Übrigens, die Japanerin macht mit ihrem Baby Känguru. Hab ich gestern gesehen.«

»Und, wie war das?«

»Auf mich wirkte sie völlig gleichgültig. Lag einfach so da, null Regung, ihr war nichts anzusehen.«

Das macht Schneider neugierig auf die Känguru-Methode. Nach dem Füttern ist Visite, und alle werden wie immer nach draußen gescheucht. Dieses Mal fehlt sogar Elias, der Rebell. Sie überlegt, ob sie sich schlafen legen soll, aber irgendetwas lässt ihr keine Ruhe. Sie geht ins Hotel zurück und steigt zum ersten Mal nach ganz oben in den Turm zum Speisesaal. Das Frühstück, das auch ihr zusteht, wird bis elf Uhr serviert. Die riesigen Fenster gewähren rundherum einen atemberaubenden Ausblick. Wäre sie in etwas anderer Stimmung gewesen, sie hätte das Panorama bestimmt fotografiert. Das urbane Tetris-Spiel mündet in zu hoch aufgestapelten Würfeln, die fast den violetten Himmel küssen: die Hotelkette entlang des Strands. Dazwischen sticht eine klare Linie, ein grün gesprenkeltes Hellbraun, hervor, dahinter stürzt – boom bang – alles hinab ins tiefe Blau.

Sie ist neidisch auf das Buffet im Wöchnerinnen-Hostel, aber auch in ihrem Speisesaal ächzen die Tische unter der Fülle des Angebots: Salate, Würste, Eier, Müsli. Sie muss daran denken, was Dr. Ram Vromen, ihr Dozent an der Universität, über das Dilemma des Buffets zu sagen pflegte. Angenommen, der Platz auf dem Teller ist begrenzt, die Auswahl auf dem Buffet dagegen überreich und die angebotenen Speisen sind entweder alle köstlich oder alle widerlich: Wie wählt sie aus, was sie essen möchte? Dieses Dilemma beweist, dass der Mensch eines Systems aus Gesetzen bedarf. Sei es auch noch so beliebig.

Sie weiß, ihr Körper ist hungrig, sie fühlt diesen Hunger, aber es ist, als ginge sie dieser Hunger nichts an. Sie hat das existenzielle Bedürfnis, sich zu übergeben. Wieder nervt der Körper, darum kümmert sie sich später. Jetzt erst einmal nachforschen. In der hintersten Ecke des Saals stehen, wie in der Hotelbroschüre versprochen, zwei Computerstationen. An einer sitzt eine Japanerin. Wie viele Japanerinnen kann es schon in ein- und demselben Krankenhaus geben, fragt sie sich; wenn das hier die Japanerin ist, die mit ihrem Baby Känguru gemacht hat, ist es sehr wahrscheinlich auch die, die sie im Aufzug getroffen hat.

Schneider setzt sich an den anderen Computer und googelt los: Känguru ist eine erwiesenermaßen wirkungsvolle Methode für den Umgang mit Frühchen. Mutter (interessanterweise steht hier nicht »Elternteil«) und Frühchen, beide nackt, liegen gemeinsam unter einer Decke und bewegen sich etwa eine Stunde lang nicht. Der direkte Hautkontakt erweckt das Kleine zu neuem Leben. Eine zehnprozentige Besserung des Zustands ist zu erwarten. Sie versteht nicht, warum das Känguru bisher mit keiner Silbe erwähnt wurde. Sie beginnt vor Wut zu kochen.

Sie ist eben dabei, all die kostbare, verpasste Zeit zu verfluchen, als ihr jemand auf die Schulter klopft und sich mit hauchzarter Stimme auf Englisch erkundigt, ob es eine Seite für Mietwohnungen in Tel Aviv gibt, die man auch ins Englische umschalten kann. »It's all in Hebrew. It just looks like hieroglyphics.«

Sonst könnte sie die Wohnungsseite auch mit Google Translator aus dem Hebräischen ins Englische übersetzen, meint die Japanerin; aber dafür muss sie die Seite erst mal finden, und das geht eben nur auf Hebräisch. Die Japanerin lächelt. Schneider hebt ebenfalls die Mundwinkel. Es war schon immer so: Noriko-San und alles Japanische macht sie froh.

»Sure, let me help«, sagt Schneider.

Sie findet eine passende Seite für die Japanerin, woraufhin diese vorschlägt, doch gemeinsam zu frühstücken. Und mit dem Kaffee schüttet sie auch gleich ihre ganze Geschichte aus. Sie und ihr Mann sind Amerikaner, ein frisch verheiratetes Paar im Honeymoon. Israel sollte ihre letzte Reisestation nach Indien und Australien sein, weil ihre Schwangerschaft schon ziemlich weit fortgeschritten war. Sie wollten unbedingt das Gelobte Land sehen, Jerusalem aus Gold und den Ort, an dem Jesus über das Wasser gegangen ist. Doch dann ist sie morgens plötzlich in einer Wasserlache aufgewacht, in einer richtigen Pfütze.

»Her water broke«, schaltet sich der Ehemann mit vollem Teller in das Gespräch ein. »By the way, what's this red shit? Was ist die rote Zeug hier?«, fragt er.

»Schakschuka«, erwidert Schneider.

»Wie?«

»Schak-schu-ka«, wiederholt sie.

»Kasch-ku-scha«, sagt er, »excellent.«

Schneider hat keine Ahnung, warum die zwei sich ausgerechnet sie als Adressatin ihrer intimen Beichte über die frühzeitig geplatzte Fruchtblase ausgewählt haben, aber so ist es, und sie reden einfach weiter. Sie erzählen ihr, dass sie bereits einen Monat im Krankenhaus-Hotel sind – der Wahnsinn, wie teuer das ist; und jetzt kommt auch noch die Mutter aus Texas, um ihnen zu helfen. Das Baby, ihr Mädchen ist wirklich klitzeklein, und sie hat Darmprobleme; eine Operation hat die Kleine schon hinter sich, sie wissen nicht, wie es weitergeht. Und als wäre die Nähe, die so unerwartet eingetreten ist, nicht schon groß genug, beginnt die Japanerin, bitterlich zu weinen. Ihr Mann umarmt sie und tätschelt ihr den Rücken. Vielleicht kommt gleich ein Bäuerchen? Sie weiß, sie sollte jetzt so etwas sagen wie: »Machen Sie sich keine Sorgen, alles wird gut, alles wird gut. Sie müssen nur daran glauben.« Doch die Japanerin hat einen entsetzlichen Fehler begangen, als sie darauf bestand, die Rolle der Trösterin ausgerechnet mit ihr zu besetzen. Weinen in der Öffentlichkeit, das meidet sie, es stößt sie ab, und jemandem eine Stütze sein, jemanden wirklich aufbauen, ist nicht ihre Stärke. Sie kann ihr nicht sagen, dass alles gut wird, denn, Tacheles gesprochen, klingt das alles ziemlich scheiße, und das Einzige, was dabei in ihrem Kopf aufflimmert, ist der narzisstische Gedanke, wow, es gibt Menschen, die haben auf ihrem Honeymoon noch mehr gelitten als ich.

Einige Stunden später sitzt sie drüben im Wartezimmer, das sich in ein militärisches Hauptquartier verwandelt hat. Lerner und Jochananov versuchen, der Japanerin eine Wohnung in der Stadt zu besorgen, denn das Hotel wird horrend teuer für sie werden. Schneider hilft nicht, obwohl sie könnte. Ihre Wohnung steht ja leer. Die Lerners sagen, die Japanerin habe in der zwanzigsten Woche geboren; die Jochananovs sagen, in der achtzehnten. Dass es so früh war, leuchtet völlig ein. Sie ist sehr dünn.

Was nicht einleuchtet, ist das Gewicht ihres Babys, des Mädchens.

Es wiegt vierhundertdreiundfünfzig Gramm.

Schneider probiert die Känguru-Methode aus, ohne vorher um Erlaubnis zu bitten. Sie geht mit ihrer Kleinen samt Decke ins Stillzimmer und versucht, sie auszuziehen, aber der Druck der zurückgehaltenen Tränen und des rigiden Zeitplans ist unerträglich, es gelingt ihr einfach nicht.

Bevor sie auf die Frühchen-Station gekommen ist, dachte Schneider immer, sie gehöre zu den Leuten, die mit Stresssituationen gut zurechtkommen. Ihrer Ansicht nach hat sie vor zwanzig Jahren, während des Golfkriegs, den härtesten Stresstest bestanden. Außerdem geht sie einer Arbeit nach, die Problemlösungen unter Druck erfordert. Chefs und Kollegen haben ihr immer wieder bestätigt, wie gut sie mit Konflikten umgeht. Fokussiert. Besonnen. Roboterhaft. Auf der Neonatologischen Intensivstation entdeckt sie nun ihre hysterische Seite.

Und keinerlei »Mut zur Wahrheit«. Wer hier wirklich mutig ist,

ist Gutman, die aber wurde bereits entlassen. Und Abramovich aus dem versnobten Tel Aviver Norden, die stur darauf besteht, dass die Frühchen-Station nach ihrem Zeitplan tickt. Und Avichai, der sich einen Dreck um die Visite schert und im Zimmer bleibt, obwohl man ihn rauswirft. Wohin hat sie diese Unterwerfung unter die Maschinerie bloß geführt? Und warum fällt es ihr so schwer, die Gesetze zu übertreten? Sie wird das Mädchen einfach einmal nicht nach dreißig Minuten zurückbringen. Was können sie schon mit ihr machen? Allein, um sie wieder in die Kleider zu verpacken, braucht Schneider sieben Minuten. Sie weiß das, sie hat die Zeit gestoppt. Glaubt sie wirklich, diese Schwestern wissen es besser als sie? Hat sie Angst, dass sie ihr Baby damit erschöpft? Das ist doch dämlich. Ihr ist bewusst, dass sie gegen die Gesetze aufbegehren sollte, wenn sie das für richtig hält. Sich einen Dreck darum scheren. Sie sollte tun, was das Beste für das Mädchen ist – warum bekommt ihr Mädchen kein Känguru? Weil sie dafür schon zu groß ist? Man sieht doch, dass ihr der Stoff der Kleidung Schmerzen bereitet. Sie braucht den zarten Kontakt mit Haut. Vielleicht hat sie selbst ja Angst. Nicht davor, dass sie ihr Mädchen verschluckt, sondern dass ihr Mädchen sie verschlucken könnte. Die Babykleidung mit den Luftballons ist die einzige Grenze zwischen ihnen: Ohne den Stoff trennt sie nichts mehr voneinander.

Beim nächsten Wiegen hat Schneider, die Tochter von wieder an Gewicht verloren. Weitere fünfzig Gramm. Vielleicht nur ein Zufall, doch Schneider kreischt die Schwestern an: »Warum tun Sie nichts?«

Da sieht sie aus dem Augenwinkel die Japanerin, deren Mädchen mit seinen knapp fünfhundert Gramm fast gestorben wäre. Und in diesem Moment wird ihr plötzlich klar: Mit ihrem Mädchen wird, wie es aussieht, alles gut gehen. Mit ihr wird alles gut gehen. Mit ihnen beiden wird alles gut gehen. Und mit einem Mal begreift sie, was es heißt, Mutter zu sein: Du willst etwas tun und kannst nicht.

Abramovich gibt ihr einen guten Rat. Dieser Rat hilft ihr für das Stillen, verändert die ganze Situation. Abramovich erklärt, dass man während des Stillens die Beine und Hände des Frühchens berühren müsse, damit sie nicht einschlafen. Und das funktioniert wirklich. Plötzlich ist alles gut. Ihre Kleine ist kein Frühchen mehr, sie ist jetzt ein Soufflé, das im Nu aufgehen und die zwei Kilo erreichen wird, die für die Entlassung aus der Neonatologischen Intensivstation erforderlich sind.

•

Nach ein paar Tagen kommt Slocombe in der Morgenschicht zu ihr: »Smadar möchte Sie vor der Visite sprechen.« Besorgt macht sie sich auf einen neuen Beschluss gefasst. Dann teilt Schwester Smadar ihr mit: »Hören Sie, Sie sollen an Schabbat entlassen werden, aber Schabbat wird nicht entlassen. Also können wir Sie entweder einen Tag später, am Sonntag, entlassen oder aber einen Tag früher, Freitagmorgen. Aber nur, wenn Sie wollen; außerdem müssen Sie in diesem Fall unterschreiben, dass Sie die Verantwortung dafür übernehmen.«

»Keine Frage, am Freitag«, antwortet Schneider und freut sich unsagbar. »Schön«, kommentiert Schwester Smadar und klärt sie über den Hindernisparcours auf, den man vor der Entlassung zu durchlaufen hat: einen Kurs in Säuglings-Wiederbelebung, einen Stillkurs sowie eine Einweisung ins Baby-Baden. Ratzfatz muss sie ein Häkchen hinter alles setzen. Denn sie hat nur noch drei Tage hier.

Schneider geht mit einer Tasse ultradünnem Kaffee feiern.

Mittlerweile kann sie sich vorstellen, wie alles sein wird. Endlich. Vorne am Brutkasten wird eine kleine, niedliche Karte mit Luftballons und einem Storch darauf hängen, auf der steht: »Auch ich gehe nach Hause«, darunter das Datum. Man wird dem Baby die Kleidung anziehen, die sie zuvor extra dafür kauft. Sie ist beglückt über dieses idyllische Kopfkino. Doch für die Zeit danach, außerhalb des Krankenhauses, wollen sich aus unerfindlichen Gründen keine Bilder einstellen.

Ein Gedanke kriecht ihr den Nacken hoch und zwickt sie an der Stirn, genau zwischen den Augen. Wenn sie schon Freitag nach Hause geht, bekommt sie den Zuschuss im Rahmen der Frühgeburten-Therapie von der Krankenkasse nicht. Eine Entlassung an Schabbat ist laut ärztlicher Verordnung ein Grenzfall; wenn sie dagegen am Sonntag geht, bekommt sie mit Sicherheit den erwünschten Zuschuss. Er entspricht einem halben Monatsgehalt, Tausende Schekel. Schneider, der Vater von ist momentan arbeitslos, und das krankenhauseigene Hotel war ganz schön teuer.

Als Schneider ihm von der möglichen Entlassung erzählt, wird er böse. »Warum muss ich unterschreiben, dass ich die Verantwortung dafür übernehme? Entlassen heißt doch, dass sie die Verantwortung übernehmen, oder nicht?« Er findet, sie sollten mit der Entlassung bis Sonntag warten. Aber während sie darüber diskutieren, vertauschen sie ihre Meinungen: Jetzt pocht sie stur darauf, sie müsse auf der Frühchen-Station bleiben, während er für eine frühestmögliche Entlassung plädiert. Sie spricht von dem Geld, das sie so sehr brauchen, er argumentiert, wo man es ihnen schon einmal angeboten habe, da müssten sie, jalla, jetzt aber auch raus hier. Der Zeitpunkt sei gekommen. Darauf hätten sie gewartet, sie habe doch die ganze Zeit nichts anderes gewollt. Wo also genau das Problem liege? Er begreift nicht, dass sie rauswill, es aber nicht kann. Die Frühchen-Station ist zu ihrem eigenen Inkubator geworden, die kollektive Mutterschaft hier drin ist die einzige Form von Mutterschaft, die sie kennt. Sie hat nichts anderes. Vielleicht ist es nicht normal, dass sie hierbleiben will, aber was ist schon normal: zwei Menschen in einer sechzig Quadratmeter-Wohnung etwa, die sich um ihren Zwei-Kilo-Nachwuchs kümmern?

Zu Hause werden sie mit dieser Sache, mit dem Elternsein, allein sein. Ohne einen Monitor, der die Atemzüge überwacht, ohne Waage, ohne allmorgendliche Untersuchungen. Und das Wichtigste – niemand wird da sein, den man fragen, niemand, der helfen kann. Slocombe wird nicht rechtzeitig schreien, wenn sie sich beim Windelwechseln einen Schritt zu weit vom Wickeltisch entfernt; Stechrochen nicht dafür sorgen, dass die Kleine Bäuerchen macht; Schwester Prinzessin nicht auftauchen, um ihr zu zeigen, wie man es besser macht, und ihr so Minderwertigkeitsgefühle verschaffen; Schwester Olga sie nicht anknurren, egal, was sie tut, und Schwester Scharon nicht wie ein grüner Engel vom Himmel schweben, um dafür zu sorgen, dass sie die Kleine auch ja im richtigen Winkel im Arm hält, sich nicht die Handwurzel entzündet und ein Karpaltunnelsyndrom einhandelt.

Schrullig, warnend, grob, rettend, magisch: Die verschiedenen Gesichter der Schwestern wird sie nie im Leben vergessen. Nie ihren Geruch. Sie kann sogar sagen, welche Schuhe jede von ihnen trägt. Am Ende bewundert sie sogar die nervöse Olga. Sie sind die Sippe, die für das Wohl ihres Mädchens alles tun, was in ihrer Macht steht. Sie sind die hartherzigsten Biester, denen sie jemals begegnet ist. Jeden Tag sorgen sie sich um die Kleinen, die überhaupt nicht reagieren, und die Großen, die ständig überreagieren. Was hätte sie bloß ohne diese Frauen getan, und was zum Teufel denken die sich wohl, wird sie ohne sie tun?

Die Kleine ist bereit, doch die Große will unbedingt die Hörner des Altars fassen.

•

Sie versucht, Schwester Stechrochen das Dilemma zu erklären; es ist ihr unangenehm, in diesem Zusammenhang über Geld zu reden, aber es ist ehrlicherweise die einzig zulässige Erklärung. Schwester Stechrochen gibt ihr einen Tag Zeit, um sich zu entscheiden, und schickt sie unterdessen zusammen mit den Lerners, Akibas, Abramovichs, mit Elias, dem zornigen Stier, und seiner Frau zum Kombikurs Stillen/Wiederbelebung.

Der Kurs findet in einem langen, rechtwinkligen Sitzungszimmer auf einer anderen Etage statt. Sie treten ein und stellen sich paarweise um den Tisch. Mutter Elias bekommt sie hier zum ersten Mal zu Gesicht. Sie sieht blendend aus, anders kann man es nicht sagen. Vor allem hat sie etwas Farbe, im Gegensatz zum Rest der Mütter, die seit der Einlieferung kein Tageslicht mehr gesehen und einen fast beige-grünen Teint haben. Der von Elias, der Mutter von ist zartrosa, sie wirkt, als hätte sie zwei Wochen lang nur geschlafen und gut gegessen. Sie geht umschlungen von den riesigen Armen von Papa Elias, der ein rosafarbenes Hemd trägt und sich seiner Männlichkeit absolut sicher ist – zurecht. Elias selbst wiederum, ungeachtet seiner Masse, scheint zu schweben. Dazu umspielt ein ewiges Lächeln seinen Mund.

Die dynamische, bebrillte Still- und Wiederbelebungskurs-Leiterin kommt mit einer riesigen Cabbage-Patch-Kids-Puppe unter dem Arm, die Demonstrationszwecken dienen soll, ins Zimmer geeilt. Die Puppe ist sechsmal größer als die Babys aller Teilnehmer. Die Leiterin verteilt Notizbücher samt Stiften, und los geht es. »Viele Frühchen leiden an Kurzatmigkeit. Der Durchmesser der Atemwege ist sehr klein, so auch die Nasenlöcher, die schnell durch Schleim oder andere Sekrete verstopfen.« Von allen Eltern fehlt nur Schneider, der Vater von.

»Das Atemzentrum ist noch nicht reif.« Auch Schneider, der Vater von ist noch nicht reif. Warum sonst ist er nicht hier? Er schert sich einen Dreck, denkt bestimmt, jetzt läuft hier doch eh nichts mehr.

»Die Babys machen immer wieder Atempausen. Wenn sie mal länger als zwanzig Sekunden dauern, sollten Sie nicht gleich in Panik ausbrechen. Man holt sie leicht ins Leben zurück. Hören Sie auf die Anweisungen des Notarztes am Telefon, aber vergessen Sie nicht, ihm auch die Tür aufzumachen. Und am aller allerwichtigsten: Auf keinen Fall auflegen. Die Leute rufen immer an und sagen: Raschi-Straße. Welche Raschi? In Ramat Gan? In Tel Aviv?« Verdammt, was denkt der sich? Dass sie allein sehen muss, wie sie damit fertigwird, falls das Mädchen erstickt? So was von arrogant. Aber so was von. Der hat doch nur Angst, der Schisser.

»Die drei Phasen der Wiederbelebung sind: Atemwege öffnen, Bewusstsein prüfen und Atmung prüfen.«

Nach dem Wiederbelebungskurs sitzen alle verängstigt herum und warten darauf, dass es mit dem Stillen weitergeht. Schneider, der Vater von reagiert nicht auf ihre wutschäumenden SMS.

»Ich verstehe nicht, wie die Leute damit klarkommen«, sagt Mutter Akiba. Sie hat ihr schwarzes Haar nachlässig unter ein Kopftuch gestopft.

»Welche Leute?«, fragt Mutter Lerner.

»Sie wissen schon. Alle. Wie sie mit den Babys klarkommen, ohne dass ihnen jemand zeigt, wie man das alles richtig macht. Sehen Sie, wir sind doch, Dank sei Gott, in privilegierter Lage.«

»Tatsächlich?«, fragt Mutter Lerner.

»Na ja, wir sind hier unter Aufsicht. Mit den ganzen Kursen und Einweisungen. Ich weiß nicht, was ich ohne die Unterstützung getan hätte. Aber lassen wir das; ich weiß eben nicht, wie es wird, wenn wir wieder zu Hause sind«, schließt Mutter Akiba.

»Es stimmt, hier haben wir jede Nacht eine Schwester um uns. Und vor allem: Es gibt den Monitor«, bemerkt Mutter Lerner.

»Und was ist mit Babysense, das die Atmung, den Puls und all das überwacht?«, erkundigt sich Schneider.

»Babysense ist Bullshit«, urteilt Abramovich, »das misst den Puls überhaupt nicht, nur die Atmung. Ich habe gehört, man kann eine Nachtschwester auch mieten. Also, für zu Hause.«

»Wissen Sie, wie viel das kostet?«, fragt Lerner.

»Jedenfalls weniger als eine Übernachtung hier im Hotel«, antwortet Abramovich.

Mit der Kleinen allein zu Haus ohne die ganzen technischen

Geräte. Schafft sie das? Ohne die Elektroden, die überall an dem Minikörper hängen? Ohne das Wiegeritual? Ohne jeden Tag von zwölf bis fünf zu schlafen? Was, wenn das Mädchen an Gewicht verliert, weil sie nicht genug stillt?

Es ist zu früh für die Entlassung.

»Wie war Ihre Geburt?«, fragt Mutter Lerner Mutter Elias. »Sie waren ja nicht hier, gab es Komplikationen?«

»Einen Tag danach habe ich Fieber bekommen, aber die Geburt selbst war ganz nett«, sagt Mutter Elias, »nicht mal ein Kaiserschnitt. Meine erste Geburt. Zwillinge. Vierzehn Stunden.«

»Effizienz ist das Einzige, was zählt«, meint Vater Elias.

»Ich will ja nicht nerven, aber ehrlich gesagt, war es ein echtes Erlebnis. Es gab nur einen Moment gegen Ende, in dem ich Angst hatte: Als sie mir sagten, die Zwillinge seien ein Notfall, da habe ich mich richtig reingesteigert.«

»Eine echte Löwin!«, lobt Vater Elias und küsst die Schulter mit dem Delfin-Tattoo.

»Wie du lebst, so gebärst du«, stellt Mutter Lerner fest.

Schneider, die Mutter von hat das genau gehört. Was ist los, ist jetzt auch Lerner auf diesem verdammten spirituellen Trip? Schneider lässt sich das einen Moment durch den Kopf gehen. Können New Age-Einsichten ihr eine Antwort darauf geben, warum sie eine Frühgeburt erleben musste? Obwohl der Gedanke, dass sie geboren hat, wie sie lebt (auf Drogen, unter Schmerzen, ohne eine Wahl), nicht gerade angenehm ist, ist es verständlich, warum sie es jetzt einmal mit New Age probiert: Weil es ohnehin einerlei ist, sie wird niemals, nirgendwo und von niemandem, wertvolle Antworten bekommen. Es erwarten sie keine Stufen, die es zu erklettern gilt. Niemand wird ihr eine auf Fakten gestützte Deutung bieten. Nein, das wird ganz bestimmt niemand tun. Fragen wie diese bleiben unbeantwortet: Warum hat sie zu früh geboren? Hat sie womöglich nicht genug Wasser getrunken? War die Belastung zu groß? Ist der Mutterkuchen schuld? Schneider kommt zu dem Schluss, dass das Baby es womöglich überhatte, in so einem seltsamen Wesen wie ihr zu hausen. Das überrascht sie nicht weiter. Da haben sie etwas gemeinsam: Sie hat es ebenfalls über.

In dem Moment, als Lerner den weisen Spruch ausspricht, empfindet sie ihn als so nervig wie zutreffend. Ohnehin wäre eine endgültige Antwort auf die Frage, warum sie zu früh geboren hat, wenn es denn eine gegeben hätte, wertlos gewesen. Der Blick zurück ist fruchtlos, hilft ihr nicht. Schneider lebt derzeit ganz und gar in der Gegenwart: das zentrale Ziel aller möglicher spiritueller Schulen, die die Achtsamkeit und das Bewusstsein trainieren. Wem es schwerfällt und wer sich danach sehnt, mehr im Jetzt zu leben, muss nur mal eine Stunde auf der Frühchen-Station verbringen, und das Problem löst sich von allein. Hier werden alle – freiwillig oder unfreiwillig – zu Buddhistinnen.

Möglicherweise hat sie genau das verdient, es ist Strafe und Segen. »Wie du lebst, so gebärst du.« Sie bemüht sich mit aller Kraft, ausschließlich positiv zu denken. Wie wird so jemand Bescheuertes wie sie auch sonst mit dieser ganzen Sache fertig? Sie ist auf Hilfe angewiesen. Sie wünscht sich mehr Zeit zur Akklimatisierung. Man muss auch nicht leugnen, dass sie eine extra große Portion an Schuldgefühlen verdient hat, weil sie innerlich schon gar nicht mehr zur Mutterschaft bereit gewesen war. Ja, sie hatte den Wunsch, schwanger zu werden, bereits aufgegeben. Hatte diese Sache bereits abgehakt, um nicht ganz wahnsinnig zu werden.

Die Schuldgefühle erweitern wie ein Plug-in ihre Verbindung mit dem Neugeborenen, auf einem Weg, der sich anders vielleicht gar nicht ergeben hätte. Vielleicht hat auch die Konkurrenz auf der Abteilung die Schuldgefühle und den Wunsch nach besonderer Bindung verstärkt, weil sie das als schwächste Mutter von allen bloßgestellt hat? Allein hätte sie vielleicht nicht so hartnäckig auf das Stillen bestanden. Vielleicht vielleicht.

Jetzt sucht sie nach dem Guten. Nach der halb vollen Flasche der Frühchen-Station. So etwas gibt es nicht, aber es gibt eine Art karmische Gerechtigkeit. Und das Schlimmste ist vermutlich: Schneider glaubt daran.

•

Dinge, die man beim Stillkurs lernt:

Man kann die Milch bis zu achtundvierzig Stunden nach dem Abpumpen noch einfrieren.

Die Tüten müssen steril sein.

Zu verschiedenen Zeiten abgepumpte Rationen dürfen nicht vermischt werden.

»Wie wissen wir zu Hause, wie viel er gegessen hat?«

»Das werden Sie nicht wissen. Sie haben ja keine Waage wie hier.«

Im Gefrierschrank hält die abgepumpte Milch drei Monate.

Auftauen in kochendem Wasser ist verboten.

Kaffee trinken besser nur nach dem Abpumpen.

Schneider, der Vater von verhält sich nervtötend.

»Ich kapier nicht, warum ich zum Stilltreff kommen muss«, schreibt er, »stille ich etwa?« Avichai kommt trotzdem, und der ist auch keine Frau. Alle sind gekommen. Nur er nicht. Als er dann doch noch auftaucht, drängt er wieder wegen der Entlassung. Der Zank spielt sich vor dem Bettchen von Schneider, der Tochter von ab. Und schon streiten Papa und Mama. Schwester Slocombe kommt, um die Gemüter zu beruhigen.

»Vielleicht möchten Sie einmal mit der Sozialarbeiterin sprechen?«, schlägt ihr Slocombe mit zusammengepressten Lippen, aber höflich vor.

Sie bugsiert Schneider in ein kleines Hinterzimmer, wo sie zwischen Flaschen, Formularen und Kartons auf das Gespräch mit der Sozialarbeiterin warten soll.

Schließlich erscheint die Sozialarbeiterin mit Ringbuchordner, Brille und Bananenfrisur. »Nun, wie ich gehört habe, wollen Sie hierbleiben. Stimmt das?« Sie schaut von den Papieren auf, neigt leicht den Kopf und sieht Schneider direkt ins Gesicht. Schneiders

Seismograf registriert deutlich, dass man denkt, sie ticke nicht ganz richtig; gleich wird die Sozialarbeiterin verkünden, dass sie nicht zur Mutter tauge. Darum erwidert sie: »Nein. Das ist ein Irrtum. Ich will entlassen werden.« Die Wut lässt sie anschließend an der Rezeptionsdame des Hotels raus. Sie teilt ihr mit, dass sie am Freitag auschecken werden, und verlangt einen Preisnachlass. Doch die stark geschminkte Rezeptionistin mit dem Stewardess-Halstüchlein lehnt ab. Warum nur ist Schneider ausgerechnet jetzt so angespannt wegen des Geldes? Aviad hat mit ihr über eine Beförderung gesprochen. Sie muss sie annehmen.

Du bist nichts Besonderes. Dein Leid ist nichts Besonderes. Alle Familien hier sind auf ihre Weise arm dran und bezahlen genau dasselbe.

DIE MASCHINE LÄSST LOS

Dies ist der finale Countdown: Nur noch zwei bis zur Entlassung. Als um elf die Visite ansteht, befiehlt ihr Schwester Stechrochen: »Weisen Sie die da ins Abpumpen ein, sie heißt Petrow.« Sie zeigt auf eine der Mütter. Die neue Frau ist blond, hat einen grauen Teint, und ihre Augen rauchen vor Verzweiflung.

»Hi, ich bin Schneider«, sagt Schneider. Vor Lichtjahren, erinnert sie sich, war sie die Neue. Also setzt sie rasch das breite Lächeln von Halevi auf.

»Hi«, sagt die erschrockene Blondine.

»Kommen Sie, die Tuben haben Sie schon, stimmt's?«

»Diese Dinger hier?«

»Genau die, prima. Hat man Ihnen die Stillzimmer gezeigt?«

»Nein.«

»Dann folgen Sie mir. Als ich damals gekommen bin, war mir nicht klar, warum die Stillzimmer heißen. Sie müssten Abpumpzimmer heißen. Wir nennen sie manchmal auch Melkzimmer.« Ups, zu viel Input, Schneider. Zu viel Bemühen. Schweig ein bisschen. Wortlos gehen sie zu einer der Stillkabinen. »Sehen Sie«, Schneider beschreibt mit einer Hand die Grenzen des Kerkers, ihres Königreichs. »Es gibt in jeder Kabine eine Maschine. Sie müssen nur diesen Schlauch hier daran anschließen. Aber nehmen Sie die gelbe Maschine, nicht die blaue. Am anderen Ende wird der Schlauch mit Ihrer Pumpe verbunden, und die wiederum hängt an der Flasche. Bin ich zu schnell?«

»Nein, das liegt an mir, ich bin unkonzentriert«, antwortet die Aschblonde.

»Los, dann machen wir das mal zusammen.«

Sie verbinden den Schlauch an einer Seite mit der Pumpe.

»Und hier kommt das Gelbe rein?«, fragt die Aschblonde.

»Genau«, sagt Schneider.

»Wie lange sind Sie schon hier?«, wagt sich die Blondine hervor und himmelt sie voller Bewunderung mit einem funkensprühenden Blick an, dessen Schneider sich nicht würdig fühlt.

»Fast zwei Wochen.«

Wow, sagen die Augen der Blondine.

Sie verrät ihr nicht, dass sie demnächst rauskommt. Sie möchte sie nicht traurig machen. Wer weiß, wie lange die Blondine noch hierbleiben muss. Stattdessen stellt sie die vereinbarte, gängige Frage auf der Frühchen-Station, mit der man Kommunikationsfreude und Interesse bekundet: »Wie viel hat er gewogen bei der Geburt?«

»Vier Kilo und zweihundert Gramm«, antwortet die Blondine unermesslich kummervoll. Was? Diese Hure! Das kann gar nicht sein. So ein Gewicht gibt es nicht auf der Frühchen-Station. Hier spricht man von Gramm, nicht von Kilos. Schneider blickt die Blondine verstört an.

»Aber offiziell war er sieben Minuten tot, als er geboren wurde. Eine Totgeburt. Hat sich mit der eigenen Nabelschnur erwürgt. Sie haben ihn wiederbelebt, und jetzt ist er da. Nach einer Notbehandlung.«

Ach so. Schneider muss sich also wieder gesegnet fühlen. Ja, sie kann sich im Vergleich zu vielen anderen wirklich glücklich schätzen. Aber sie empfindet diese erwartbare Dankbarkeit nicht, und das treibt sie in den Wahnsinn. Immer meldet sich von irgendwoher eine neue Angst, drängt sich auf, verfliegt wieder und kehrt doch zurück. Sie ist ein Flipperautomat der Ängste.

•

Weil sie beschlossen hat, das Krankenhaus am Freitag zu verlassen, und sie nichts im Haus haben, hat sie noch genau einen Tag, um Einkäufe zu machen. Bis zum nächsten Pumpen hat sie drei

Stunden frei. Jetzt heißt es, sich gut organisieren, um alles, was sie brauchen, in einem Einkauf zu besorgen. Aja, die Schönste im ganzen Büro, hat ihr schon vor einiger Zeit eine Liste dafür erstellt. Ihr fällt ein, dass Aja ihr außerdem geraten hat, wo sie am besten einkaufen geht, irgendein supergünstiger Laden. Aber wo ist der, wo hat sie ihre Gedanken und wo diese blöde Liste hingetan? Mutter und Tante holen sie ab und fahren mit ihr zur Riesenfiliale des Babyparadieses am Stadtrand: fünfunddreißig Minuten insgesamt hin und zurück mit dem Auto. Jede Minute zählt, denn Schneider muss zurück zum Stillen; sie kann unterwegs auch kein Nickerchen machen, die beiden tratschen die ganze Zeit über irgendeinen fiesen Nachbarn. Schneider nickt nur hin und wieder. Nuschelt hin und wieder etwas. Hört kein Wort.

Im Babyparadies gibt es ausschließlich Baby-Produkte. Sie nehmen einen großen Wagen und beginnen einzusammeln: Bettlaken, Fläschchen. Der Verkäufer reicht ihnen eine ganze Liste. Das Land der unbegrenzten Baby-Möglichkeiten. Sie bleibt bei den Handtüchern hängen – Enten- oder Froschmotiv?

Plötzlich sieht sie von Weitem Adwa, mit der sie auf dem Gymnasium war, um die Tausenden von Babyfläschchen herumtigern; sie hat ein Tragetuch aus rosafarbenen Jeansstoff umgebunden und passend dazu einen ebenso rosafarbenen Overall mit roten Kussmündern darauf an. Adwa hat kurze, dünne Beine, ihr Haar fällt in spitzbübischen Locken herunter. Da entdeckt Adwa sie, und Schneider winkt ihr. Sie wird ein paar Worte mit ihr wechseln müssen, alles andere wäre unhöflich. Adwa kommt auf sie zu, ein buntes Raumschiff von einem Kinderwagen vor sich herschiebend, an dem Unmengen Spielzeug wie Girlanden baumeln. »Guck mal hier«, sagt Adwa und klappt die zwei Seiten einer Erdbeere zum Spielen auseinander, in der sich ein grüner Wurm krümmt, »ich nenne es den Vibrator.« Beide lachen. Eine von ihnen echt.

Adwa hat zwar den Tragegurt um, aber kein Baby darin. Ihr

teurer Kinderwagen leuchtet in allen Farben des Regenbogens, im noch reinlichen und weißen Inneren liegt Adwas Baby, das mit seinen dicken, wie mit Botox aufgespritzten Lippen und seinen Riesen-Rehaugen eine exakte Miniaturausgabe seiner Mutter ist. Es steckt in einem minzgrünen Samtstrampelanzug mit kleinen weißen und lila Blümchen darauf. Die perfekte Baby-Bekleidung. Die schönste, die sie je gesehen hat. Sie befühlt das hellgrüne, grobe Fleece mit der Ente in der Mitte. Das ist wohl der kleinste Strampler, den sie wird finden können, aber er ist immer noch doppelt so groß wie ihre Kleine. Adwa hat ihrem Baby ein weißes, handgestricktes Mützchen mit Hasenohren aufgesetzt.

»Die hat meine Mutter gestrickt«, erzählt Adwa, »sieht süß aus, oder? Also schieß los, wann ist dein Geburtstermin?«

»Der war schon«, hört sie sich antworten.

Adwa fragt nicht, wann das Baby gekommen oder wo es jetzt ist. Zu ihrem großen Glück tauchen im selben Moment ihre Mutter und Tante auf; entzückt von Adwas Baby, schnalzen sie mit der Zunge. Sie macht sich darauf gefasst, dass ihre Mutter gleich die ganze Geschichte mit der Frühchen-Station zum Besten geben wird. Ihre Mutter kann einfach nichts für sich behalten, besonders nicht, wenn es um das Persönliche eines anderen Menschen geht. Doch die ganze Aufmerksamkeit ihre Mutter ist auf etwas anderes gerichtet, ein schwieriges Dilemma: Soll sie das gestreifte oder lieber das gepunktete Laken nehmen? Schneider, die Oma von ist bekannt dafür, dass sie zu Fragen dieser Art eine unumstößliche Meinung besitzt, und da sie ihre Tochter bei der Entscheidungsfindung nicht gebrauchen kann, entscheidet die Oma. Die Zeit ist knapp. Schneider will etwas aus dem üppigen Angebot wählen, aber nichts ist exquisit genug für sie. Ah, sieh mal, diese Wollmütze mit den Teddyohren. Pah, solche Mützen gibt es hundertmal, das ist Massenware, alle gleich hässlich.

Auf dem Rückweg zum Hotel will Schneider unbedingt noch in ein Küchengeschäft. Sie kauft eine elektronische, hochsensible Konditorwaage, die bis fünf Kilo einzelne Gramm anzeigt, und dazu eine passgenaue grüne Plastikschüssel mittlerer Größe. Irgendwie werden sie das Frühchen zu Hause ja wiegen müssen.

•

Im Frühstückssaal des Hotels sitzt Schneider an einem der Computer und verfällt in eine tollwütige Obsession: Sie sucht den schönsten Strampelanzug der Welt und findet ihn schließlich auf der Seite einer bekannten französischen Firma für Kinderbekleidung. Sie bestellt den viel zu teuren Strampler und setzt ihren Jagdrausch fort, sucht nach einer Babytrage, wie sie sie bei Adwa gesehen hat. Es gibt verschiedene Ausführungen, die meisten sehen aus, als bräuchte man dafür eine besondere handwerkliche Geschicklichkeit und räumliche Vorstellungskraft. Darum gibt es auch extra Beraterinnen, die einen in die richtige Handhabung der Babytrage einweisen: Sie kommen zu dir nach Hause, stellen alles perfekt ein und sorgen so dafür, dass du das Produkt auch wirklich kaufst. Aber Schneider interessiert sich nicht für die Trage, die am besten passt – sie ist auf der Jagd nach der schönsten. Schließlich findet sie auf der Seite irgendeiner kalifornischen Marke die richtige Trage. Sie sieht aus wie eine große Hosentasche aus Jeansstoff, wie die Schote einer Menschenerbse. Auf der Seite steht, dass das Modell auf dem Prinzip basiere, wie es die Frauen bei den Kelten vor Tausenden Jahren angewendet hätten; aber als sie versucht, sie zu bestellen, blockiert das System, und eine Nachricht poppt auf: Die Produktion der schönsten Babytragen der Welt ist eingestellt worden, weil ein Baby davon erwürgt wurde. Unwillkürlich springt sie von ihrem harten Stuhl auf. Shoppen soll doch dabei helfen, mit der Angst vorm Elternsein fertigzuwerden, und nicht eine weitere Traube von Ängsten produzieren. Sie substituiert sofort die eine mit der anderen Angst und ruft Aviad an, der ihr heute schon zwanzig Nachrichten hinterlassen hat. Sie ruft Aviad an, weil sie sich beruhigen muss, und da hilft es manchmal, wenn man mit jemandem redet, der noch gestresster ist als man selbst.

Doch es erweist sich als ein grober Fehler. Aviad beharrt darauf, über die Veränderung ihrer Position im Job zu sprechen – er nennt es ihre Berufung. Immer wieder wiederholt er es: »Du wirst Growth Hacker.« Sie versteht nicht, was das genau heißt und warum es plötzlich so eilt, aber sie lässt ihn reden. »Diese Berufung ist genau das Richtige für dich und für Prometheus.« Ihr Leben außerhalb des Krankenhauses scheint das Leben einer anderen zu sein; darum widerspricht sie Aviad nicht, zeigt sich aber auch nicht sonderlich begeistert. Dafür ist Aviads Begeisterung groß genug für sie beide. »Der Job ist dir wie auf den Leib geschnitten, Micki, du hast die feinen Sensoren, die man braucht dafür. Du hast doch von Anfang an argumentiert, dass zählt, was reinkommt, und damit hattest du am Ende auch absolut recht.«

»Du übertreibst maßlos, Aviad.«

»Tu ich gar nicht. Was bedeutet es, sich auf den Umsatz zu konzentrieren? Optimierung. Und Optimierung ist das Wesen von Growth, Wachstum. Wir bestimmen die passende Metrik – zum Beispiel die Anzahl der User pro Monat – und verbessern so das System, das auf die Metrik geeicht ist, die wir vorher festgelegt haben.«

»Hör bitte auf, mich mit Fachbegriffen zu bombardieren. Wo hast du das Wort ›Metrik‹ aufgeschnappt?«

»Kritisch wie immer. Du weißt, wie sehr ich auf Fachjargon stehe.«

»Ich will das nicht jetzt entscheiden. Hier auf der Station ist alles so extrem. Ich weiß nicht, wie ich mit all dem fertigwerden soll, und jetzt kommst du auch noch mit der Berufung. Ich bin ja gar nicht richtig bei der Sache. Hör dir gar nicht wirklich zu, verstehst du? Einerseits sterbe ich vor Angst, hier rauszukommen. Andererseits ist es ein Albtraum, hier zu sein.«

»Kicki, du siehst immer alles nur in Dichotomien. So schwarzweiß und flach, wie du es machst, ist das Leben nicht. Du verhinderst nur das räumliche Denken, die Dreidimensionalität. Du spielst ja auch ›Space Invaders‹ weiter stur in 2D. Aber ›Prometheus‹ ist ein dreidimensionales Spiel. Und auch das Leben ist dreidimensional. Wir sind groß, ich meine das Unternehmen, aber auch ich, ich und du, Süße, und genau das heißt, mit allem fertigzuwerden. Komplexe Zusammenhänge zu verstehen. Die ganze Fülle der Möglichkeiten zu sehen. Tun, was notwendig, was richtig ist und nicht nur das, worauf du gerade Bock hast und was dir in den Kram passt. Kurz gesagt: Alles wird gut. Schon ganz bald bist du raus aus der Frühchen-Station, und was die Berufung angeht: Du bist es mir und dir selbst schuldig, es zumindest zu versuchen.«

Sie verspricht, es zumindest zu versuchen.

•

Seit dem Kaufrausch im Internet und dem Gespräch mit Aviad ist eine Stunde vergangen. Ohne es zu merken, wäre sie beinahe das erste Mal zu spät zum Stillen gekommen. Schwester Olga, bewaffnet mit einer erwärmten Flasche, schneidet eine Grimasse.

Schneider, der Vater von ist ebenfalls verärgert: Warum hat sie diesen Strampelanzug gekauft? Und noch dazu diese Trage? Sie haben hier eben mehrere vollgepackte Tüten abgestellt: Warum für solchen Unsinn Geld rauswerfen? Zweihundertfünfzig Schekel für ein Kleid, das keine zwei Wochen lang hält. Warum begreift er es nicht? Worauf hofft sie im Grunde? Darauf, eine bessere Mutter zu sein. Und diese Hoffnung erfüllt sie, schäumt über und ergießt sich in einer Kaskade von Geldscheinen.

Die Sachen selbst sind nur Werkzeuge.

BITTEN SIE UM DAS ENTLASSUNGSFORMULAR

Noch einen Tag bis zur Entlassung von Schneider, der Tochter von, und die To-do-Liste ist lang: Computertomografie auf der ersten Etage; Einweisung ins Baden mit Schwester Stechrochen am Mittag; zuallererst aber die Registrierung des Neugeborenen. Schneider, die Eltern von gehen eine Etage tiefer und suchen das Zimmer 104. An der Tür hängt ein Blatt, natürlich mit einer langen Liste von Anmeldungen für einen Termin darauf. Sie betreten gemeinsam das Zimmer und warten. Einige Stühle stehen bereit, und am anderen Ende des Raums sitzt eine stark sonnengebräunte, erfrischt wirkende Angestellte mit rostrotem Haar hinter einem schweren Tisch. Vor ihr sitzt ein blutjunges Pärchen und kritzelt auf Formularen herum. Von den restlichen Leuten, die sich für einen Termin eingetragen haben, ist seltsamerweise niemand da; gegenüber von den Schneiders sitzt nur eine Minifrau, mit einer Frisur wie eine Anime-Figur: schwarzer Bob mit schrägem Pony. Eine hübsche Anime-Figur. Ein Schneewittchen, ihre Haut ist weiß wie Schnee. Volle Lippen. Große Augen. Diese Minifrau gehört zu jenen Schönheiten, die immer gut aussehen, bei denen nichts stört. Die mühelos schön sind. »Selbst in Schlamm gebadet«-schön, nennt Schneider das. Die Schöne trägt schwarze Birkenstocksandalen und dazu coole, shabby-schicke Trainingshosen.

Die Angestellte ruft »Uliel«, und Schneider springt auf. Die Minifrau sagt: »Das bin ich.«

»Sie sind als Nächstes dran.«

Uliel ist eine von diesen Marokkanerinnen mit heller Haut. Schneider ist also nicht die Einzige, bei der das auffällt.

»Sie haben sich entschieden, richtig?«, fragt die Angestellte. »Ist der Herr inzwischen auch schon eingetroffen?«

»Ich habe keinen Herrn«, gibt sie zurück. »Das genau ist der Punkt.«

»Machen Sie mich nicht kirre, Uliel. Nu, Sie wissen doch, was ich meine. Ihr Freund. Nennen Sie ihn, wie Sie wollen, aber bitte schnell. Wenn Sie laut Ihrem Ausweis nicht verheiratet sind und Ihr Partner hier nicht gleich aufkreuzt, kann ich Sie nicht registrieren. Und tun Sie mir einen Gefallen: Bringen Sie die Formulare bereits ausgefüllt mit«, schließt die Angestellte ihre Ansage. Eine Frau mit Haarnetz tritt ins Zimmer, sinkt schwerfällig auf einen Stuhl und hält sich ihren Bauch.

An Uliel ist kein Gramm zu viel, bis auf diese kleine Schwellung am Bauch. Sie sieht aus, als hätte sie gestern am Strand ein paar Biere gekippt. Schneider hatte gedacht, dass das direkt nach der Geburt wieder vorbei sein würde. Dass der Bauch schrumpft wie ein Ballon. Aber ihrer ist noch immer sehr dick. Sie sieht jetzt noch schwangerer aus als während der Schwangerschaft. Einige Kilos sind bestimmt runter, aber man sieht es nicht; sie, die sich früher jeden Tag gewogen hat, will zurzeit partout nicht gewogen werden. Alle drei Stunden ihr Baby zu wiegen, reicht ihr.

Uliels Partner kommt mit einem Baby herein, hält den kleinen Wurm in seinen langen Armen. Das kann nur ihr Partner sein. Er ist auffallend groß und sieht ihr überraschend ähnlich. Sein Gesicht ist pockennarbig, aber hübsch: mit Augen wie Nüsschen und üppigem schwarzen Haar. Er flüstert der Minifrau zu: »Komm, wir hauen ab, ich hab aus Versehen nur den Anhang dabei. Wir bringen das nachher in Ordnung.« Und weg sind Uliel, der Mann und der Wurm. Dennoch sieht es nicht so aus, als ob die Schneiders bald drankämen. Schneider wendet sich an Schneider: »Gut, was ist jetzt mit dem Namen?«

»Was soll damit sein?«, gibt sie zurück.

»Wir sollten uns entscheiden. Sonst gibt es ein Tohuwabohu mit den Papieren, du hast es ja gehört. Und dann müssen wir zum Innenministerium und das innerhalb eines Monats erledigen.«

Sie antwortet nicht.

»Was? Jetzt zieh keine Schippe«, sagt er.

»Wer ist der Letzte in der Reihe?«, fragt ein ergrauter Mann mit Brille und lugt ins Zimmer. Der Mann winkt der Angestellten, als wären sie befreundet, und sie schwenkt daraufhin den Kopf, schenkt ihm ein leises Lächeln, das aber gleich wieder erstirbt. Langeweile und Groll stehen ihr ins Gesicht geschrieben.

»Wer ist Sason?«, fragt der Mann. »Ich bin das«, antwortet die Frau mit dem Haarnetz, »Neima Sason.«

Der Mann schaut zufrieden. »Unser Name ist Meir, und wir kommen vor Sason«, verkündet er. Wieder schaut er gierig zu der Angestellten, die die Papiere bearbeitet; prüft verstohlen, aber eingehend ihr Gesicht. Schneider empfindet diese Geste als einen offenen, sexuellen Übergriff. Die Angestellte macht ihn also scharf; ihm muss nicht erst das Wasser im Munde zusammenlaufen, sie wird auch so feucht. Der Mann bemerkt, dass Schneider seinen geilen Blick bemerkt hat; einen Moment lang glaubt sie, er würde zusammenzucken, aber dann spricht er sie an: »Und Sie sind wer?«, fragt Meir.

»Wir kommen vor Sason«, entgegnet Schneider.

»Stehen Sie auch auf der Liste davor?«

»Klar, schauen Sie nur nach, da steht Uliel«, sagt Schneider. Das ist grob gelogen. Der Name Schneider steht hinter dem Namen Sason. Doch die Lüge lässt sich mit Fakten und Dokumenten beglaubigen: etwa mit ihrem Personalausweis, denn sie hat sich noch immer nicht die Mühe gemacht, ihren deutlich geschriebenen Geburtsnamen »Michal Uliel« ändern zu lassen. Doch wie der Name schon sagt: Gott wird ihr vielleicht vergeben. Sie will nur endlich drankommen, und dann nichts wie weg. Sie flüstert Schneider zu: »Ich weiß, welchen du willst, aber den will ich nicht.«

»Weißt du denn schon, welchen du willst? Gestern wusstest du es noch nicht«, kontert er.

»Wenn du Avischag als Namen problematisch findest ...«

»So heißt die Hure von König David.«

»Sie hat nicht mit ihm geschlafen, sie hat ihn nur scharf gemacht.«

»Whatever.«

»Eine richtig kluge Frau. Aber den willst du absolut nicht?«

»Nein.«

»Dann nicht. Ich dachte, wir einigen uns.«

»Du weißt, welchen ich will, ich will ...«

»Whatever.«

Die Angestellte blickt verzweifelt auf das junge Paar, das immer noch schreibt. Ein Mann mit Kippa kommt herein, gesellt sich zu der Frau mit dem Haarnetz. Er schaukelt die Wiege, sie telefoniert.

»Das also ist die ganze Story? Du willst deine Tochter so nennen, seit du sechzehn bist?«, sagt Schneider zu Schneider bemüht verständnisvoll.

»So ist es.«

»Aber warum?«

»Weil Ali der Name schöner Mädchen ist. Denk mal darüber nach: Ali McGraw. Ally McBeal.«

»Elinor, du bist schön wie ein Engel.«

»Nein, Ali.«

»Hebräisch: Eli – Eli Cohen, unser Mann in Damaskus.«

Er schweigt. Wer ihn nicht kennt, sieht nicht, wie frustriert er wirklich ist.

Die Frau mit dem Haarnetz spricht noch immer am Telefon. Ihre Stimme klettert eine Oktave höher: »Ich hatte so ein Druckgefühl da unten. Aber überhaupt keine Wehen. Und dann haben sie mir gesagt, mein Muttermund ist zwei Zentimeter weit offen. Ich war in Hochstimmung, hab geduscht, danach war ich da unten kaum drei Zentimeter weit offen. Hat sich nichts mehr bewegt. Ich bin im Dunkeln auf die Toilette, hab mich auf die Toilettenschüssel gesetzt. So hab ich das Ganze noch eine halbe Stunde hinausgezögert. Dann bin ich raus, die Schwester kam auf mich zu – jetzt waren es schon neun Zentimeter –, eine Sekunde länger und ich hätte mein Kind direkt in den Abfluss geboren.«

»Schätzchen«, sagt die Angestellte zu ihr, »das ist wirklich eine tolle Story, aber wären Sie bitte so freundlich, draußen zu telefonieren?«

»Warum, stört Sie das?«, fragt die Haarnetzfrau.

»Nein. Dass Sie mir das Ohr mit drei Portionen Kibbeh vollbrabbeln, das stört mich nicht. Aber ich habe hier eine Vaterschaftsanerkennung auf dem Tisch. Das ist viel Arbeit. Ich hatte heute schon vier davon. Keiner heiratet mehr vor dem Rabbinat.«

»Gott sei Dank«, sagt Schneider.

Der Mann mit Kippa verzieht das Gesicht.

»Mein Lieber, warum sind Sie denn so wütend?«, fragt die Angestellte.

»Nicht ich, unser Vater im Himmel ist wütend«, antwortet er.

»Seien Sie nicht wütend. Sie sind bald dran«, beschwichtigt ihn die Angestellte lächelnd. »Wenn die hier nicht bald fertig werden, nehme ich Sie als Nächstes dran«, sie zeigt auf die Schneiders.

»Das also ist dir wichtig?«, flüstert Schneider.

»Was?«

»Dass sie schön ist?«

»Schöne Menschen haben es leichter im Leben.«

»Nicht der Name, Gott sei gelobt, macht sie schön.«

»Aber ich habe immer geträumt ...«

»Du warst sechzehn, hattest eine Freundin, die mir absolut nicht ähnlich ist – was also hat das mit mir zu tun?«

»Das ist mein Traum.«

»Ich will nicht, dass Gott im Namen meiner Tochter vorkommt, solange ich ihn nicht selbst aus meinem Familiennamen verbannt habe.«

»Was, du meinst, wegen Uliel?«

»Genau. Wie wär's mit Lotte?«

»Die süße Motte.«

»Ich dachte eher an das doppelte Lottchen. Gut, ich bin zu einem Kompromiss bereit: Elischeva.«

»Ich nicht.«

Die Angestellte streckt Schneider die Hand entgegen. Der Name Alisa ist auf ihre Bluse genäht. Schneider reicht Alisa die Formulare und den Personalausweis. Alisa blickt einen Moment finster drein, murmelt: »Mal schauen, ob alles passt.« Doch schließlich lächelt sie und sagt zu Schneider: »Kommen Sie nachher und bitten Sie um das Entlassungsformular.«

»Ich verstehe nicht, was ist mit dem Formular?«, antwortet Schneider, die Mutter von.

»Lassen Sie die Papiere hier bei mir und kommen Sie in zwei Stunden wieder. Dann ist alles fertig. Sagen Sie mir, Sie brauchen das Entlassungsformular. Müssen sich auch nicht noch mal anstellen, Herzchen. Sie können jetzt wieder zurück auf die Abteilung, aber vergessen Sie das Baby nicht.«

•

Man hätte glauben mögen, dass Schneider mittlerweile gelernt hat, sich besser zu verhalten, auf das zu fokussieren, was wirklich wichtig ist, für sich im Hirn die Prioritäten zu setzen und ganz oben auf die Liste das Bemühen zu stellen, mit dem Vater ihres kleines Mädchens zurechtzukommen, doch das erfordert ein wenig Geduld und die Fähigkeit, in die Zukunft zu schauen. Schneider hat weder das eine noch das andere. Was interessiert sie schon die Zukunft, auch die Vergangenheit hat sie ja nicht gekümmert. Sie hat sogar den Silvesterabend unbemerkt verstreichen lassen, den Jahrestag ihres ersten Kusses. Ihr war es immer wichtig, dass sie den Tag feiern und sich etwas schenken; ihm war es wichtig, dass sie gemeinsam »Harry und Sally« gucken.

Doch als sie jetzt zurück auf der Abteilung sind, und bevor sie sich wieder vertragen können, ist er verschwunden. Nach dem Abpumpen erscheint ihre Mutter; sie würde gern ein paar Stunden auf das Frühchen, die Kleine aufpassen. Es warte nämlich eine Überraschung auf Schneider: Sie soll sich zum Ausgehen fertig machen.

Schneider begegnet der Prozedur – sich in Schale schmeißen, die Haare machen: wozu eigentlich? – so entspannt wie jeder anderen nervenden, körperlichen Begleiterscheinung. Aber von Lasagne träumt sie schon seit zwei Wochen. Also wäscht sie sich. Rafft das Haar zu einem strammen Knoten oben auf dem Kopf zusammen, sucht ein Paar saubere, schwarze Strumpfhosen und taucht mit Schneider, dem Vater von ins Nachtleben ihres Stadtviertels ein. Er schenkt ihr eine Rose und führt sie in ihr Lieblingscafé namens »Sonnenaufgang«. Das Café liegt an einer Ecke, an der sich eine lärmende und eine kleine, ruhige Straße kreuzen. Als sie es vor langer Zeit entdeckt hat, war es klein und weiß gestrichen; jetzt hat es einige farbige Wände, ist groß und vor allem leer. Sie trinkt Minztee, er Kaffee, bestellt sich einen Käsekuchen dazu, während der Kellner eine Kette mit winzig kleinen Lichtern für die Abendstimmung in die umstehenden Feigenbäume hängt. Dann führt Schneider, der Vater von sie zu jener Straßenecke, wo sie sich zum ersten Mal geküsst haben; anschließend weiter zu der kleinen Parkbank, auf der sie damals rumgeknutscht haben, und schließlich zu dem italienischen Restaurant, in dem sie sich zum ersten Mal gestritten haben, um dort Lasagne zum Mitnehmen zu bestellen. Am Ende, als sie bereits ziemlich erschöpft ist, bringt er sie auf gewundenem, doch bekanntem Weg nach Hause.

Was erwartet sie eigentlich zu Hause? Ein Stapel ungewaschener Wäsche? Ein Berg schmutziges Geschirr, das er nicht abgespült hat? Der Schimmelpilzfleck an der Badezimmerdecke, wegen des Lecks in der Wohnung über ihnen?

Als sie die Eingangstür öffnet, erblickt sie zu ihrer Überraschung ein nahezu leeres, weitläufig wirkendes Wohnzimmer. Verblüfft dreht sie eine Runde durch den kleinen Weltraum. Alles ist weiß getüncht und sauber. Ein weißer Parkettboden hat die fleckigen, zerbrochenen Fliesen ersetzt. Im Eingang steht ein neuer Schrank, in den jemand die Taschen und Mäntel ordentlich eingeräumt hat. Ein neuer Trockner mit rosafarbener Schleife darum ist eingetroffen. Der Schimmel ist entfernt. Ebenso die Risse in den Wänden und Decken. Keine nackt herabbaumelnden Glühbirnen mehr. Ein Zauber wie im Märchen.

»Alle haben mitgeholfen«, erzählt er ihr.

»Wer, die Heinzelmännchen?«

»Deine Mutter, deine Tante und die Cousins.«

»Es sieht fantastisch aus. Ich wusste nicht, dass es hier so fantastisch aussehen kann.«

»Wir wollten nicht, dass du nach dem Krankenhaus in die alte Bruchbude zurückkommst.«

Sie sitzen auf Kartons im Wohnzimmer, denn das neue Sofa von Ikea ist noch nicht angekommen. Er schenkt ihr rosafarbene Limonade in ein Champagnerglas ein, und sie essen die kalte Lasagne. »Auf unseren verpassten Jahrestag.« Sie küssen sich. Nur mit ihr schlafen will er nicht.

•

Es ist elf Uhr nachts, und sie kehren auf die Frühchen-Station zurück, beladen mit einem Fertigkuchen, der aussieht wie eine Wachskerze mit seinem steifen, glänzenden Schokoladenüberzug, den gezuckerten Kirschen und der Sahneverzierung. Eine Süßigkeit für das Auge, bezaubernder, als ein Kuchen jemals schmecken kann. Schwester Stechrochen beginnt gleich ihren Dienst, noch steht sie in ihren Punkklamotten neben einem der Schließfächer auf dem Korridor. Ein Wahnsinnskleid in Schwarz hat sie an: sieht aus wie ein Bastard von einem Versace-Designer und einer Mülltüte. Es ist zerrissen, überall hängen Sicherheitsnadeln, und es hat einen Unterrock aus rosafarbenem Tüll. Dazu trägt Stechrochen schwere, hohe Schuhe, eine Art Doc Martens auf Speed-Trip, mit sechzehn Löchern. Der schwarze Lidschatten sorgt für Waschbäraugen. Schade, dass sie nicht auf der Abteilung so rumläuft, das würde gute Laune machen, und die Frühchen sehen sowieso nichts. »Wo waren Sie denn feiern? Los, erzählen Sie, wie war es da?«, fragt Schneider ein bisschen eifersüchtig und bleibt neben ihr stehen.

»Ich war auf 'ner Party, hatte da was laufen«, gibt Schwester Stechrochen preis.

»Auf 'ner Party?«

»Ein großes Schlamassel. Hab mir da irgendwas ins Bier gekippt. Oi, ich bin so was von fertig. Eigentlich verwunderlich in meinem Alter. Ich bin nach Hause und hab nicht mehr aufgehört zu kotzen.«

»Was haben Sie sich denn ins Bier gekippt?«

»Alle möglichen Drinks durcheinander, aber dann hab ich mir noch was anderes reingezogen. Alle schlucken ja heute dieses Zeug, nu, Sie wissen schon.«

Ja, ja. Sie weiß es nicht, aber sie kann es sich gut vorstellen.

»Ich habe mir derart das Hirn zugeknallt. Jetzt brauche ich unbedingt 'nen Kaffee. Vielleicht macht der mich wach.«

Sie bietet Schwester Stechrochen von dem Kuchen an, die streckt eine Flosse aus, nimmt ein Stück, sperrt den Mund auf und kostet von dem schrecklichen Plastikkuchen. Schwester Stechrochen beißt einmal ab, lächelt sie an, und ein Sahneschnurrbart ziert ihre Oberlippe. Ihr Lächeln aber ist bitter.

Schneider sagt die Einweisung ins Baby-Baden nicht zu.

DER LETZTE MORGEN

Am Tag ihrer Entlassung kommen die Schneiders um sieben Uhr morgens geschniegelt und gestriegelt auf die Abteilung: Heute müssen sie das Baby, ihr Mädchen zur Computertomografie bringen. Dies ist die letzte noch ausstehende Untersuchung, die letzte Maschine, die ihr Schicksal prüfen, festlegen und bestimmen wird.

Als sie den durchsichtigen Kasten an den Stillzimmern und verschlossenen Türen vorbeischiebt, zieht sich das Herz von Schneider, der Mutter von zusammen: Dies ist das erste Mal im Leben ihrer Kleinen, in dem sie die Frühchen-Abteilung verlässt, aus der künstlichen Gebärmutter-Maschine, aus der Säuger-Maschine in die Welt vorstößt.

Das Stillen macht unser Geschlecht aus: Wir sind Säugetiere. Dieses grundlegende Wissen, diese Selbstdefinition ist es, die uns durch die Maschine genommen und ersetzt wird. Wir lassen es zu, dass sich Stahl und Daten zwischen Mutter und Baby schieben. Inzwischen muss man uns wieder beibringen, echte Säuger zu sein; das zu sein, was wir in Wahrheit sind, denn wir selbst haben es längst vergessen. Wir Tiere in Gefangenschaft.

Das ist genau wie bei Zachis und Christines Kuhherde. Die Medizin hilft, die kranken Kälber zu retten: Je mehr sich die Technologie weiterentwickelt, umso mehr Kälber können auch gerettet werden. Die Sterblichkeit geht dabei vielleicht zurück, doch gleichzeitig wird auch die Risikogruppe der Kälber horrend groß. Dies ist das Gesetz, das auf Erhaltung des lebensfähigen Materials abzielt. Dies ist die Hybris und ihre Strafe.

Unten in dem düsteren Kellerraum erwartet sie ein weißes, verschlossenes Auge mit einer grauen Pupille, die ihrerseits weit geöffnet ist, als wollte sie einen verschlucken. Der Radiologe bittet sie in der Finsternis, ihre Kleine auf die Liege zu legen, die aus der Pupille hervorragt – wie eine lange Zunge, die einen dann nach innen, in den Bauch der Maschine saugt. Zu ihrem Glück ist die Kleine eingeschlummert und klagt nicht, liegt mit geschlossenen Augen da, das hellblaue Strickkäppchen auf dem Kopf. Die Arme sind ausgestreckt, die Beine angewinkelt: Was für ein winziges Kreuz sie doch ist im Vergleich zu der breiten, gewaltigen Liege, die eigentlich für einen erwachsenen Menschen bestimmt ist. Das passt so gar nicht zusammen. Ein absurder Anblick, auch für den Arzt. Und eine kleine Sorge mehr.

Lange Stille. Dann die Erlösung: Alles in Ordnung.

Es sind die letzten Augenblicke auf der Frühchen-Station. Sie hat sich bei jedem bedankt, bei dem sie es konnte und der ihr wichtig war; Schwester Stechrochen bekommt eine Umarmung.

Schwester Stechrochen übergibt ihr alle unterschriebenen Formulare. Schneider ihrerseits bemüht sich, nicht zu viel Aufsehen zu machen. Je weniger Taschen, umso weniger Lärm und Tamtam; wie eine Diebin stiehlt sie sich mit der Babyschale fürs Auto davon. Das Stillkissen und die übrigen Sachen, die ihr gehören (Teddy, I-Pod, Pullover, eine Box mit der Pumpausrüstung), hat sie bereits in der Nacht gepackt. Außerdem lässt sie eine Flasche und einige Plastikbrustwarzen mitgehen, weil sie fürchtet, dass die Kleine sich weigern wird, an einer anderen, unbekannten Brustwarze zu saugen. Schwester Stechrochen hat ihr eine Flasche von den Werbegeschenken mitgegeben und ihr einen anderen, besseren Hersteller empfohlen. Sie hat sie bitten wollen, ihr auch Cremes und Medikamente zu empfehlen. Doch die letzte Nacht ist anstrengend gewesen, drei neue Babys wurden eingewiesen, und Schwester Stechrochen hatte ordentlich zu tun auf ihrer Runde über die Station. Die Einweisung ins Baby-Baden hat sie nie wahrgenommen; jetzt beobachtet sie aus dem Augenwinkel, wie die Lerners von Schwester Olga einen Privatkurs im Baden geschenkt bekommen. Sie beugen sich über eine Wanne, Schwester Olga hält Lerner 2 im Arm und macht es vor. »Mit der einen Hand Nacken stützen und dann einmal umdrehen: hopp.« Sie versucht erst, sich die Vektoren des Bewegungsablaufs einzuprägen, doch dann wird ihr klar: Das ist nun wirklich nicht mehr wichtig. Sie wird das schon hinbekommen.

Alles ist fertig – fast alles. Schneider geht zum Kühlschrank, um die zwanzig Millis herauszuholen, die vom letzten Abpumpen übrig geblieben sind, damit sie für das Baby unterwegs etwas zu naschen hat. Doch als sie die Hand nach ihrem Körbchen ausstreckt, entdeckt sie dort zu ihrer Überraschung eine Flasche, die ihr nicht gehört. Sie ist mit phosphoreszierenden Sternchen beklebt.

Sie rührt sie nicht an.

Jetzt ist es Zeit, Preisschildchen herauszuschneiden und dem Baby, ihrer Kleinen die neuen Kleider für draußen anzuziehen. Die sollen leichter und bequemer zu handhaben sein als die Kleider auf der Frühchen-Station. Sie hatte sich schon an das tägliche Origami gewöhnt, jetzt heißt es wieder, in kleinen Schritten voranzugehen. Zum Glück ist der neue Handlungsablauf relativ leicht: ein Hemd mit Druckknöpfen, ein dünner, himmelblau gestreifter Strampler, wiederum mit Druckknöpfen, und ruckzuck ist alles fertig.

Erst die dritte, äußerste Schicht erfordert ein bisschen mehr Geschick. Denn in dem dicken, grünen Trainingsanzug mit dem schwimmenden Entchen vorne drauf schwimmen zunächst auch die Beine und Händchen des Frühchens. Der Anzug ist riesig, da passt ihre Kleine zweimal rein. Schneider legt sehr bedacht das Wollkäppchen mit den gestrickten Wolken, das sie gern stibitzt hätte, beiseite – vielleicht klaut sie es last minute – und drückt das Baby, ihr Mädchen in die üppig gepolsterte Babyschale. Noch immer ist um das kleine Köpfchen herum viel Luft. Sie setzt dem Baby ihr winzig kleines rosafarbenes Stoffkäppchen auf und darüber das gekaufte Wollmützchen mit den Teddyohren.

Jalla.

Sie verlassen Zimmer 2, kommen unterwegs am Wartezimmer der Frühchen-Station vorbei, wo sich gerade ein Drama abspielt, im Zentrum des Tumults eine gelockte Frau in pinken Neonstrumpfhosen. Sie weint. Neben ihr steht ihr rothaariger Partner. Er kommt ihr bekannt vor. Irgendein Techno-DJ, ziemlich berühmt in Europa. Die Frau an seiner Seite schluchzt: »Aber wo ist die Flasche, die ich abgepumpt habe? Was hast du damit gemacht?« Der DJ schaut schuldbeladen drein. »Ich bin ganz sicher, dass ich sie in den Kühlschrank gestellt hab«, sagt er zu ihr. »Du bist dir in vielem ganz sicher«, blafft sie zurück. Die mit den leuchtenden Sternenstickern beklebte Flasche ruht im selben Moment sicher in dem blauen Körbchen mit dem Namen »Schneider« darauf. Schneider selbst hat sie eben noch dort gesehen. Einen Wimpernschlag lang möchte sie der gereizten Frau schreiend mitteilen, dass sie weiß, wo ihre Flasche steckt. Aber sie sind bereits in Bewegung, der richtige Augenblick vorüber. Schneider, der Vater von schreitet voran, und sie spürt Verzweiflung in sich hochsteigen, aber sie folgt ihm trotzdem wortlos. Die Lockenfrau und der Fuchsige kommen schon allein klar. Sie wird den Kühlschrank öffnen und es selbst sehen. Wird Schneiders Namen auf dem Körbchen durch ihren eigenen ersetzen. Man vergießt keine Tränen über abgepumpte Milch.

Er nimmt ihr den schweren Kindersitz ab. Als elterliche Einheit gehen die Schneiders durch die Tür der Neonatologischen Intensivstation und verharren kurz auf dem Neonlichtkorridor unter der Schwarz-Weiß-Fotografie mit der davonfahrenden Eisenbahn. Als sich die Metalltür des Aufzugs öffnet, blicken ihnen aus dem engen Raum zwei ältere Frauen mit grünem Chirurgen-Mundschutz entgegen. Die Schneiders schauen erst einander, dann ihr Baby an und bleiben stehen. Die Tür des Aufzugs schließt sich wieder.

Der nächste Aufzug, der kommt, ist leer, also stellen sie sich zwischen die blank polierten Metallwände vor den Spiegel. Er hält die Babyschale, und sie schließt den Reißverschluss ihrer hellblauen Sweatjacke, streift die Kapuze über, küsst das Baby, ihr Mädchen auf die Stirn, rückt die warmen Ohrenschützer zurecht und zieht den roten Anschnallgurt fest. Auf der zweiten Etage hält der Aufzug; ein älterer Mann mit weißem Bart lächelt ihnen zu, rollt seinen Rollstuhl herein und drückt auf die Nummer 7. Doch die zuerst gedrückten Etagen werden auch zuerst angefahren: zwei nach unten und dann öffnet sich im Erdgeschoss die Tür. Sie treten aus dem Aufzug und werden vom gleißenden Sonnenlicht verschluckt.

CLUB LOVE LIMBO

Wenn Sie, liebe Freundin, gute Literatur schätzen, lesen Sie bitte Zitat 1. Sie, mein Herr, interessieren sich für jüdische Religion und Tradition? Dann lesen Sie Zitat 3; tiefer erforschen können Sie die Thematik dann in Zitat 6. Frankophile kommen in Zitat 2 auf ihre Kosten. Leidgeplagte Dichter können mit Zitat 4 ihr Leid genussvoll verstärken. Und Fans von Rockmusik aus den Neunzigern – es lebe der Rock 'n' Roll! – gehen bitte weiter zu Zitat 5.

Sollten Sie jedoch, meine Werte, Minimalismus schätzen, ist das hier vielleicht nicht die richtige Geschichte für Sie.

1.

»[...] man bittet, aus der alten Zelle, die man haßt, in eine neue gebracht zu werden, die man erst hassen lernen wird. Ein Rest von Glauben wirkt dabei mit, während des Transportes werde zufällig der Herr durch den Gang kommen, den Gefangenen ansehen und sagen: ›Diesen sollt ihr nicht wieder einsperren. Er kommt zu mir.‹«

FRANZ KAFKA, *Oktavhefte*

2.

»Die anderen Leben, so platt sie auch waren, hatten wenigstens Aussicht auf ein Ereignis. Irgendeine Begebenheit führte zuweilen eine Kette überraschender Wendungen herbei, und das Bühnenbild wechselte. Doch bei ihr geschah nichts, Gott hatte es so gewollt! Die Zukunft war ein pechschwarzer Flur und die Tür am Ende fest verschlossen.«

GUSTAVE FLAUBERT, *Madame Bovary*

3.

»Rabbi Jakob sagte:

Diese Welt ist gleichsam der Vorhof der künftigen Welt.
Bereite dich im Vorhof darauf vor,
daß du in den Speisesaal eintreten kannst!«

MISCHNA, Sprüche der Väter 4, 16

4.

»Mein Körper brach ab, als ich weitermachte (und ich machte weiter)«

YONA WALLACH: »Mein Körper war weiser als ich«,
aus: *Wildes Licht*

5.

»Ja, wir sind zu zweit,
der Feind ist ein Freund
ich bin die Verkleidung
und innen jemand anders.«

RAMI FORTIS, in dem Song »Funken«

6.

»Rabbi erwiderte mit dem folgenden Gleichnis: Ein König hatte einen hübschen Garten, worin schöne Frühfeigen waren. Er setzte zwei Wächter ein, einen Lahmen und einen Blinden. Der Lahme sagte zum Blinden: ›Ich sehe schöne Frühfeigen. Lass mich auf dir reiten, damit wir hingehen und sie essen.‹ Es geschah also. Da kam der Besitzer des Gartens und fragte: ›Wo sind die schönen Frühfeigen?‹ Der Lahme antwortete: ›Habe ich denn Füße, dass ich hätte hingehen können?‹ Der Blinde antwortete: ›Habe ich denn Augen, dass ich sie hätte sehen können?‹ Was tat der Besitzer des Gartens? Er ließ den Lahmen auf dem Blinden reiten und verurteilte sie zusammen. So tut auch Gott. Er bringt die Seele in den Körper und verurteilt sie zusammen.«

DER BABYLONISCHE TALMUD, Sanhedrin 91a-b

Eine grüne Pille in deiner Hand. Los, wirf sie ein.

1. Du schluckst die Pille

Die Pille hat die Form eines kleinen, grünen Sechsecks mit dem Siegel eines Apfels darauf. Sie hat keinen Beigeschmack, sie schmeckt nach nichts, ist ganz und gar fade, so fade wie das meiste in deinem Leben zurzeit. Darum bist du bereit, das Klötzchen mit den vielen Seiten einzuwerfen und an einem Fitzelchen Glauben festzuhalten. Und ich? Ich werde keine andere Wahl haben und in der Nähe bleiben müssen, um zu sehen, was passiert. Ob du schrumpfst? Oder wächst? Du hattest noch nie die perfekte Größe. Vielleicht bekommst du einen langen Hals? So was soll ja vorkommen.

Du bist älter geworden, aber die Nacht ist noch jung.

2. Du schluckst die Pille

Ich kritisiere dich nicht. Wozu auch. Aber ein bisschen überrascht bin ich schon. Vermutlich hätte ich ahnen müssen, dass du irgendwann rebellierst; seit Jahren tust du alles, was ich sage – na ja, fast. Niemand hat es gern, wenn man ihm andauernd vorschreibt, was er tun soll. Und du ganz bestimmt nicht. Jetzt, wo du die Pille schluckst – keine gute Idee übrigens, meiner Meinung nach –, muss ich mir die riesige Kluft eingestehen, die uns voneinander trennt. Muss aufhören, diesen eklatanten Abstand zwischen uns auszublenden. Und ausgerechnet dadurch, dass ich ihn mir eingestehe, tut sich ein weites Tor auf.

Komm, nennen wir die Dinge ruhig beim Namen. Diese Frau hier im Club mit der Pille im Mund – das bin ich. Ich rede mich selbst mit »du« an, weil der Körper, über den ich uneingeschränkt herrschen sollte, mir nicht gehorcht. Nein, er hört mir ganz und gar nicht zu. Tatsache. Spuck sofort diese Pille aus und tritt mit dem Schuh darauf, hörst du?

Keine Reaktion. Als würdest du Spucke im Mund sammeln. Gleich wirst du die Pille runterschlucken. Und alles ist verloren.

Die pure Ironie. Wenn du nun also wieder deinen Willen durchgesetzt und die Pille geschluckt hast und also diejenige, die die Kontrolle über dich haben sollte – sprich: ich –, jede Kontrolle über dich verloren hat, dann beweist das, dass ich versagt habe. Kann es wirklich sein, dass ich die Kontrolle verloren habe? Oh nein. Oder ja.

Mir schwindelt bei der Vorstellung, dass ich strahlend ausgezogen bin, meine Freiheit zu suchen, wie in dem jemenitischen Lied »forschen Schrittes« gegangen bin, die Arme im Takt schwingend.

3. Du schluckst die Pille

Und dann küsst er dich.

Beide öffnet ihr den Mund und macht ihn wieder zu. Sobald er ein paar Schritte rückwärts getan und sich von dir gelöst haben wird, rekapituliere ich für uns, wie genau dieser Kuss sich vollzogen, sich angefühlt hat, wie er ausgeführt wurde. Der Kuss ist grob, begrenzt, nicht bloß zeitlich, auch räumlich. Die raue, fleischliche Textur seiner Zunge schlägt gegen deine Zähne.

Komm, seien wir ehrlich: Nicht dein Herz ist es, das sich wegen dieses Kusses in der eigenen Flamme verzehrt. Nein, nicht dieser Kuss in seiner Intensität, seiner Süße geht dir unter die Haut, verschmilzt die innere mit der äußeren Welt. Nein, er bewirkt etwas völlig anderes.

Ich selbst habe kein Herz, und das Bedürfnis nach Küssen, egal, welcher Art, ist mir fremd. Doch wenn er dich mitten in der Nacht im Club auf dem Korridor küsst, erwache sogar ich, ganz so, als erhöbe ich den Kopf aus dem teigigen Schlamm und schnappte gierig nach der belebenden Luft.

- Wenn du, meine Liebe, wissen willst, was dieser Kuss in mir auslöst, dann blättere zu Seite 355.
- Wenn du wissen willst, was dieser Kuss in dir auslöst, dann lies auf Seite 241 weiter.

4. Du hast gerade den Mann geküsst, den ich hasse, und es genossen

Die Pille, die du da eben geschluckt hast, verdankst du ihm – sie war noch ganz warm von seiner Hand. Seit Jahren hast du diesen Dreck nicht mehr angerührt. Und ich rede jetzt nicht von nervigen Männern, sondern von Drogen. Chemikalien in Pillenform bekommen dir einfach nicht. Jede Droge, die ihren Weg durch deinen Bauch nimmt, ist nichts für dich. Dein Magen schlägt sofort Alarm, verkrampft, verspannt, verschließt sich, und du leidest. Und dieser Schmerz hat eine Gestalt, hat einen Namen und Rhythmus. Es kann beruhigend sein, wenn der Schmerz greifbar wird und man weiß, was seine Ursache ist.

Oder es geschieht gar nichts. Wie bei deiner ersten Ecstasy-Runde Silvester 2000.

- Wenn du wissen willst, was Silvester 2000 geschah, lies auf Seite 242 weiter.
- Wenn du dich noch an den Film »Freaky Friday« erinnern kannst, springe zu Seite 244.
- Solltest du auf vogonische Dichtkunst stehen, gehe zu Seite 245.
- Wenn du dieses Buch nur wegen der Kussszenen liest, dann gehe zu Seite 246.

5. Silvester 2000

Obwohl Silvester war, Silvester 2000 noch dazu, hattest du niemanden geküsst. Du musstest deine Freunde vom Fußboden kratzen. Der völlig zugedröhnte Rotem brachte der mannshohen Musikbox ein Ständchen dar, gestand dem schwarzen, zitternden Block seine Liebe. Dafna leckte mit Hingabe über das polierte Glas des Fischaquariums, das die Bar darstellte, für sie schmeckte das Glas nach einer reifen Guave. Die anderen zappelten außer Rand und Band auf der Tanzfläche herum. Sieben Leute hatten je zweihundertfünfzig Milligramm MDMA intus. Alle waren so richtig high, wie es sich gehört. Alle, nur du nicht.

Ja, du wirst eigentlich meistens nicht high. Dafür lässt sich natürlich immer irgendein Schuldiger finden: die schlechte Qualität der Drogen in Israel, die vererbten Verdauungsprobleme, unsere Mutter im Himmel. Aber meiner Meinung nach liegt die Schuld daran allein bei dir. Du hast einfach keine Serotonin-Reserven in deinem urzeitlichen Reptilien-Hirn, welche die Pille erreichen, entzünden und ratzfatz abfackeln könnte. Du wirst sicher behaupten, es läge an deiner schwierigen Persönlichkeit, die nicht loslassen, sich nicht hingeben kann, nur fällt die meines Wissens in meinen Zuständigkeitsbereich. Aber weißt du was, vielleicht hast du ja recht. Zu Kontrollfreaks wie dir passt Koks viel besser. Highsein bedeutet, mit allen gemeinsam auf einer Welle zu reiten. Ecstasy ist nichts für Profilneurotiker vom Typ Ich-will-über-jedes-Komma-entscheiden.

Alle, die Drogen lieben, teilen das Motto: »jedem die seine«. Damit ist die Droge gemeint, die sich in deiner Seele eingenistet hat, weil sie das schwarze Loch darin perfekt ausfüllt. Koks ist für Leute ohne Selbstvertrauen; Ecstasy für Typen ohne Herz; LSD für Menschen ohne Hoffnung. Da ist was dran, aber es gibt noch einen anderen, wichtigeren Faktor.

Der entscheidende Antrieb dafür, Drogen zu nehmen, sind Menschen. Nicht im Sinne von: »Wow, der beste Rausch ist und bleibt mein großer Schwarm, stimmt's?« Ja, es ist wundervoll, sich zu verlieben, natürlich. Auch wenn ich mich gar nicht mehr erinnern kann, was Verlieben eigentlich ist. Aber der entscheidende Mensch, den ich meine, ist der Schamane. Und sei es auch nur ein Amateur-Schamane, der dich an einem bestimmten Abend den gelben Ziegelweg entlangführt. Wenn der Schamane es versteht, mit dir auf der Welle zu reiten, gelangst du zum Höhepunkt des Trips. Tatsächlich schafft Schirli es seit dem Gymnasium immer wieder, es mir zu besorgen, dich zu berauschen. Doch heute Nacht, falls du es noch nicht bemerkt haben solltest, ist deine Lieblingspriesterin nicht anwesend. Sie ist nämlich zu Hause, stillt das dritte Kind. Du schluckst diese Pille hier in dem Club, der vor zehn Jahren mal dein Stammclub war, ausgerechnet mit dem widerlichsten Kerl, dem du seitdem begegnet bist. Echt beeindruckende Leistung.

Du rechnest doch nicht ernsthaft damit, dass er deine Hand nimmt, oder?

6. Du schluckst die Pille

Wer bist du überhaupt und was willst du von mir? Und wie bist du eigentlich hierhergeraten? Wir wollten uns doch nicht mehr in die Quere kommen, nicht einer in des anderen Hoheitsgebiet einbrechen. War das nicht der Deal? Jetzt stecken wir hier fest. Und spielen Tauziehen. Wissen nicht, wie und worüber wir reden sollen. Guter Stoff für einen Bodyswitch-Film aus den Achtzigern. Doch bedauerlicherweise bist du nicht Jamie Lee Curtis und ich sehe in näherer Umgebung keinen anderen warmen Körper, in den ich hineinschlüpfen könnte. Gut, vielleicht übertreibe ich auch, aber wegen dir fühle ich mich ziemlich unwohl und habe viel zu viel Arbeit.

Hirnverbrannt wie du bist, hast du für uns beide entschieden, hast die Kontrolle übernommen und die Pille tatsächlich eingeworfen. Jahrelang hattest du über nichts die volle Kontrolle. Und zu Recht. Auf dich ist kein Verlass. Ja, ich urteile über dich, egal, um was es geht; nehme dich unter die Lupe und erkenne, dass du in jeder Hinsicht defekt bist, diese Tatsache aber völlig ignorierst. Du weigerst dich, mir zuzuhören, hältst mich auf Abstand, frönst dem Wahn deiner Begierden. Und wenn du dich hin und wieder in einen deiner Anfälle hineinsteigerst, verhältst du dich auf hinterhältige Art opportunistisch, fällst aus der Rolle und verursachst Schaden an Eigentum oder Fleisch. Wir müssen hier gar nicht ins Detail gehen, welchen Anfall ich meine. Es ist ein Uhr nachts, ich habe keine Lust, dir auf die Sprünge zu helfen.

7. Du schluckst die Pille

Bald wird das Gemisch ins Fleisch eingehen und der Geist sich zum Wasser neigen. Wir vermengen uns miteinander, und schon ist die Droge im Fleisch, denn doppelt hält besser. Eine von uns wird aus einer Wirklichkeit kommen, die kein Ende hat, die andere aus einer Wirklichkeit, die ein Ende hat. Und beide werden wir mit der Zeit vergehen. Bis die Schöpferinnen ihre Richtung umkehren. In unserm Innern wird das Gefühl hausen und an den Fingerspitzen das Vergessen ruhen. Bis wir zurückgesogen werden zu jenem greifbaren Moment, an den Anfang des Spiels. Bis zu dem Moment, wo

8. Du hast gerade den Mann geküsst, den ich hasse, und es genossen

er, ah, sieh an, einen Schritt zurücktritt, seine Lippen sich von deinen lösen. Und jetzt bewegen sie sich. Ich möchte unbedingt hören, was er sagt. Seine Stimme ist tief, raunend. Doch obwohl die Musik in mehreren Schichten den ganzen Club beschallt, wie miteinander verklebte Tapetenbahnen unterhalb der gedämpften Bässe durch den Raum schwebt, ist er deutlich zu hören. »Das musste ja irgendwann passieren«, sagt er.

Als ich verloren ging, verlor ich.

- Wenn du zu denen gehörst, die zuerst das Ende lesen, um zu erfahren, wie die Geschichte ausgeht, dann ist das dein Glückstag. Blättere gleich weiter zu der Stelle, wo alles zu Ende ist – Seite 247.
- Wenn du wissen willst, wie alles angefangen hat, dann lies auf Seite 252 weiter.
- Wenn du nicht an lineare Handlung glaubst, dann kommst du bestens allein zurecht.

9. Nach der ganzen Katastrophe

Morgendämmerung über der Stadt. Du wirst nach Hause gehen, und alles wird in Ordnung sein.

Die Sonne brennt im Osten einen Feuerkreis in den Himmel. Die Batterie vom I-Phone ist leer, also gibt es kein Gett-Taxi. Du hast nur noch einen Hundert-Schekel-Schein, der für Notfälle zusammengefaltet hinter dem Passbild der Kleinen steckt. Du wirst also in einem Scherut-Taxi zum Bahnhof fahren müssen. Ich hoffe sehr für dich, dass Jonatan noch schläft und nicht versucht, dich zu erreichen.

Im Scherut wirst du bereits an der ersten Haltestelle der in deinem Zustand ziemlich heiklen Fahrt nach Hause die emporschwappende Welle, auf Hebräisch Gal, wegdrücken müssen. Keine kleine, unbedeutende Welle, oh nein, eher »Die große Welle vor Kanagawa«, auf der du die verlorenen Fischer in dem kleinen, wackligen, nahezu unsichtbaren Boot darstellst, die auf dem Wasser zu schweben scheinen. Nicht mehr lange, und du wirst umkippen wie eine Nussschale. Diese Welle übermagst du nicht. Wirst einschlummern, gewiegt vom Schaukeln des Scheruts. Deine Hände werden zwischen deinen Beinen ruhen, und die rechte Faust, die das I-Phone umklammert, wird erschlaffen, sich öffnen und das Gerät deinen Händen entgleiten. Wenn es auf den Boden des Scheruts aufschlägt, bist du wieder wach. Wenn du die Augen aufschlägst, werden die Frauen um dich herum hinter ihren Einkaufstüten hevorlugen und dich verwundert anstarren. Und sie werden dich mit Recht so anschauen, denn sie sind bestimmt neidisch auf dich.

Wenn das Scherut schließlich am Bahnhof Haschalom hält, wirst du derart am Ende sein, dass du an dem Security-Mann vorbei, durch die Eingangstore schnurstracks zu den Toiletten rennst. Dort wirst du wütend die Tür zuschlagen, die Toilettenschüssel mit bergeweise Toilettenpapier polstern, dich daraufsetzen und masturbieren. Du wirst ziemlich schnell kommen. Ich stelle mir gern für dich vor, wie er mit der Zunge deine Brustwarze leckt, dich immer mehr erregt, langsam nach unten rutscht und seine Zunge um deinen Bauchnabel kreisen lässt. Selbst in der Fantasie werde ich mich sorgen, dass sich dein dickes Bäuchlein zu sehr vorwölbt. Der rosige, hungrige Mund weiter unten wird seine schmalen Lippen öffnen und vor Genuss stöhnen. Gal, die Welle, wird fragen: »Was ist los?« Und mir wird es gelingen, mit dünner Stimme die Wahrheit hervorzupressen: »Ich schäme mich.« Er wird uns nicht glauben. Selbst in der Fantasie nicht.

Erst wenn du aus der Toilette kommst und in den Spiegel schaust, wirst du begreifen, warum die Frauen im Taxi dich so angestarrt haben. Ja, zu Recht, aber nicht, weil sie neidisch darauf gewesen wären, dass du offensichtlich die ganze Nacht gefeiert und dich prächtig amüsiert hast. Der Spiegel wird den wahren Grund für ihre Blicke ans Licht bringen. Deine linke Gesichtshälfte ist über und über mit orangenem Glitter bedeckt, okay; der wahre Fehler aber wird gewesen sein, womit du ihn aufgetragen hast: Du hattest dafür nach dem farblosen Labello gesucht, dich aber offensichtlich vergriffen und stattdessen den Lippenstift verwendet. Eine dicke, rote, grelle, fettige Linie quer über dem einen Auge, und das morgens um sechs. Du hattest nach David Bowie aussehen wollen, stattdessen sahst du einfach nur lächerlich aus.

Zu meinen Gunsten wird man sagen, ich hätte gelacht.

10. Du wirst diese Welle immer wieder wegdrücken müssen

Sie werden wiederkommen, die Wellen, werden eine nach der anderen aufwogen und brechen. Weil Fahrpläne keine Rücksicht auf alternde Partygänger nehmen, die nach Hause wollen, verpasst du den nächsten Zug nach Pardes Chana. Du wirst mindestens zwanzig Minuten am Bahnhof Haschalom warten müssen. Ich denke, es ist am besten, dich mit ein bisschen Bummeln wach zu halten und dir etwas Kleines zu gönnen. Jalla, geh in die Azrieli Mall und kauf dir für fünfzig Schekel von dem Geld für Notfälle was Nettes, okay? Wie wäre es zum Beispiel mit so einem Apfelbäumchen als Wandtattoo für das Zimmer der Kleinen? Die haben dich doch schon am Eingang magisch angezogen.

Der Laden für Dessous ist der einzige Laden, der um diese Uhrzeit offen ist. Wenn du eintrittst, wird sich die Verkäuferin vor dir erschrecken, aber du wirst zu fertig sein, um das mitzukriegen. Du wirst dich, dafür dass du noch völlig zugedröhnt bist, einigermaßen nett benehmen und nur einen einzigen Karton fallen lassen. Am Ende wirst du ihr ohne jedes Anprobieren den größten Schund abkaufen, den sie anzubieten hat: ein Paar rote Netzslips, pseudofranzösische Spitze für fünfundzwanzig Schekel. Seit Jahren hast du nicht mehr etwas derart Nutzloses gekauft. Die rosafarbene Tüte mit den roten Slips wirst du im Zug liegen lassen. Schade, Jonatan hätte sie bestimmt lustig gefunden.

Irgendwie werde ich es schaffen, dich rechtzeitig in den Zug zu setzen. Eine Stunde Fahrt nach Pardes Chana-Karkur sollte uns zur Erholung reichen. Ich werde es als einen großen Segen zu schätzen wissen, dass du immer an der letzten Haltestelle aussteigst. Die Lage ist also relativ sicher. Im denkbar furchtbarsten Szenario wird dich irgendein Fahrkartenverkäufer wach rütteln. Wenn du schließlich im Zug sitzt, wirst du dich gegen das blaue

Polster lehnen und dich endlich im sicheren Hafen wissen. Erst dann lasse ich die Zügel schießen und dich in den wahnsinnigen, halluzinatorischen Schlaf abtauchen, den die Pille hervorruft. Die Wirklichkeit um dich herum flimmert mit höchster Frequenz.

Das Rattern der Räder, ein Rasseln und Schaukeln, sein Blick, der sich in deinem versenkt. Du wirst die Augen schließen wollen, um wieder in die Tore dieser süßen, sirupartigen Ruhe einzutreten, jene Ruhe, die du bisher weggeschoben hattest. Endlich wieder in seinen Armen ruhen – die Erinnerung wird noch ganz frisch sein und alle Bilder ganz leicht in ihren Strom hineinsaugen.

Etwas wird dich an deiner rechten Brust kitzeln. Du wirst unter dein Top tasten: Da klebt etwas an der feuchten Schale deines BHs. Du wirst daran kratzen, schaben und schließlich noch so eine grüne Pille mit dem Siegel eines Apfels in der Hand halten. Wirst du noch einmal spielen wollen?

Du bist die Frau, die durch die Tür zurückkommt, und du ähnelst bloß der Frau, die durch sie hindurchging. Und so geht die Sache zu Ende.

Ende

Auf Wiedersehen, bis zum nächsten Mal

11. Als die Nacht noch jung war

waren die Enden noch nicht ausgefranst. Das Bewusstsein war still. Die Kluft lag nicht offen. Der Streit brach nicht aus. Der Blick richtete sich nach außen. Der Ton war gebündelt. Ich war unter Kontrolle.

12. Die Dinge klangen anders

Prometheus ist an allem schuld.

Alles begann damit, dass Prometheus an die Amerikaner verkauft wurde.

Nach einem Jahr Verhandlungen war der Vertrag schließlich geschlossen. Der Preis war völlig übertrieben und unverhältnismäßig, als hätten die Amerikaner das Ewige Licht und nicht irgendein erfolgversprechendes Start-up für Handyspiele gekauft. Nachdem man sich auch über das »Exit Planning« verständigt hatte und alle Papiere unterzeichnet waren, lud Aviad Schapira, der Gründer des Unternehmens, die Senior-Mitarbeiter beider Vertragsparteien ein, in entspanntem Ambiente auf die zukünftige Zusammenarbeit anzustoßen.

Gefeiert werden sollte mit einem Dinner plus Karaoke an einem geheimen Ort. »Geheim«, um das Prestige der geladenen Gesellschaft zu unterstreichen. Per SMS wurden die Eingeladenen zum Startpunkt geschickt, dem »Netiv Hamasalot«, der Pfad der Tierkreiszeichen am Eingang zur Altstadt von Jaffa, von wo aus es über das grobe Steinpflaster der verwinkelten Gassen weiterging.

Du bist allein durch die kühlen Gassen gelaufen, zwischen den kantigen, grauen Häuserkuben hindurch. Hast auf jedes Zeichen und Rascheln gelauscht, wie die Heldin in einem Quest. Der Weg verzweigte sich immer weiter, bis du endlich das lila Neonschild mit dem Pfeil entdecktest, das in einen verborgenen Korridor führte und an dessen Ende zu einer Treppe mit schmiedeeisernem, verschnörkeltem Geländer. Du bist die Treppe hinaufgestiegen und gelangtest zu einer antiken massiven Holztür, hinter der sich ein weitläufiges Loft mit hohen Decken erstreckte. Eine große Glaswand gab den Blick frei auf das Meer und den Andromeda-Felsen in der Ferne. An der gegenüberliegenden Wand hingen Bilder:

13. Der Mond, in all seinen Phasen

Das Loft war voll von Menschen und Stimmengewirr, alle tranken und redeten durcheinander. Das Catering war noch nicht eingetroffen, der Wein höchstens mittelmäßig, aber er floss in rauen Mengen. Und als gleich zu Beginn des Abends verkündet wurde, dass jeder und jede der sieben Senior-Mitarbeiter von Prometheus Prämien von einhunderttausend Dollar erhalten sollten, stieg die Nachfrage nach Wein exponentiell an.

Du wandertest zwischen den runden Tischen umher, ein fast leeres Glas Whisky in der Hand – der klassische beste Partytrick –, du selbst eine Senior-Mitarbeiterin, aber noch nicht betrunken. Mit Person A hast du in Erinnerungen an das erste gemeinsame Projekt geschwelgt; mit B, der ebenfalls in Pardes Chana wohnt, hast du über die nervige Whatsapp-Gruppe vom Kindergarten gelästert; C hast du umarmt und D gefragt, wie es seinem hübschen Ehemann geht. Mühelos, geradezu anmutig bewegtest du dich zwischen den Feiernden: ein freier Stuhl hier, ein leeres Glas da; wie man einen guten Smalltalk beginnt, ist nur eine Frage des Timings. Das hier waren deine Leute, und du hast es genossen, dich unter sie zu mischen.

Du hast immer gerne bei Prometheus gearbeitet, trotz Überstunden, Stress und anderer Jobangebote. Denn es war dein erster Job bei einem Start-up, und du mochtest deine Kollegen, richtig nette Leute. Mit den Jahren wurden es mehr, und selbst die, die du – unwillkürlich und aus unerklärlichen Gründen – zunächst verabscheutest, mochtest du spätestens, als du ihnen zehn Jahre lang dabei zugesehen hattest, wie sie sich für das Unternehmen abrackerten.

Und ich, deine ständige Begleiterin, entdeckte, dass das, was mir bewusst wurde, eine Entlastung für mich bedeutete, und zwar deshalb, weil ich mich dann nicht weiter um das Gebiet der Gefühle und seine Kartografie kümmern musste. Bei Prometheus liegt für alle offen zutage, wer wen liebt und wer wen hasst; ich aber kenne sogar das unbewusste, verborgene Terrain dieser Gefühle genau. Dort ist die Stätte eines lange gesunkenen Schiffes zu bestaunen, dessen bemoostes, undurchschaubares Wrack durch sein darunterliegendes Gerippe gestützt wird.

Schon seit Jahren ist die Gruppendynamik bei Prometheus, zumindest an der Oberfläche, verhältnismäßig entspannt. Darum ist es nur recht, wenn die, deren Stelle gesichert ist und die ein hübsches Einkommen haben, alle Energie in die Frage investieren, wie man noch mehr produzieren, wie man noch schneller und besser werden kann. In der Gründungsphase des Unternehmens war alles anders gewesen; freilich hatte es damals zehrende Krisen und existenzielle Dramen gegeben, die im Rückblick überflüssig erschienen, aber all das war Vergangenheit. Für Erinnerungen an frühere Zeiten war kein Platz mehr, jetzt hieß es nur noch eifrig um die Erweiterung des eigenen Territoriums kämpfen. Denn die reine Existenz eines Territoriums genügte den professionellen Ansprüchen längst nicht mehr. Man musste sich vor allem durch Taten beweisen. Selbst die hitzigen Debatten, die täglich dort stattfanden, wo man eigentlich Mittag zu essen wünschte, waren Relikte dieser brennenden Begierde nach der Erweiterung des Territoriums. In einem Spiel, das nie ein »Ende« auf dem Bildschirm verzeichnete, konnte man unmöglich darauf verzichten, immer neue Siege zu ernten; und wer weiterspielen durfte, konnte siegen. Irgendwann mussten nur noch die Daten ausgewertet werden: wie viele User es gab, wie viele Personen im Netz nach Prometheus suchten, alle, die die Seite besuchten und dann auch für das Spiel bezahlten, die App herunterluden und Spaß daran hatten. Prost.

Mit der Zeit wuchs das Unternehmen immer mehr, du machtest Karriere, stiegst zum Growth Hacker auf, und ich, deine Begleiterin, entdeckte, wie angenehm dieser Posten ist. Während du als Datenanalystin jahrelang alle möglichen Informationspools ausschöpftest, Informationen sammeltest, die sich unter Steinen versteckten, wild unter freiem Himmel wuchsen, Informationen, die man finden, herausreißen und bearbeiten musste, verwandelte ich mich in eine Jägerin. Hatte endlich ein Ziel, auf das ich den Pfeil abschießen konnte. Einen einzigen festen, klaren Zielpunkt. Zielfokussiert sein, das passte zu mir. Und du mochtest das Team. Zum Teufel noch mal, du mochtest sogar den, der dir ein ganzes Team ersetzte, du mochtest sogar deinen Chef.

14. Du leertest Glas eins

als du auf Aviad, deinen Chef stießest, der so beschwipst wie nie und so freundlich wie immer war und dir beiläufig für deinen jahrelangen Einsatz für das Unternehmen dankte: Bla bla bla. Mit den Jahren war Aviads Haar an den Schläfen silbern geworden, und Falten hatten sich in seine Stirn eingekerbt, die ihm äußerst gut standen, die Falten von einem, der immer viel dachte und machte. Aviad war in der Armee dein Kommandant gewesen, schon damals war er supernett, und ihr wurdet Freunde.

Während ihr euch über den anstehenden Umzug der Raouls kommenden Sommer nach New York unterhieltet, tauchte plötzlich Gal hinter euch auf. Sieh an, der Prinz, wie immer mit einer uneleganten Verspätung. Gal begrüßte alle, die bei Aviad standen, mit einem Schulterklopfen oder einem Händedruck, alle außer dich. Egal, du warst das gewohnt. Du wärst ihm gern ausgewichen, doch es war unhöflich, derart auffällig zu verschwinden. Wir waren ja kultivierte Menschen. Das heißt, du warst kultiviert.

15. Das zweite Glas Whisky stieg dir ein bisschen zu Kopf

weil du nichts gegessen hattest; und dieses zweite Glas brachte dich dazu, dich zu wehren, obwohl das gar nicht deine Art ist. Du tipptest Gal an und murmeltest, sodass nur er es hören konnte: »Kannst du nicht Schalom sagen?« Gal schaute dich mit funkelnden Augen an, zog dich zur Antwort an sich und umarmte dich kurz, drückte dich für eine Sekunde fest an sich. Deine Augen stießen fast gegen seine blitzenden, gebleckten Grinsekatze-Zähne; er lächelte so breit, dass sein rosa Zahnfleisch zu sehen war.

Gal und du, ihr kommt nicht klar. Das ist nichts Neues, aber trotzdem nervig. Du hast ihm nichts Böses getan, ihm im Gegenteil zu noch mehr Geld und Ruhm verholfen. Wieso also hat er solche Schwierigkeiten damit, sich wie ein Mensch zu verhalten? Doch eigentlich ist das alles einerlei, sowohl Gal als auch das Spiel, ja selbst die Beta-Version von »Die Reisen des Prometheus 3«, die bald auf den Markt gehen könnte. All das ist längst nicht mehr mein Problem.

16. Die Amerikaner kommen!

In dem schrecklich überfüllten Raum hatten die Leute kaum Platz zum Atmen. Die amerikanischen Ehrengäste waren noch nicht eingetroffen. Du stahlst dir von einem der Silbertabletts eine mit Rucola belegte Pizzaecke und setztest dich neben die einzige Frau auf der Party, die du als eine gute Freundin bezeichnen kannst, Milka, Aviads Frau. Ihr saht euch zwar nicht oft, aber ich mochte sie sehr. Du hast sie umarmt und ihr gepflegtes Outfit bewundert: hochgeschlossener, die Kurven betonender, eng anliegender Body, weit schwingender Rock aus feinstem Stoff und rote Riemchenpumps mit hohem Absatz. Sehnsuchtsvoll strichst du über ihre Handtasche, eine echte Prada, eine kleine, schwarze, klassische Box, süßer als ein Hündchen. Milka lächelte dich an: »Es muss sich doch auch irgendwie lohnen, dass ich meinen Hightech-Mann seit fast zehn Jahren kaum noch sehe, oder?« Dann nahm sie deine kleine, lila Miu-Miu-Tasche in Augenschein, drehte und wendete sie, ja beschnüffelte sie geradezu. »Nett«, sagte sie schließlich, »fantastische Farbe. Ich hätte mir fast dieselbe Tasche in Rot gekauft, als wir in Italien waren. Wie konnte ich sie nur liegen lassen?«

»Wie konnte ich sie nur liegen lassen: Das wird mal der Titel meiner Biografie«, antwortetest du.

Milka kicherte. »O je, die gucken uns bestimmt alle an und denken: Schaut mal diese zwei seichten Tussis da drüben. Was die wohl die ganze Zeit miteinander zu bekakeln haben?«

»Das schert mich einen Dreck, Milka. Du bist doch Senior-Partnerin im größten Unternehmen in ganz Israel«, verkündete ich, während du dir noch rasch eine weitere Pizzaecke nahmst.
»Das zweitgrößte«, korrigierte Milka.

»Allein schon das gibt dir meiner Meinung nach bis in alle Ewigkeit das Recht, über Schuhe zu reden, ohne dass jemand es auch nur wagen könnte, dich als seicht zu bezeichnen.«

»Jedenfalls nicht laut«, konterte die schnelldenkende Milka. »Sag mal, schmeckt die Pizza eigentlich gut?«

»Oh ja, richtig gut.« Ein Faden geschmolzener Käse hing dir aus dem Mund. »Also wirklich richtig gut?« Milka zog misstrauisch die Braue hoch.

Du lachtest. Milka musste nachsehen, ob ihr tägliches Kalorien-Budget die Pizza erlauben würde; schon seit Jahren zählte sie sie mit Hingabe. Milka sah in die App und murmelte vor sich hin: »Wenn ich die esse, dann war das meine Ration für heute.« Schließlich seufzte sie und nahm eine Ecke.

»Gut«, bestätigte sie, nickte mit vollem Mund. »Mist, ich muss mal, aber ich bräuchte Stunden, um aus diesem Body rauszukommen; der hat nämlich keine Knöpfe unten.«

»Wie grausam paradox: Da kannst du nicht auf Toilette gehen, aber gleichzeitig auch nicht aufs Trinken verzichten.«

»Warum kann der Körper sich eigentlich nicht selbstständig darum kümmern. Ich habe echt keine Lust auf die Tortur.«

»Soll ich mitkommen, Milka?«

»Ich sage zu ihm: Steh auf. Steh auf, du Bastard. Aber er rührt sich nicht.« Sie seufzte.

»Bastard, sagst du?«, fragte ich, während du dir einen Klaps auf deinen breiter werdenden Hintern gabst. »Wenn das so weitergeht, muss ich eine Diät machen.«

»Du musst einfach immer zählen. Und am Wochenende fängst du wieder von vorn an. Bei mir funktioniert das.«

»So, wie ich jetzt bin, hasse ich mich selbst.«

»Offenbar noch nicht genug«, bemerkte Milka trocken und betupfte ihre Mundwinkel mit einer Serviette.

»Wie läuft es zu Hause, alles in Ordnung?«

»Zitiere mich bitte nicht vor Gericht«, antwortete Milka, »jedenfalls nicht bei Sorgerechtsstreitigkeiten. Seit zwei Jahren schon verbringt er mehr Zeit mit den Kindern als ich.«

»Der neue Mann.«

»Wie, neu? Ganz der Alte: kurz vor dem Burnout.«

»Aber wieso Sorgerechtsstreitigkeiten? Milka, mach jetzt keine Dummheiten.«

»Alles in Ordnung. Du weißt doch, wie das ist. Was für bescheuertes Zeug Scheidungsanwälte von sich geben. Außerdem habe ich mich kürzlich in so einen Idioten verknallt.«

»Was!? In wen?«

»Der Klassiker: in den Vater von einem Kind aus dem Kindergarten. Ich bin jetzt in dieser Phase der Ehe, wo ich mir nicht nur jeden hübschen Mann, der mir über den Weg läuft, anschaue; nein, ich suche aktiv nach ihnen. Und der war eben ein echt attraktives Exemplar.«

»Hast du ein Foto?«

Milka zückte ihr Handy. »Ein richtiger Kerl. Hier.«

»Woher die kirgisischen Augen? Welcher Tatar beging ein Pogrom an seiner Großmutter?«

»Du müsstest mal seinen Rücken sehen. Ach, dieser herrliche breite Rücken. Alles im Leben ist relativ. Besonders das Verhältnis zwischen Schultern und Hintern.«

»Und was macht der so, dein Schwarm?«

»Die meiste Zeit ist er Gärtner. Hättest du das gedacht? Dass so einer sich um die Blumen im Park kümmert? Letzte Woche saß ich mit ihm dort. Die Kinder haben gespielt und wir zusammen einen Joint geraucht. Hättest du das gedacht?«

»Ich denke eh zu viel. Und das hat euch Dampf gemacht?«

»Er hatte starken Stoff besorgt. Aber mit dem Kiffen verging das Kribbeln.«

»Wie?«

»Er war echt völlig bekifft. Fing plötzlich an, mir Zaubertricks vorzuführen: Hokus Pokus Bilibokus. Zog mir irgendwelche Münzen aus dem Ohr.«

»Nu, und das hat dich nicht verzaubert?«

»Nein! Meinetwegen hätte er auch einen weißen Hasen aus der Hose zaubern können. Auf dass Aviad sich beim lieben Gott dafür bedankt.«

»Treue Seelen lassen andere für sich arbeiten.«

»Nix treue Seele. Der ist völlig bescheuert. Glaub mir. Wenn er nicht so ein Affe wäre, hätte ich ihm auch ein bisschen Freiheit gegönnt. Warum auch nicht. Sag, was ist mit Jonatan? Ist der eifersüchtig? Ich hab irgendwie das Gefühl, Joni würde dir einen Seitensprung nicht übelnehmen.«

»Keine Ahnung, ich hab es noch nicht ausprobiert.«

»Wo ist er überhaupt?«

»Jonatan? Zu Hause bei der Kleinen. Sie ist erkältet.«

»Sag mal, Micki, wie sieht es aus mit einem zweiten Kind? Wird das nicht langsam mal Zeit?«

»Die Amerikaner kommen«, sagtest du. »Mit big interest, wirst schon sehen.«

froren unter den Straßenlaternen im Eingang zum Loft für einen Moment ein, während weit im Hintergrund die Meereswellen rauschten.

Bei Prometheus kennen sich alle, außerdem gibt es einen Männerüberschuss, und so sorgt normalerweise Kulinarisches für weitaus mehr Aufregung als Libido. Doch was für eine Wahnsinnswoche, als die Kräfte im Unternehmen aus der Balance gebracht wurden und Unmengen Pheromone durch die Luft schwirrten. So nämlich sah die Situation aus, seit die Amerikaner da waren.

Seit James da war, um genau zu sein.

18. Das dritte Glas, nu gut, dazu ein Kurzer, das musste sein

zu Ehren von James Incandenza dem Dritten. Ein dummer Name für einen klugen Mann. Einst ein erfolgreicher Avantgarde-Regisseur und heute stellvertretender Chef der amerikanischen Mediengesellschaft Megafun, die Prometheus gekauft hatte. So einen Mann wie James hast du noch nie in deinem Leben getroffen. Endlich einmal einer, der die Mittel und Fähigkeiten besitzt, um die Welt zu verändern. Zumindest theoretisch. James muss nur einen Knopf drücken oder einen Tweet absetzen und schon hat er Millionen Menschen erreicht. Schade nur, dass er diese Macht hauptsächlich dafür einsetzt, möglichst schnell von möglichst vielen Menschen möglichst viel Geld zu bekommen.

Ein Mann Anfang vierzig mit unbewegtem Pokerface und einnehmendem Charme. Er trug einen teuren schwarzen Anzug, schritt energisch durch den Saal und drückte einem beherzt die Hand; seine Handflächen fühlten sich zart und glatt an. Während der Meetings hattest du ihn hin und wieder verstohlen beobachtet. Und ich warnte dich davor, ihn zu oft anzustarren. Sein Haar war weizenblond, fast weiß, die extrem mageren Wangen eingefallen. Seine Haut war so fahl, dass es aussah, als hätte er sich die schmalen Lippen lilienrot geschminkt. Vielleicht war James ja ein Vampir. Er trug immer Schwarz. An diesem Abend ein schwarzes, leicht glänzendes Hemd. Der oberste Knopf stand offen. Dazu enge Röhrenhosen. Ein Jackett, das wie angegossen saß. Vorn spitz zulaufende Schuhe. Alles in Schwarz, Schwarz, Schwarz. Ein wahrer Agent der Finsternis. Zumindest kleidete er sich wie einer.

Als die Amerikaner den Saal des Lofts in Jaffa betraten, änderte sich die Stimmung. James selbst war ein schwarzes Loch im Raum, zog alle Blicke auf sich. Es war nicht seine Schönheit, sondern die Gravitationskraft seines Charismas, die es unmöglich machte, die

Augen von ihm abzuwenden. Nicht sein Gesicht oder etwas anderes an der Oberfläche, sondern dieses brodelnde Energiefeld, das ihn umgab. Die Moleküle bewegten sich dort mit höchster Geschwindigkeit, man konnte sie beinah um seine Wangen schwirren sehen. James brannte, wenn er sprach, und er sprach zur Sache. Gelegentlich – und das war richtig sexy – war James sogar brutal. Nicht so, wie du es von anderen Amerikanern kennst, die jedes Anzeichen von Unzufriedenheit und Ungeduld gleich unterdrücken, glätten und sublimieren müssen. Bei James brodelte die Wut näher an der Oberfläche als erlaubt. War das eine Folge seiner einflussreichen Machtposition oder seiner Persönlichkeitsstruktur? Das blieb ungeklärt. Trotzdem wollte auch ich mir diese Sache aus der Nähe ansehen, genau wie alle anderen.

Es hieß also, sich von Milka zu verabschieden, sich in den Strom des Publikums zu begeben und bis zu James vorzuschwimmen. Im Vorbeigehen ein Kompliment zur neuen Frisur machen, die superteuren Schuhe preisen, einen kleinen, glänzenden Einfall zum Theater der Informationsverarbeitung beisteuern. Du zogst in diesem Fluss aus Menschen von einem zum anderen bis zur zentralen Lagune, dem Tisch von Aviad und Gal. Davor bliebst du stehen, weigertest dich, den Anker zu werfen. Hörtest mit halbem Ohr zu, wie Aviad mit dem Entwicklungsteam des neuen Teddybär-Spiels für Knirpse sprach, das den zweifelhaften Codenamen »Haarige Liebe« erhalten hatte.

»›Haarige Liebe‹ müssen wir canceln«, bemerktest du, noch immer mit dem Rücken zum Tisch von James. »Das ist ein Fass ohne Boden. Egal, wie viele Stunden wir in dieses Projekt stecken, es wird einfach nicht fertig.«

»Was du nicht sagst. Sechs Jahre meines Lebens habe ich an diese haarige Schlampe verloren«, erwiderte Aviad. »Aber ich bin immer noch der Meinung, dass Spiele für Säuglinge eine Marktlücke sind, in die es sich zu investieren lohnt. Ich kann dem Team der Haarigen jetzt nur noch versprechen, dass sie beim Umzug nach New York einen Bonus bekommen. Was anderes hab ich nicht, eine andere Option gibt es nicht. Das ist der letzte Anreiz.«

»Ich denke, ›Haarige Liebe‹ ist der beste Beweis dafür, dass diese dumme Studie aus Stanford oder Harvard oder woher auch immer stimmt: Nu, du weißt schon, dieser Typ, der rausgefunden hat, dass wir, wenn wir im Voraus genau wüssten, wie viel Zeit wir für ein bestimmtes Projekt brauchen, es gar nicht erst anfangen würden. Die Leute denken immer, es bräuchte nur etwa ein Drittel der Zeit, die es in Wahrheit braucht. Aber die Befragung hat bestätigt: Wenn sie genau wüssten, wie viel Zeit sie für ein Projekt brauchen, würden sie es gar nicht erst anfangen.«

»Die Studie ist gut, aber die Befragten sind Weicheier«, warf Gal ein.

»Du bist mir auch so ein Weichei. Gib mal das I-Pad mit der Songliste rüber«, sagte Aviad.

»Was singst du uns denn heute Abend vor? Bitte nicht wieder ›Halleluja‹«, sagte Gal.

»Ich wollte eigentlich, nu, dieses Lied mit dem Jahr 2000 ... Von wem zum Henker ist das noch mal?«

»Pulp.« Das kam von dir.

»Das Jahr 2000, und Debora bekam als erste Brüste«, sagte Aviad.

»Keine Ahnung, wie ich da plötzlich draufkomme, aber es ist von Pulp. Echt guter Song für Karaoke«, sagte Gal.

»Genau! Pulp«, sagte Aviad.

»Habe ich ja gerade gesagt«, du warfst Gal einen schiefen Blick zu. ›Disco 2000‹ heißt der Song.«

»Wirklich? Ich schwöre, ich habe es nicht gehört«, sagte Gal.

»Ich auch nicht«, meinte Aviad.

»Okay, okay«, sagte ich, »we are all grown up, aber es gibt Dinge, die ändern sich nicht. Ihr wart schon immer neidisch darauf, dass ich so ein ausgezeichnetes Gedächtnis habe.«

»Wenn mich mein Gedächtnis allerdings nicht täuscht, nicht ausgezeichnet genug, um den Huffman-Code auf Englisch, Hebräisch und Arabisch zu knacken.« Wenn Aviad die Armeezeiten heraufbeschwört, ist das ein untrügliches Zeichen: Weingenuss macht nostalgisch.

19. Die obligatorische Rap-Strophe

Du verdankst Aviad so ungefähr alles, was du hast im Leben, deinen gesamten materiellen Besitz: Wohnung, Auto, Miu-Miu-Tasche. Und das, ohne dich jemals bemühen zu müssen, ihn gernzuhaben. Er ist einfach ein liebenswerter Mann. Schade nur, dass er in seinem früheren Leben, vor Prometheus, Bassist in einer Punkrock-Band namens Zombie Philosoph war und noch immer wahnsinnig gern singt, vor allem Karaoke.

»Kicki, hilf mir bitte, die Fernbedienung von der Leinwand zu suchen«, sagte er. Deine Antwort: »Nu, nu, am Ende jagt selbst der genialste Programmierer einem Stück Plastik hinterher.« Und nachdem sich die Verlorene wiedergefunden hatte, die Fernbedienung geortet war, rollte eine riesige Leinwand herunter und verdeckte das Meer.

Das war nicht das erste Karaoke in deinem Leben. Damals in deiner Anfangszeit bei Prometheus fand jeden Ersten im Monat ein Karaoke-Abend mit Pizza statt. Dabei hast du entdeckt, wie gern du singst und dass du die Texte der Songs auch ohne Bildschirm auswendig kannst. Man darf allerdings auch nicht verschweigen, dass Karaoke deiner Persönlichkeit nicht gerade schmeichelt. Es blieb unklar, was du wirklich bist – eine schamlose Betrügerin oder ein schreckliches Mauerblümchen. Meiner Ansicht nach war es beeindruckend, dass du dich, obwohl du so schlecht singst, vor vollem Publikum auf die Bühne getraut hast. Du hast dich, was deine persönliche Weiterentwicklung betrifft, gemausert, ja, in dieser Hinsicht immense Sprünge gemacht. Jahrelang hast du nicht mehr gesungen, weil ich dich vor jeder Situation, in der du scheitern, zum Gespött der Leute werden könntest, geschützt habe (auch wenn das nicht viel half. Wie sagte Jonatan noch? Wir sind am peinlichsten, wenn wir etwas wollen; und du wolltest ja immer etwas, warst nie zufrieden.

Das liegt vermutlich in den Genen, du bist genau wie deine Mutter.).

Jasmin, die Leiterin der Finanzabteilung machte einen starken Anfang mit »When the Doves Cry« von Prince. Nach einigen weiteren Songs, inklusive von einem der Amerikaner, der in perfektem Französisch eine umwerfende Performance des Chansons »Les trois cloches« in der Interpretation von Édith Piaf hinlegte, landete das I-Pad bei dir. Du musstest dir etwas aussuchen, hast ein bisschen rumgescrollt, wie immer nach irgendeinem dämlichen Song aus den Nineties gesucht. Wie wäre es zum Beispiel mit »Waterfalls« von TLC oder mit was von der guten Missy Elliott oder vielleicht gleich »Chicka, chicka, Slim Shady«?

Als alle zum siebten Mal gemeinsam mit Aviad den Refrain von »Halleluja« gebrüllt hatten, wusste ich, jetzt warst du dran. Denn mehr Strophen hatte der Song nicht. Die Luft im Loft war kalt. Die Stimmung wurde immer lockerer. Das Podest war rutschig. Wie hatte ich diese Nähe zum Abgrund nur zulassen können? Du stelltest dich mit gespreizten Beinen auf die Bühne, ein Auge, the eye of the tiger, geschlossen und den Mund weit aufgesperrt:

Ich hörte eine Stimme, eine weibliche Stimme, die sang; ich verstand nicht, wer diese Frau war und was sie da tat.

She cannot carry a tune to save her own life, but boy oh boy, is she out there.

Die Ohren hörten die Klänge leicht verzerrt, ein bisschen anders, außerdem betonte, oder vielmehr schwächte das Sound-System bestimmte Frequenzen – aber so oder so war es ein ziemlich seltsamer Auftritt. Die Stimme aus dem Mikrofon klang ganz anders als deine, die mir doch so vertraut war.

Ich schwöre, dass ich mit der, die da sang, nichts zu tun hatte. Allerdings fand ich ziemlich schnell heraus, dass man diese Frau anweisen kann, sich beim Singen ein bisschen zu bewegen. Und sieh an, es ging gut: Du hast Haar und Becken in entgegengesetzte Richtungen geschwenkt. Du wandtest dich nach rechts, nach links und nach allen Seiten, wie eine mechanische, gut trainierte Puppe.

Als ich aus den Schlitzen deiner halb geschlossenen Augen ins Publikum spähte, merkte ich, dass jemand mit dem Blick an dir hing.

Es war James.

Ja, tatsächlich, zweifellos: James der Dritte machte dir schöne Augen.

Er saß direkt vor dir am großen Tisch und verschlang dich mit seinen schwarzen Pupillen.

Und ich spürte, wie du den Adrenalinstoß genossen und dann schnell die Augen wieder geschlossen hast. Deine Hände zitterten.

Es war mal wieder passiert. Dein Körper reagierte wie eine dumme Maschine.

Plötzlich ein Rhythmus, wummernde Beats, aber es waren die Beats des Songs, nicht die deines Herzens. Menschenskind, jetzt kommen wir mal ein bisschen runter, sagte ich dir, du bist doch gar nicht in der Liga von James. Um ehrlich zu sein, James konnte vermutlich nicht anders, als dir schöne Augen machen, denn seine Augen waren einfach sehr groß. Eine klare Ansage. Blickten sperrangelweit offen in die Welt.

Und weil es ein Pop-/Hip-Hop-Song aus den Neunzigern war, musste er eine dritte Strophe haben, die in schnellem Rhythmus gerappt wurde, die obligatorische Rap-Strophe. Alle Pop-Songs aus dieser Zeit hatten eine gerappte Strophe. Musik aus den Neunzigern liebtest du schon immer über alles, also schriest du den Rap-Part jetzt Wort für Wort, mit geschlossenen Augen und genau im Rhythmus, heraus. Ah, sieh, da kommt sie, die lang ersehnte dritte Strophe:

Du schriest so laut, dass dir sofort die Luft ausging und ich mich fühlte wie ein auf links gedrehtes Hemd. Aber vielleicht wurde James gerade durch diesen wilden Auftritt neugierig auf dich.

Schließlich wurden die Desserts serviert und mit ihnen die Tischreden und Grußworte. Noch mehr Gläser wurden geleert, und dann neigte sich der Abend wie geplant dem Ende zu. Alle verließen gemeinsam das Loft, um die Amerikaner zu ihrem Hotel, dem InterContinental, zu begleiten. Man schlenderte an der Promenade entlang. Die Luft war kalt und feucht, die Lichter glänzten. Du kuscheltest dich in deine dünne, modische Jacke und ignoriertest den stechenden Schmerz in deinem Fußknöchel. Ein Jahr war es her, dass du ihn dir verstaucht hattest, aber er piesackte dich noch immer. Es war eine angenehme, schöne Nacht; das Rauschen des dunklen Meeres schoss aus dem Hinterhalt.

Tagsüber denke ich immer an meine wichtigste Beziehung, nämlich die mit dir, denke an deine Zukunft: daran, dass die Kleine groß wird, der Kühlschrank voll ist, die kalkulierten Investitionen wachsen. Versuche Katastrophen, zumindest Schäden vorauszusehen und für alles, was kommt, den Boden vorzubereiten. Und sieh an, tatsächlich kann ich wieder dieses schöne Gefühl in dir wecken; du hattest es schon fast vergessen: das Leben im Augenblick. Mit allen Sinnen die Brise, die dich am Ohr kitzelte, wahrnehmen, die flimmernden Lichter, den Mond, eine kleine Sichel, die Trauben von Sternen am Himmel und die Trauben von Menschen auf der Promenade. Ein junger Mann mit Rastas spielte auf einer runden Trommel, die aussah wie eine kleine silberne fliegende Untertasse und deren Klänge die Saiten in deiner Brust zum Schwingen brachten. Das Gesicht von James, der neben dir her schritt, leuchtete kurz im bläulichen Licht eines Telefons auf, Schritte hallten im Rhythmus des Herzschlags über das Betonpflaster. Ihr kamt an drei grünen Dattelpalmen und einer gelben Tankstelle vorbei. Ihr wart fast angekommen, als James sich bei dir unterhakte und dich auf einen Drink in die Hotelbar einlud.

- Wenn du die Einladung zum Drink ablehnst, lies bitte auf Seite 271 weiter.
- Wenn du authentisch lächelnd, mit sechsundzwanzig angespannten Gesichtsmuskeln zustimmst, blättere zu Seite 272.

20. Du bist von hier direkt nach Hause

Ende
Willst du noch mal spielen?

21. Glas fünf zog dir endgültig den Boden unter den Füßen weg

Du nahmst die Einladung zum Drink an, natürlich nahmst du sie an, und das auch noch mit einem extrabreiten Lächeln. Du standest mit James in der Bar, beide habt ihr getrunken, gelacht. Er sprach über einen Club in New York, in dem du zuletzt mit zwanzig warst, das »Limelight«, das auf den Ruinen einer zerstörten Kirche gebaut wurde. Die bunten Glasfenster aus der Kirche waren erhalten geblieben. Wie Zähne sahen sie aus, wenn sie im Licht glitzerten; wie gemacht für die großen, feurigen Drag-Queens, die liebevoll über den Ort wachten. James war ein Bösewicht, der sich etwas von seinem jugendlichen Geist aus einem anderen Leben bewahrt hatte. Er lehnte sich plötzlich nach vorn, rieb seinen Schenkel an deinem und hauchte dir seinen Atem direkt ins Gesicht. Dieser Geruch war mir tief vertraut, und dennoch konnte ich ihn nicht richtig zuordnen. Ich dachte, du hättest die Situation, also James, unter Kontrolle und ich hätte dein Leben unter Kontrolle. Da gesellte sich völlig überraschend Gal zu euch. Neigte höflich den Kopf.

Unvermittelt begann James, die wunderbaren Vorzüge der Sauna zu preisen, und lud dich und Gal ein, das prächtige Exemplar im Keller des Hotels gemeinsam zu testen. Gal zögerte nicht: »Jalla, why not, let's do that sauna.« Er warf dir einen schiefen Blick zu und flüsterte auf Hebräisch, sodass James es nicht verstehen konnte: »Was meinst du, Micki? Machen wir, dass wir hier wegkommen?«

Das geflügelte Stundenglas wurde umgedreht.

22. Irgendwie werdet ihr James los

Allmächtiger, um Gottes willen. Ich verstehe absolut nicht, wie das passieren konnte. Begreifst du, was du da gerade getan hast? James hätte die Spielregeln für uns ändern können. Er hätte uns aus dem Arschloch des Nahen Ostens mit nach New York nehmen, hätte Begünstigungen, bessere Posten und italienische Designerschuhe über uns regnen lassen können. James ist der erfolgreichste Mensch, den du je getroffen hast; der Mann ist Millionen wert und er hat mit dir geflirtet. Worauf also wartest du noch, wenn ich dir sage, dass du die Macht hast, diesen Mann zumindest für eine Nacht zu verzaubern. Selbst ein kleines Techtelmechtel mit James, zum Teufel, schon allein die Fantasie eines kleinen Techtelmechtels mit James hätte sich monatelang positiv auf dich ausgewirkt und es mir mit meinen Bemühungen um dich deutlich leichter gemacht. Doch du, eine Rebellin sondergleichen, Tochter missratner Empörung, hast dich genau in der money time von ihm abgesetzt.

Und damit nicht genug, hast du dich ausgerechnet mit Gal von ihm abgesetzt – das ist nicht mehr einfach nur bescheuert, das ist Selbstmord. Wie konntest du nur zustimmen? Ich fasste es nicht. Warum konntest du dich nicht genau in diesem Moment von ihm loseisen? Diese Aktion war doch völlig überflüssig. Ich flehte dich an. Drehte dich einfach langsam um und bewegte dich weg von ihm. Mit ein bisschen Glück würden wir es vielleicht noch schaffen, James in der Sauna anzutreffen. Wenn du mit Gal zusammen warst, kam nie etwas Gutes dabei heraus. Und das hast du auch gewusst, genau wie ich. Etwas Glattes, Kaltes kribbelte unter der Haut. Wozu tust du dir das an? Bitte, schau es dir von Nahem an. Sein akkurates dunkles Haar, diese kleinen, spitzen Pfeile, wie zum Abschießen bereit. Der glänzende Anzug, der seinen Körper wie ein Panzer umschließt. Zwei Ohrringe in einem einzigen Ohr. Wie abstoßend. Gepiercte Ohren hast du schon immer widerlich gefunden.

Du und Gal, ihr kennt euch seit Jahren, seit der Armee, Aviad war auch sein Kommandant. Gal hatte etwa zwei Wochen vor dir bei Prometheus angefangen, und so ungefähr alles, was er gemacht hat, hast du anders gemacht. Doch seine Karriere verlief schneller, er ist weiter gekommen als du, hat eine höhere, stärkere Position. Manchmal rede ich mir ein, das läge daran, dass er als Mann aggressiver ist oder weil er mit einem Silberlöffel im Mund und mit einem Platin-Commodore-Computer in der Hand geboren wurde. Aber ich möchte gern zugeben, dass das nicht der Hauptgrund sein kann. Gal machte seine Sache wirklich gut, er wusste einfach, wie man Geld zum Fließen bringt, auch wenn er mithilfe von Vitamin B daran kam oder es einfach direkt aus Daddys Brieftasche zog. Wer weiß, wo ihr heute wärt ohne das Geld, das er sich anfangs für euch von Daddy gepumpt hat. Gal war ehrgeizig ohne Ende und genau deshalb der Hurensohn von Chief Revenue Officer, der er ist.

Menschen, die die ganze Zeit davon reden, wie glücklich sie doch sind, nerven dich. Gal gehörte nicht zu dieser Sorte. Egal, wie viel Geld er auch abräumte, er sah niemals richtig zufrieden aus. Andererseits ließ Gal sich generell nie etwas ansehen, außer er wollte, dass man es ihm ansah. Alles an ihm war genau überlegt, jede Geste, jede Bewegung.

Anders als du war er sehr gesellig und extrovertiert, und seine sozialen Interaktionen wirkten immer sehr zugewandt und machten neugierig – aber sie drehten sich ausschließlich um ihn. Auch wenn es für einen Moment mal scheinen mochte, als interessierte er sich aufrichtig für einen anderen Menschen, entpuppte sich das rasch als bloßer Umweg, der nur wieder zu seinem bevorzugten Thema zurückführte – er selbst. Gal liebte es, Geschichten über sich zum Besten zu geben, über seine Erfolge und die fantastischen Dinge, die er tat, aber nie fragte er dich danach, was du tatst.

Die fantastischen Dinge, die Gal erlebte, erlebte er nie mit dir. Selbst wenn ihr gerade dasselbe legendäre US-Open-Match spieltet, in dem Gal den Ball von Roger Federer in der Luft erwischte, geschah das immer in dem Moment, in dem du aus dem Spiel rausgingst, oder genau eine Sekunde, bevor du anfingst.

Und jetzt geht ihr, du und Gal, schweigend über die Promenade, eiligen Schrittes, der Brise entgegen, das Pflaster schwankt, das Meer ist tiefschwarz, nahezu unsichtbar, nur ein Wispern der Wellen in der Finsternis. Ich sage dir noch einmal: Besser du nimmst dich jetzt selbst an der Hand und gehst nach Hause. Jetzt ist immer noch ein guter Zeitpunkt. Ein schöner, logischer Zeitpunkt. Es ist noch nicht einmal Mitternacht. Aber du bleibst, wo du bist, schreitest an seiner Seite, das Bein schmerzt, bittet dich stehen zu bleiben, doch du weigerst dich. Ich verspreche dir alle möglichen Belohnungen, lasse Drohworte auf dich niederprasseln, verfluche dich mit ganzer Kraft, lasse dir gewaltige Demütigungen der Vergangenheit und solche, die dir in Zukunft drohen, durch den Kopf schießen. Doch all mein Flüstern erreicht dich nicht. Du hörst nicht zu. Das Telefon vibriert in deiner Hosentasche. Bestimmt ist es Jonatan, der wissen will, wie es läuft und wann du nach Hause kommst. Oder er simst dir, dass die Kleine endlich eingeschlafen ist. Er hat wahrscheinlich Schokopralinen mit ihr gemacht, sie naschen lassen und versteht jetzt nicht, warum sie nicht einschlafen wollte. Aber du ignorierst es, lässt das Telefon brummen und summen, bis es schweigt, schaust nicht mal nach, ob er geschrieben hat. Du wendest dich lauthals an Gal, die Stimme steigt eine und noch eine Oktave höher, du wieherst über den einen oder anderen Scherz, schwächst den Strom meiner wutschäumenden, berechtigten Kritik, bis er zu einem feinen Nieseln zerstiebt und von deinem Schweiß aufgesogen wird.

Aber, Madame, auch wenn ich gerade nicht die Zügel in der Hand halte, bin ich doch immer noch hier.

23. Wir können tanzen, wenn wir wollen

Gal will in einen Club. Hoffentlich tut mir das gut.

Hör zu, wenn der Gal von heute noch etwas von dem Gal von früher hat, jenem blondierten, durchgepiercten Gal aus den Zeiten des »Allenby 58«, dann weiß ich genau, was er in Wirklichkeit will. Nämlich nicht den Mondenschein, nicht den Boogie und auch nicht dich. Gal will Drogen. Du hast mitbekommen, wie er selbst im sterilen Businessumfeld von Prometheus einmal etwas in dieser Richtung geäußert hat. Aber vielleicht gehört das auch nur zu seiner Bad-Boy-Strategie. Seit Jahren hast du keine Anzeichen mehr dafür entdeckt, dass er Drogen nimmt. Weder in seinen Augen noch in seinem Verhalten.

Ihr steigt in ein Taxi, und du sagst dem Fahrer, er solle euch zum »Bender« bringen. Noch bevor der Fahrer das Gaspedal durchdrückt, warnt er euch, dass es dort gerade Unruhen gebe. Der Fahrer trägt eine Weste aus schwarzem Kunstleder, und aus den Boxen dröhnt deutscher Techno, deswegen glaubst du ihm. Du redest auf Gal ein, dass ihr trotzdem versuchen solltet, ins »Bender« zu kommen. A: Weil das »Bender« gleich um die Ecke ist. B: Weil dort immer super Stimmung ist. Gals Augen blitzen wie eine Diskokugel. Er nickt. Er behauptet, er sei noch nie dort gewesen und er sei neugierig. Dabei ist das »Bender« immerhin der größte Club in Tel Aviv, und Gal ein ehemaliger Clubber.

Das Taxi hält auf dem Parkplatz. Von außen erscheint der Club als finsterer, versiegelter Block, als modernes, kubisches Gebäude, als schwarze Schachtel, aus der weder Stimmen noch Licht dringen. Aber wie du weißt, brennt der Laden drinnen. Jahre ist es her, dass du zuletzt hier gewesen bist; bevor du schwanger wurdest. Aber du erinnerst dich noch sehr genau. Plötzlich ist alles wieder da, und du spürst den Nervenkitzel.

Die Schlange am Eingang ist nicht gerade klein, du stehst auf keiner Liste, hast seit Ewigkeiten keine Kontakte mehr zu den Leuten hier; und ihr beide seid nicht mehr jung, seht höchstens jung aus für euer Alter. Gal steckt noch immer in seinem glänzenden, engen, teuren italienischen Anzug. Du bindest dir rasch einen nachlässigen Pferdeschwanz, um zu vertuschen, dass du deine Haare extra für diesen Abend mit dem Glätteisen behandelt hast. Die Spitzen sehen viel zu starr aus.

Ich glaube nicht, dass sie euch reinlassen werden, pausenlos werden Leute vor der Tür aussortiert. Es kommen kaum Leute raus und niemand rein. Es ist kurz vor Mitternacht, die Party hat schon um acht angefangen. Offensichtlich ist es voll heute Abend. Laut den Postern überall feiert die Partyreihe »Inertia« neunjähriges Jubiläum.

Die Schlange schiebt sich langsam vorwärts. Drei junge Männer in Tunikas ernten ein ablehnendes Kopfschütteln. Die drei erheben Einspruch, fuchteln vor dem Türsteher erklärend mit den Händen in der Luft. Er sagt nur: »Schön für euch. Aber was soll das mit den Kleidern? Das geht gar nicht.« Er sieht zwar aus wie ein russischer Mafioso, muskulös und tätowiert und mit einem knurrenden, dreiköpfigen Hund auf dem Hemd, aber seine Stimme ist hoch und weiblich, als gehörte sie einem anderen. Er klingt wie eine dieser verwöhnten Schnepfen aus dem Tel Aviver Norden, die immer so affektiert lispeln. Gal sieht dich an und wirkt, man glaubt es kaum, richtig besorgt.

»Ich glaube, das soll heute Nacht nicht sein.«

»Ich kann ihn verstehen. Die sind doch uncool, viel zu nüchtern«, meinst du.

»Und was sind wir dann bitte?«

»Tief im Innern jedenfalls nicht uncool. Wir sehen nur zu sehr nach Businesstypen aus.«

»Wir sind Businesstypen.«

»Speak for yourself, Gal.«

»Ah, sorry, weiß ich doch. Du bist dieses seltene Einhorn, das für mich, Pan, die Daten analysiert.«

»Keine Daten, kein Commander Spock. Nur um dich daran zu erinnern: Ich arbeite für niemanden mehr.«

»Sehr bedauerlich. Schade, dass ich nicht mehr dein Chef bin. Asymmetrische Machtbeziehungen sind total sexy.«

»Du warst noch nie mein Chef. Außerdem denk dran: Solange wir hier anstehen, hältst du besser den Mund, ja? Türsteher mögen keine Schwätzer.«

Ein asiatisches Touristen-Pärchen in zitronengelben Trainingsanzügen steht drei Reihen vor euch in der Schlange. Auch sie werden aussortiert. Für einen Moment scheint es, sie würden, wie alle anderen auch, Einspruch erheben. Die Asiatin zieht etwas aus der Tasche, der Türsteher steht stramm, plustert sich auf und wirkt jetzt doppelt so breit, aber die ziemlich kleine Asiatin zückt nur eine winzige Kamera und bittet den Türsteher, ein Selfie mit ihr zu machen.

Du spannst die Kiefermuskeln an, ergreifst Gals Hand, öffnest seine Manschettenknöpfe und beginnst, andächtig und konzentriert seine Hemdsärmel hochzukrempeln, eine verwickelte Angelegenheit. Gal spielt regelmäßig Squash und besitzt einen beeindruckenden Bizeps. Sein Hemd ist aus dickem, gestärktem Stoff und noch spröde vom Bügeln. Wenn du jetzt nicht ganz ordentlich krempelst, wird das Ende des Ärmels verknittern. Erst als du die zweite Hand dazunimmst, merke ich: Du berührst Gal ja. Und du berührst ihn nicht nur, du ziehst ihn sehr feinfühlig aus. Noch tust du das ohne seine Zustimmung, und weil mir das schlagartig bewusst wird, gerätst du durcheinander und bekommst den kleinen Knopf an der Manschette des zweiten Ärmels kaum auf. Aber ein echtes Miststück wäre ich, ließe ich es zu, dass Gal deine Schwäche bemerkt. Mach ruhig weiter, dieses Hemd wirst du nicht zerknittern, das sage ich dir.

Eins, zwei, drei, vier, fünf Sekunden später seid ihr an der Reihe.

Der Türsteher fragt: »Nur ihr zwei?« Du antwortest zögerlich: »Ja. Nur wir.« Deine Stimme zittert leicht, aber du drängelst. Und damit ist euer Schicksal besiegelt. Türsteher mögen es nicht, wenn man bedürftig wirkt. Das weißt du doch. Er schaut dich an, wirft dann einen Blick hinter sich, gen Mekka, auf die schwarze, gewaltige, verschlossene Tür des Clubs, und für einen kurzen Moment, für den Bruchteil einer Sekunde denke ich, dass ich mich vielleicht geirrt habe und der Türsteher euch reinlassen wird. Gals Füße in seinen Nostalgie-Look-Sneakers wollen sich schon vom Boden lösen und einen Schritt nach vorn machen, da flüstert der Türsteher: »Hm. Ich denke nein, Schätzeleins.«

Er kehrt euch den Rücken zu, bedruckt mit den klaren Worten: Kerberos – wir sind die Torwächter.

Du sagst keinen Ton. Wirst bloß rot, packst Gal am Zipfel des aufgerollten Hemdsärmels und ziehst ihn fort. Ihr wurdet aus dem Gelobten Land verstoßen. Gal geht ein paar Schritte, bleibt stehen und dreht sich um. Starrt mit weit offenem Mund auf den Eingang, sieht ganz schön schockiert aus, wie jemand, der seit zehn Jahren keine Abfuhr mehr bekommen hat. Seit einigen Monaten ist Gal selbst der Club, in den alle reinwollen. Der begehrteste Häuptling auf dem Markt. Der Mann, der innovative, hinterlistige Marketingstrategien erfunden hat. Anscheinend liest der Türsteher nicht »The Marker«.

»Seit ich Kinder habe, ist Weggehen immer super, aber das hier? Ganz bestimmt nicht«, kommentiert Gal. Ich schaue mich um. Die Leute sind jung und schön, ihre Augen funkeln. Die Falte zwischen deinen Augenbrauen war nie auffälliger als jetzt. Die glänzende, schwarze Stoffhose betont das Fett auf deinen Hüften. Die teure Bluse, die ich gestern extra für das festliche Dinner im Ausverkauf erstanden habe, ist mit hellblauen Pailletten übersät, denn Pailletten sind jetzt wieder in, aber sie sitzt ein bisschen zu eng. Die lila Handtasche mit der Kette, die du dir umgehängt hast, ist ziemlich winzig. Ein paar lausige Hundert Schekel, das Telefon, einen feuerroten MAC-Lippenstift namens »Lady Danger«, das Passfoto der Kleinen und ein dünnes Sporttop mit Lochmuster hast du in diese Handtasche gequetscht. Und trotzdem ist sie immer noch zu groß, um damit in einen Club zu gehen, und zu teuer, um sie an der Garderobe abzugeben.

- Wenn du dir wegen Gal unsicher bist, dann erlaube mir, dich in einem Flashback daran zu erinnern, was das überhaupt für einer ist. Gehe auf Seite 286.
- Wenn du dich auf die Sache einlassen willst, mach auf Seite 283 weiter, aber dann beschwer dich ab da auch nicht mehr bei mir.
- Wenn du aus Verzweiflung aufgibst, geh sofort nach Hause, zu Seite 271, denn dort ist das

Ende.

24. Das Kitzeln der schlummernden Bestie

Gedanken kreisen, wiederholen sich zyklisch, wirbeln durcheinander. Künden ihr Kommen an. Anders als gewohnt, anders als die Vampire, Werwölfe, anders als Lilit,

25. Hörst du auf, nachts eine Bestie zu sein

Ich erinnere mich sehr gut an das letzte Mal, als du im Club tanzen warst. In *dem* Club. Im »Korridor«. Traust du dich zurück?

26. Man kann nicht zweimal in denselben Fluss steigen

Du schlägst Gal vor: »Komm, versuchen wir es im ›Korridor‹. Der ist ganz in der Nähe. Da können wir zu Fuß hingehen. Höchstens fünf Minuten.« Gal nickt. Man könnte meinen, dass ihr zumindest unterwegs dorthin miteinander redet. Aber ihr schweigt. Die Vergangenheit geht mit euch, ihre Schritte trommeln energisch auf den Asphalt, schlagen Funken.

- Wenn du dich für Hightech und einen ordentlichen Flashback interessierst, dann fahre fort auf Seite 284.
- Wenn du nur für Sex, Drogen und Techno hier bist, springe zu Seite 289.

27. Die täglichen Pizzatabletts

Als du bei Prometheus angefangen hast, war noch nicht abzusehen, wer prophetischer ist, ihr oder das Geschäftsmodell. Niemand hatte auch nur einen Moment daran gedacht, dass bei Computerspielen das Geld hauptsächlich über die Werbeanzeigen hereinkommt. Es dachte überhaupt niemand an Geld. Die Spiele in der App (»Der gefesselte Prometheus«, »Prometheus und Epimetheus«, »Prometheus und die schöne Io«, auch bekannt als »Der verliebte Prometheus«) waren alle gratis. Ziemlich ironisch, wenn man bedenkt, dass »Prometheus« auf Lateinisch »der Vorausdenkende« bedeutet, denn ausgerechnet an vorausschauendem Denken fehlte es euch. Ihr hättet euch besser nach einem anderen Titanen benennen sollen, etwa nach dem Bruder des Prometheus, nach Epimetheus – »der danach Denkende«. Aviad wollte, dass ihr so viele User wie möglich gewinnt, erst im Nachhinein wurde euch klar, dass es zum Überleben vor allem Wachstum braucht. Aber damit Prometheus wachsen konnte, brauchte es Nahrung in Form von zusätzlichen Einkommensquellen, sprich Werbeanzeigen.

Irgendwann waren sich darin alle einig, außer ihm. Gal argumentierte, dass sich alles richten würde, sobald ihr ausreichend Inserenten hättet. Ich, die ich damals noch eine einfache Datenanalystin war, war anderer Ansicht und fand, es sei strategisch besser, sich auf die Einnahmen zu konzentrieren, denn Geld sei der wichtigste Parameter.

28. Schrödingers Katze wird nicht nur leben, sie wird auch dick

Die schiere Existenz eines Zuschauers verändert die Ergebnisse eines Experiments. Erst recht, wenn dieser Zuschauer eine Agenda hat. Man schaut also am besten konzentriert auf die Einkünfte, dann werden die Einkünfte wie von selbst in die Höhe schießen. Gal meinte, das sei metaphysischer Unsinn, und wollte nur die Inserate pushen. Ihr habt gestritten. Aviad hielt zu Gal.

29. Spiel mit dem Feuer

Obwohl du eigentlich Aviad direkt unterstandest, denn er war dein Chef, dientest du in der Marketingabteilung in Wirklichkeit Gal und seinen Zwecken. Mit der Zeit wurde dir klar, dass Gal es dir nicht verzieh, dass du ihn unabsichtlich auf seinem Gebiet geschlagen hattest. Im Rückblick mag das ein bisschen banal, ja sogar kindisch klingen, denn es ist logisch, dass das, worauf man sich konzentriert, auch gedeiht. Aber damals war das ein revolutionärer Gedanke. Offenbar ärgerte es ihn umso mehr, dass du gar keine bestimmte Absicht verfolgt hattest. Vermutlich hast du, die du immer schon gern recht gehabt hast (nicht umsonst klebte auf deinem Laptop der Sticker »The 3 most beautiful words in the English language are: you were right«), dich hier für Gal ein bisschen zu oft mit deinem Rechthaben gebrüstet.

Dass du mit Daten und Barem beweisen konntest, dass du recht hattest, nervte ihn nur noch mehr. Denn obwohl Aviad anfangs noch zu Gal gehalten hatte, war ich fest entschlossen gewesen, in diesem Streit zu siegen. Während du die Zahlen durchforstetest, machte ich die wichtige Entdeckung, dass eine sehr kleine Prozentzahl an Spielern das meiste Geld einbrachte: die süchtigen Dauer-User, die Hardcore-Junkies von Prometheus. Sie selbst nannten sich »Feuerkreis«, hingen in den Chatrooms ab, gründeten Foren und Blogs und fanden tausendundeinen Wege mehr, um sich auszutauschen.

Gut, dass ich als Kind so viel Space Invaders gespielt und im Haschischrausch exzessiv Descartes gelesen habe, denn ich hatte einen Geistesblitz: ihnen nicht nur ein neues Leben zu verkaufen, sondern

30. Sowohl den Körper als auch die Seele zu verkaufen

Aviad gefiel diese Idee richtig gut: »Das ist das erste Mal, dass jemand anderer als Jeschajahu Leibowitz mit dem psychophysischen Problem Geld macht.« Auch Gals Vater, ehemaliger Leiter der Forschungsstelle des Militärischen Nachrichtendienstes, der mit irgendeinem anderen Start-up einen ordentlich Batzen Geld gemacht hatte und die weiseste Geldanlage war, die ihr aufgetan hattet, befand: »Das Potenzial ist gewaltig. Es erinnert mich an die Geschichte von dem Mann, der dem Colgate-Unternehmen vorschlug, das Loch in der Zahnpastatube zu vergrößern, damit die Tube schneller leer ist.« Gal nahm den Gedanken sofort auf und pflichtete dir bei: »Das ist wirklich ein brillanter Ansatz, Micki. Danke. Und wenn du meinst, wir können die Körper unabhängig von den Seelen verkaufen, umso besser. Wenn wir unabhängig davon obendrein auch noch die Skills verkaufen, haben wir vier verschiedene Zahlungskanäle.«

Nun war Aviad endgültig überzeugt davon, dass ich recht hatte; er erklärte das hereinkommende Geld zum primären Ziel, mit Erfolg. Ich konnte es nicht vorausahnen, aber mit den Ergebnissen meines Vorschlags brachte ich mich selbst ins Taumeln:

1. Prometheus ging durch die Decke, was dazu führte, dass der Fonds in das Spiel investierte; was wiederum dazu führte, dass das Unternehmen innerhalb von drei Jahren von sieben auf siebzig Mitarbeiter anstieg.

2. Ich ignorierte die innere Blockade, etwas zu tun, das mich ethisch und praktisch so richtig frustrierte.

Ihr fingt also an, den Usern zusätzliche Fanartikel zu verkaufen. Anfangs fiel die Veränderung leicht, hatte sogar etwas Faszinierendes. Um den »Feuerkreis« dazu zu animieren, mehr zu konsumieren, habt ihr das Spiel noch komplizierter und amüsanter gestaltet. Ihr habt Körper, Seelen und Skills verkauft, und schließlich erweiterte Gal das Inventar sogar noch: Er fügte Nebenfiguren ein (Io – das Mädchen, das sich in eine Kuh verwandeln konnte), fantastische Waffen (Balmung – ein Schwert, das eine eigene Seele hat, eine Hommage an Vorbilder wie Siegfried der Drachentöter aus den Nibelungen oder Michael Moorcocks Sturmbringer), außerdem ein paar neue Bestien (Hekate – die Titanin mit den drei Körpern). Der »Feuerkreis« brannte wie Spiritus. Für was haben die eigentlich nicht bezahlt? Die Süchtigen wurden immer süchtiger. Gal bemerkte bei jeder Gelegenheit, dass »alles mit einer kleinen Idee von Micki begann«. Kleiner konnte er dich mit diesem Kompliment gar nicht machen.

So wurde die neue Version von Prometheus geboren, wegen der du schließlich überlegtest, zu kündigen und deine eigene digitale Agentur aufzumachen. Denn es war eine ziemlich schmutzige Version, gar nicht so weit entfernt von der Idee eines Casinos. Das neue Konzept, das die User dazu verführen sollte, so viel Geld wie möglich zu verschwenden, war das Herzstück des Ganzen. Und diese schäbige Linie verfolgte natürlich mit Frohlocken der hinterhältige Gal.

Ein Mensch, dem es an festen ethischen Grundsätzen fehlt und neben dem du jetzt schon ganze fünf Minuten schweigend hergehst. Ah schau, da vor euch

31. Das Eingangstor zum »Korridor«

Das Gelände ist eingezäunt und mit lauter grauen, quadratischen, fensterlosen Gebäuden zugestellt. Auf die Wände der großen Kuben werden hellblaue Kugeln projiziert, die unten auftauchen, langsam nach oben rollen, sich dann ausbreiten und vom schwarzen Himmel verschluckt werden. Um zum Club zu kommen, muss man vorbei an den Druckmaschinen der verlassenen Fabrik, dem Herz des Geländes, wo einst Kataloge produziert wurden. Ein eifriger Künstler hat den übrig gebliebenen Papierstapeln neues Leben eingehaucht, die alten Kataloge zusammengeklebt und sie zu Riesenstatuen verarbeitet, die nun als Totemsäulen aufragen. Ihr geht zwischen den Totems und Maschinen hindurch bis zum hinteren Ende des großen Hallengebäudes, wo euch unter einer alten, schmiedeeisernen Straßenlaterne eine riesige, feuerrote Tür erwartet. Gal fragt dich, woran du gerade denkst, und du antwortest ihm nicht, aber ich weiß ganz genau, was passiert, wenn du mich berührst. Was? Was? Was? Ich denke, du bist feucht. Ich denke allerdings nur noch wenig, denn hier noch was zu denken, ist echt unmöglich.

32. Ich habe dich gewarnt, auch er mag es nicht, wenn du bedürftig wirkst

In zwei Jahren wirst du vierzig. Du bist in einem Club, wo du zuletzt mit dreißig warst. Dein Zustand ist dir vertraut, aber der Mann, mit dem du unterwegs bist, ist dir nahezu unbekannt, und dennoch wunderst du dich nicht. Im Gegenteil, du fühlst eine große Erleichterung. Endlich bist du zurück im alten Königreich, wo sich anscheinend rein gar nichts geändert hat, außer dir.

Vor euch in der Schlange stehen zwei Mädchen mit glitzernden Rucksäcken. Sie könnten deine Töchter sein. Überall Menschen, von denen ich nicht sagen kann, wo sie ihre Schuhe gekauft haben, wo sie Mittag essen und worüber sie sich unterhalten, wenn sie nicht gerade den Mund voll haben. Die Menschen hier sehen nicht aus wie kopiert, bilden keine graue Masse: Manche sind dünn, andere dick, manche wie du schon etwas älter oder sogar älter als du; vor allem aber ist da sehr viel junges Blut, so schön oder auch so hässlich wie das Bildnis des Dorian Gray. Sie strömen in Gruppen herbei oder streifen allein herum, in wechselnden Formationen, wie in einem langsamen Tanz, lächeln und umarmen sich. Die Menschen hier sind gleißende Lichter. Prächtige, pulsierende Flächen aus Menschenkörpern voller Leben.

33. Vertrauensspiele

Jetzt ist es Zeit, die Augen zu schließen, um die Wärme deines Stammes zu fühlen. Presse die Hände aneinander, bete für mich und dann lass dich nach hinten fallen: Da ist niemand, der dich auffängt.

Der Club ist ein langer, enger Korridor, von dem weitere Nebenkorridore abgehen; Gänge, an deren Ende Türen in neue Räume führen. Jede Tür ist in einer anderen strahlenden Farbe gestrichen: falsches Himmelblau, enthusiastisches Weiß, flüchtiges Grün. Die Eingangstür ist rot, ein tiefes, stilles Rot. Die Wände des Korridors sind zu beiden Seiten mit quadratischen, schwarz-weißen Kacheln im Zickzackmuster versehen. Das Schachspiel der Existenz.

Und da, am Ende des Korridors

34. Die lila Tür – wohin führt sie?

Du öffnest die lila Tür, drückst die Klinke, und ein warmer Luftzug schlägt dir ins Gesicht; viereckige, fleckige Lichter überfallen dich von vorn, die Augen brauchen einen Moment, um sich an das Licht in dem Raum zu gewöhnen, der sich jetzt vor dir öffnet: eine ovale Höhle mit einem Kaltwasser-Springbrunnen in der Mitte, zu dem die Tiere strömen, um zu trinken und sich zu erfrischen. Der Springbrunnen ist von Stalaktiten und Stalagmiten aus tonähnlichem Material umgeben. Links davon stehen ein paar weiche Couchen, rechts davon ist die Bar, und hinten, ganz versteckt am Ende, befinden sich Garderobe und Toiletten. Den säuerlichen Schweißgeruch kennst du nur zu gut. Du blickst auf dein Handgelenk: Der Abdruck des schwarzen Stempels ist deutlich zu erkennen – PPP. Du hast keinen blassen Schimmer, was das heißt.

»Worüber hast du eigentlich mit dem Türsteher diskutiert?«, fragt Gal. Er schaut sich nicht um. Er spießt dich mit seinem Blick auf, seine Augen sind ein schwarzer, hypnotisierender Stern. »Und warum hast du mit dem Türsteher hier diskutiert, mit dem vom ›Bender‹ aber nicht?«

»Wir haben wie Freunde miteinander geplaudert.«

»Nu, sag schon.«

»Ich habe ihm erzählt, dass ich letzte Woche hier war und richtig Spaß hatte. Allerdings zu einer anderen Uhrzeit. Nämlich morgens um zehn. Das hat ihn überzeugt. Keine Ahnung, warum.«

»Ach, wusstest du das nicht? Wenn man einmal anfängt zu lügen, dann fallen einem die Details von allein ein.«

»Aber es war ja nicht gelogen«, erklärst du Gal leicht gekränkt.

»Echt?«, fragt Gal.

»Echt. Letzte Woche, als ich die Kleine zur Eingewöhnung in den Kindergarten gebracht habe und das morgendliche Meeting im »Manta Ray« abgesagt wurde, habe ich von draußen dieses laute Bumbum des Basses gehört. Da hab ich richtig große Lust bekommen, plötzlich waren die ganzen Erinnerungen wieder da, und ich bin einfach rein. Ich war genau eine Stunde hier. Wenn du aus dem Fenster der Toiletten auf der zweiten Etage guckst, kannst du's sehen: Das ›Erdhaus‹, der anthroposophische Kindergarten, liegt direkt gegenüber.«

»Und was hältst du davon?«, fragt Gal.

»Es macht immer noch richtig viel Spaß«, antwortest du.

»Nein, ich meinte den anthroposophischen Kindergarten.«

»Dachtest du wirklich, ich hätte mich morgens vor der Arbeit im Club amüsiert?«, fragst du mit einem breiten Lächeln. »Wow, das mit den Details funktioniert tatsächlich. Ich wohne doch längst in Pardes Chana, das weißt du doch.«

Gal kichert. In der Dunkelheit blitzen Lichter auf, und Gal fragt dich, ob alles gut ist, und dann noch einmal, nun schon zum dritten Mal – du zählst zwar nicht mit, aber ich schon: »Woran denkst du gerade?« Ich befürchte, er will meine Gedanken lesen, aber das lässt du ihn nicht wissen. Du antwortest mit einer lauen Gegenfrage: »Und woran denkst du?«

Ich denke, Gal verhält sich ziemlich ungewöhnlich. Ich kann nicht fassen, was diese Veränderung, die du in ihm bewirkt hast, bedeutet. Die Kluft, die sich hier auftut, vermag ich nicht zu überbrücken. Nur in einer Sache bin ich mir sicher: Eine gewisse Besorgnis ist angebracht. Gal wirkt angespannter als du, und aus irgendeinem Grund verschafft mir seine Anspannung ein gutes Gefühl. Ich fühle mich zwar nicht unbedingt beschwingt, aber ich kann so tun als ob.

»Was Jonatan wohl gerade macht?«, sagt Gal.

Und sofort spürst du, wie sehr du Jonatan immer in deinem Herzen trägst. Gal spricht weiter: »Es ist Donnerstag. Bestimmt ist er bei seinen Pfadfinderjungs.«

Ich hatte vergessen, dass Gals ältester Sohn auch Jonatan heißt. Wie dein Mann. Plötzlich fällt dir ein, was du morgen noch alles erledigen musst: Sägemehl für den Hamsterkäfig kaufen und für das Abendessen bei den Glicksmans sechsmal Sellerie in Zitronensoße und ein Backblech mit veganen, hoffentlich schön verbrannten Schokoladenmuffins vorbereiten.

»Woran denkst du?«, fragt Gal schon wieder. Im Moment an Drogen, ich möchte am liebsten in einer Badewanne voller Drogen untertauchen. Aber um die Kontrolle zu bewahren und aus Selbstschutz sage ich: »Siehst du den jungen Mann mit dem amputierten Arm? Der auf der Tanzfläche?« Der junge Mann, den du meinst, tanzt genau vor euch. Er hat eine Haut wie Alabaster, langes Haar und trägt Latexhosen, in denen seine Beine glitzern wie die Andromedagalaxie. Er tanzt lustvoll, bewegt sich rhythmisch zu den flackernden Klängen der elektronischen Musik, lässt die Endorphine des gemeinsamen Rausches wie Konfetti regnen. Der tanzende junge Mann mit dem amputierten Arm sieht glücklich aus. Er streckt seinen Holzarm hoch in die Luft, als wollte er die Faust ballen und gegen die Pforten des Himmels schlagen.

Du hast zwei Arme aus Fleisch und streckst sie nicht in die Luft. Was für eine Verschwendung. Wenn du mal einen Arm hebst, dann nur, um dir die Augen zu reiben. Dir ist nach Weinen zumute. Aber wie immer lasse ich dich nicht weinen. Wir bestrafen uns damit, dass du dir ständig die Augen reiben musst.

Du hast übrigens nicht das Gefühl, dass dein Mann dich nicht liebt. Du fühlst vielmehr, dass es gar nicht darauf ankommt, ob er dich liebt oder nicht. Und ich wiederum denke, dass es gar nicht darauf ankommt, was du fühlst. Was ich bisher gelernt habe, ist, dass es nur darauf ankommt, was du tust. Nicht auf das, was ich fühle. Meine Gefühle sind bedeutungslos. Sie werden nur in einem einzigen Zusammenhang wichtig: wenn es um deine über alles geliebte Tochter geht. Nur in diesem Fall verschafft das, was ich fühle, jemandem Genuss und Nutzen.

35. Die Balinesenkatze

»Ich würde schon gern wissen, was aus James dem Dritten geworden ist. Was meinst du, ob er es wohl noch in seine Sauna geschafft hat?«, fragt Gal.

»Wen kümmert's? Endlich mal was, worüber ich mir nicht weiter den Kopf zerbreche.«

Gal ist mit deiner Antwort zufrieden. Man kann ihm die Zufriedenheit ansehen, sie klebt ihm wie Spuren von süßem Zuckersirup im Gesicht. James treibt sich erst seit einer Woche bei Prometheus herum und schon genießt er zurecht den Ruf eines äußerst attraktiven Mannes.

»Ich glaube, du hast James ein bisschen scharf gemacht.«

»Quatsch, das hat bloß was mit Angebot und Nachfrage zu tun. Lihi vom Marketing hat er schon flachgelegt, Keren hat ihm auf dem Klo einen geblasen, also bleibe nur noch ich übrig.«

»Lustig, Mickile. Lihi, die ist so hohl, die schwimmt in Milch. Unsere Marketing-Schnecke. Eine Eintagsfliege. Aber du? Schon auf dem Weg zum Hotel meinte James, ich soll abhauen und euch allein lassen.«

»Und was hast du ihm geantwortet?«

»Dass Prometheus verkauft ist und er mich nicht mehr zu seinem Werkzeug machen kann. Arbeite ich etwa für ihn? Und dann auch noch als Kuppler?«

»Hahnenkampf.«

»Balinesenkatze.«

»Du bist so ein Alphamännchen.«

»Mickile, Mickile, du verstehst wirklich gar nichts. Komm, darauf trinken wir einen.«

Affektiert fahre ich ihn an: »Niemand nennt mich Mickile, das weißt du ganz genau.«

Autsch, bitte nicht. Kann es sein, dass du gerade mit Gal geflirtet hast? Wenn sich hier etwas anbahnen sollte, muss ich das sofort im Keim ersticken. Komm, wir positionieren uns gleich noch einmal neu im Raum. Du drängelst dich durch die Menschen zur Bar, schiebst dich durch die Lücken, die entstehen, sobald sich jemand bewegt, obwohl es knüppeldickevoll ist. Du berührst niemanden, bist umgeben von einer sterilen, schützenden Blase – dein Lieblingsspiel, seit du denken kannst. Und dann stehst du endlich vor der langen, gewundenen Bar. Der Barkeeper ist viel zu behaart und hat zu viel Metall in seinem Engelsgesicht. Die hübsche Barkeeperin ist schlecht gelaunt, wie üblich in ihrem Metier. Du hast keinen einzigen Schekel in der Tasche, aber da kommt Gal schon und gibt dir noch einen Drink aus. Geh endlich. Du hättest schon längst aufstehen und gehen müssen, aber du bleibst. Kippst den Drink runter. Und Gal bestellt den nächsten. Er bezahlt hier nämlich gerade alles: Taxi, Eintritt, Zigaretten, Getränke. Deine hundert Schekel für den Notfall rührst du nicht an. Mir ist schon klar, dass du für Gal nicht an dein Notfallgeld gehst; aber es überrascht mich doch zu sehen, wie sehr du dich freust, dass er dich einlädt. Möglicherweise freust du dich wegen des Geldes an sich, aber vermutlich eher darüber, was seine Großzügigkeit für Konsequenzen nach sich ziehen wird.

Gal kündigt an, kurz auf Toilette gehen zu wollen. Du siehst ihm nach, er verschwindet in der Menge, und erst in der Schlange vor den Toiletten entdeckst du ihn wieder. Immer gibt es eine Schlange vor den Toiletten, es ist fast der einzige Ort im ganzen Club, wo Intimität entsteht. Jeder Club hat seine versteckten Eckchen, Bereiche, die so verlassen sind wie ein Treppenhaus, das nirgendwohin führt; ein kleiner Winkel hinter den großen Lautsprecherboxen, eine weiche Couch, die einem jemand als Geheimtipp empfiehlt, wenn man ein bisschen dösen will. Für die Toiletten aber braucht man kein Insiderwissen. Sie sind immer da. Ob du dich mit Drogen zudröhnen, vögeln, schnüffeln, pissen, dich ausklinken oder kurz erholen willst von all den Reizen. Denn der nicht abreißende Input, der dir hier zufließt, ist ein breiter Strom. Niemand kann einen solchen Rausch an Informationen pausenlos filtern – all die Gesichter, das Licht, der Lärm, die Struktur der Wände, das Gekicher der Mädchen, der schneller werdende Rhythmus, der Schweiß, das Wasser des Lebens –, man muss zwischendurch innehalten. Und dafür fokussiert man am besten auf einen Punkt. Schaut jemandem in die Augen. Aber es ist nicht immer jemand da. Also gehst du, wenn du das alles überleben willst, auf die Toilette. Und blickst in das kleine Schwarz deiner eigenen Pupille, das ist immer bei dir.

36. Halte dich inzwischen an die Musik

Die Musik an der Bar soll die Atmosphäre einer Ruheinsel schaffen: eine pastellzarte Untermalung mit afrikanischen Beats, Eiscreme, die das Becken kreisen lässt; ein verführerisches Wort hier, ein Seufzer da. Du stellst dich mit dem Rücken zur Bar, beobachtest die Leute, ein Glas mit Eiswürfeln in der Hand. Der Abend hat mit Whisky begonnen, also liegt es nahe, auch damit weiterzumachen, obwohl klare Drinks wie Wodka oder Gin zum Tanzen besser sind. Du schaust durch das Glasauge hindurch. Alles ist verzerrt. Die Leute sind viel jünger als du, schöner als du, tanzen mehr als du, stehen mehr unter Drogen als du, sind größer als du, tätowierter als du. Du stellst das Glas an der Bar ab und hast das Gefühl, du bist ganz allein in der Menge.

Da legt dir jemand seine große Hand auf den Rücken, du drehst dich um, aber es ist gar nicht Gal, sondern ein junger Mann mit Bart. Du lächelst und schüttelst leicht den Kopf: Nein, nein. Höflich zieht er sich zurück. Du weißt, dass es im Club erlaubt ist, sich so zu berühren, und er weiß, dass er sich sofort zurückziehen muss, falls du ablehnst. Club-Etikette.

Für einen kurzen Moment bist du wieder dreißig,

37. So viele verschiedene Wege liegen vor dir, du bist allein

und ich kann mich nicht entscheiden.

Gal ist lange weg, es kommt dir vor wie eine Ewigkeit. Vielleicht war er auf dem Klo und ist geflohen. Bei diesem Mann muss man mit solchen Überraschungen rechnen.

Viele Jahre lang hast du dich vor Gal gefürchtet, weil er immer so unberechenbar gewesen ist. Er hatte zum Beispiel diese Angewohnheit, sein Gegenüber etwas eher Persönliches und Peinliches zu fragen, etwas, das enge Freunde lieber unter vier Augen miteinander geteilt hätten, aber Gal stellte solche Fragen am liebsten ausgerechnet dann, wenn er von einer Gruppe von Leuten umringt war, die mithörten.

»Sag mal, stimmt das, dass du dem X auf unserer Silvesterparty vor zwei Jahren einen geblasen hast?«

»Sag mal, warum meintest du gestern zu mir, dass die Y geizig ist? Mir kommt das nicht so vor.«

Selbstverständlich stellte er seine Fragen in der Upgrade-Version des Bösen genau dann, wenn X und Y dabei waren. Diese Öffentlichkeit rechtfertigte er moralisch damit, dass man sich als Kolleginnen und Kollegen ja gut kennt und einander vertraut. Was war also schon dabei? Was bezweckte Gal damit? Eine besondere Politik der Freundschaft? Authentische Intimität? Ein offenes Gespräch? Schmutzige Wäsche wäscht man nicht draußen, oder? Wagte es jemand, sich im Flüsterton über etwas zu beschweren, so wurde er umgehend mit Peitschenhieben bestraft. Was wollt ihr denn. Wir sind doch alle Freunde, oder?

Wir alle, also du, Gal und wer noch? Eine Illusion von Freundschaft war das, mehr nicht.

Wir alle waren nur Bauern in dem Spiel, das Gal mit der Welt spielte, auch wenn wir ihm für seine Expertise zu danken hatten.

Es gab Zeiten in der Armee und später dann bei Prometheus, in denen sich Leute mit diesem Charakterzug von Gal infizierten. Bloßstellen vor der ganzen Gruppe wurde zum Trend. Viele testeten ihre Kräfte und warfen eine Bombe in die Gruppe. Lihi vom Marketing natürlich, Einav von der Qualitätssicherung und sogar der süße Jariv, Bereichsleiter Entwicklung. Doch alle testeten ihre Kräfte nur ein einziges Mal, dann waren sie still. Die Leute verstummten, weil sie sich schämten oder weil sie einen anderen beschämt hatten und weil sie vermutlich unter der Erkenntnis litten, was dieses ganze Spiel bedeutete – was es über sie aussagte. Nur Gal machte unbekümmert weiter und fragte peinliche Fragen, immer mit einem Gesicht, das seine Niedertracht nicht verriet, und ohne mit der Wimper zu zucken. So machte er sich selbst mit seinem Handeln nie die Hände schmutzig.

Am Ende begriff ich, dass Gal, obwohl seine peinlichen Fragen das vertrauensvolle Miteinander im Unternehmen jedes Mal erschütterten, nicht wirklich jemand war, der oft für Überraschungen sorgte. Er wandte seinen Standardtrick ja auch immer wieder an; Gal selbst war ein Klischee, weil er genau so handelte, wie ich es schon im Voraus erwartet hatte. Und ich sah klar voraus, dass auch ich eines Tages an der Reihe sein würde.

Doch heute Abend sorgt er auf ganz andere Weise für Überraschung. Ah, da kommt er ja von der Toilette zurück. Du fühlst von Weitem, wie er sich durch die Menge schiebt. Jetzt ohne sein bis oben hin zugeknöpftes schwarzes Oberhemd, unter dem er also die ganze Zeit dieses hellblaue T-Shirt getragen hat. Gal ist sich wie ich allem, was um uns herum geschieht, voll bewusst. Wir haben kaum ein Wort gewechselt, und doch hat sich eine Art Einvernehmen zwischen uns hergestellt: Komm, vergessen wir die gegenseitige Abneigung und haben Spaß zusammen diese Nacht. Man kann tatsächlich allein durch Körpersprache derart komplexe Botschaften vermitteln. »Ich sehe dich, alles gut. Ich sehe dich.« Über die Menschenmenge, dieses vielköpfige Tier, hinweg kommuniziert ihr miteinander: Gal erhascht deinen Blick, und einen Wimpernschlag lang seid ihr euch einig. Trotz des Lärms im Club ist dieser brüllende Blick nicht zu überhören.

Gal stellt sich neben dich, in seinem dünnen T-Shirt mit V-Ausschnitt. Fünf erstaunlich rote Haare schauen aus dem Ausschnitt hervor, und ich befehle dir, ja nicht hinzusehen, dich bloß nicht in das Schlüsselbein zu versenken. Du willst mehr erfahren; als du seinen Hemdsärmel hochgekrempelt und dabei seinen nackten Arm mit den Fingerkuppen berührt hast, war das genug, um bestimmte Schlüsse zu ziehen, die es mir jetzt sehr, sehr schwer machen, die ganze Sache im Griff zu behalten. Du gibst Gal ein Zeichen, in welche Richtung du willst, und er nickt, aber er folgt dir nicht. Du bist umsonst gegangen. Du musst gar nicht Pipi, dafür aber jetzt vor den Toiletten warten. Die Schlange ist lang, doch dann geht es plötzlich ein großes Stück vorwärts, als sich vier Leute zusammen in einer Kabine einschließen. Um Drogen zu nehmen, klar. Ich frage mich, ob du das heute Abend auch tun wirst. Bisher hat Gal in dieser Richtung nichts gesagt. Aber die Nacht ist noch jung. Gal wird dich bestimmt irgendwann darauf ansprechen. Wer von uns beiden wird ihm dann antworten?

Da wird eine Toilette frei, und du schlüpfst in die schwarze Kabine voller Aufkleber. Ich schlage dir vor, den Toilettendeckel zu schließen, dich hinzusetzen, tief durchzuatmen und die Füße mit leicht gespreizten Beinen fest in den Boden zu stemmen. Du kramst in deiner Tasche nach dem Lippenstift, zückst einen runden Handspiegel. Ich ignoriere dein volles Gesicht, das ich darin zu sehen bekomme, und konzentriere mich auf die Lippen. Penibel folgst du mit dem Lippenstift der Kontur der Oberlippe, wie ein echter Make-up-Artist: Auf keinen Fall darf etwas verschmieren. Das ist eine gute Übung für die Feinmotorik, schult dich darin, präzise zu arbeiten, nicht abzurutschen, denn bei so einem feuerroten Lippenstift springt jeder Patzer direkt ins Auge. Hier ist absolute Konzentration gefordert, damit am Ende die perfekte Kirsche dabei herauskommt. Ich wollte dem Ganzen eigentlich noch mit etwas Gloss einen schönen Glanz verleihen, aber selbst nachdem du deine Tasche mehrmals ausgeschüttelt hast, ist das Gloss nicht zu finden. Nur eine schwarze, zusammengeknüllte Kugel fällt heraus, das Sporttop vom Mittagstraining. Neugierig rollst du die Kugel auseinander. Ich kapiere nicht, was das jetzt soll. Aber schon schälst du dich aus deiner exquisiten Bluse und zwängst dich in dieses Netztop. Ah, jetzt verstehe ich. Du hoffst, dass sie die Schwarzarbeit für dich macht und eine 3-D-Illusion erzeugt: von einem Tal zwischen deinen Brüsten.

Du kehrst zu Gal zurück, und er wirft doch tatsächlich einen raschen, vielleicht etwas zu flüchtigen Blick in das besagte Delta. Dann bedeutet er dir, ihm zu folgen. Zurück im schwarz-weißen Schachbrettmuster des Korridors überlagern und brechen sich eure Gesichter für einen Moment in den Spiegeln. Der Korridor wird immer schwärzer und enger, die Decke ist niedrig, man kann nur noch hintereinander durch ihn hindurchgehen. Eine kleine Lampe spendet Licht von oben; dann endet der Gang abrupt. Und jetzt? Es geht nicht mehr weiter. Obwohl du weißt, dass es noch einen weiteren Raum im Club gibt – du warst ja vor Kurzem erst dort –, ragt jetzt eine Betonwand vor dir auf. Du bleibst mit quietschenden Schuhen stehen und dann erinnere ich mich wieder. Nur wenn du in blindem Vertrauen weitergehst, obwohl alles dagegenspricht, alles hoffnungslos erscheint, wirst du eine versteckte Halbkurve am Ende des Korridors entdecken, in der sich die nächste Tür auftut. Eine himmelblaue Tür, die in den großen, zentralen Raum des Clubs führt.

Zehn Treppenstufen führen zur Tanzfläche hinab. Gal bleibt auf dem breiten Treppenabsatz stehen, geht dann weiter. Ohne dass ich es bemerkt habe, bist auch du schon fünf Stufen hinabgestiegen. Gal hält vor den flackernden, tanzenden Körpern inne, die in die laute Lichtersalve getaucht sind. Die Tanzenden bewegen sich anmutig, mit Spannung, wie zu einer organischen Einheit verschmolzen, ineinander gegossen, nur so funkelnd vor Licht und Schweiß. Eine riesige Videoleinwand hängt wie ein nach oben geklapptes Sicherheitsnetz im spitzen Winkel über ihren Köpfen.

Darauf sind Unterwasserlandschaften zu sehen, du hast das Gefühl, verschlungen zu werden. Quallen ohne Herz mit schlingernden lila Fäden und glänzende Engelhaie ziehen in der Tiefe vorüber; geflügelte Stechrochen mit weißem Bauch winken dich herbei, und du tauchst in dieses Spiel ein, reitest auf dem pfeilspitzen Schwanz.

Schon seit Jahren tauchst du kaum noch richtig ein, ob in die Luft, ins Wasser, die Erde, in welche sich unendlich weit erstreckende Landschaft auch immer. Und wenn du doch in die Welt ziehst, aus der Stadt hinaus, habe ich immer das Gefühl, man hätte dich auf das Hintergrundbild eines Computermonitors montiert, das Naturansichten zeigt. Du zauderst, und es scheint, wenn du die Hand nach dem Baum, dem Meer, dem Sand ausstreckst, greifst du ins Leere. Die Landschaft hat keine echte Weite, du wirst das Blatt nie mit deiner Haut berühren, nur auf eine glatte, kühle Wand stoßen, die Projektionsfläche einer Illusion.

Gal spürt, dass etwas in der Luft liegt, und wieder fragt er dich, woran du denkst. Ich glaube, du machst einen Fehler, wenn du ihm erzählst, was du fühlst und was ich denke. Ich möchte im Moment unbedingt vermeiden, dass er sich entspannt oder begehrt fühlt. Ich nehme an, der Grund, warum Gal hellhörig wird und ungewöhnlich reagiert, ist das Ungewisse an der Situation. Gal kann man nur ertragen, wenn er spürt, dass er die Situation nicht unter Kontrolle hat.

Ich nehme zur Kenntnis, dass nicht nur du auf ihn reagierst, auch ich reagiere auf ihn. Ich denke viel zu viel an diesen hinterhältigen Gal. Das muss unbedingt ein Ende finden.

Der perfide Hamlet hat diese verfluchte Kluft geschaffen: »Hierin seid Heuchler, Zung', und du Gemüth: / Wie hart mit ihr auch meine Rede schmäle, / Nie will'ge drein, sie zu versiegeln, Seele!« Warum sollte man im Voraus davon ausgehen, dass allein die Seele die Situation verdirbt? Die menschlichen Beziehungen? Das Problem könnte doch auch dein Körper sein, nicht wahr?

38. Der größte Bauerntrampel im globalen Dorf

Aber der Körper fragt nichts, er antwortet nur und das am liebsten auf der Tanzfläche. Was für ein Segen: einfach die Glieder regen, sich bewegen. Die Füße fest im Boden verankern. Sich unter die Menschen mischen, dort, wo ein bisschen Luft ist: Noch bin ich nicht bereit für einen Kontakt mit dem feuchten, lebendigen Körper der anderen Tanzenden. Obwohl ich diesen Kontakt nicht spüre, beeinflusst er mich. Wie bei dem alten Kinderspiel, bei dem man sich bloß »in der Luft« kitzelte, ohne sich wirklich zu berühren, und trotzdem hemmungslos lachte. Du ergibst dich der kinetischen Anziehungskraft, näherst dich dem Ort, wo der Quell entspringt: das DJ-Pult. Der DJ ist heute Nacht eine DJane. Sie heißt Milli. Hat eine kompakte Figur und Locken, trägt einen schwarzen Trichter-BH wie Madonna und ein goldenes Jackett. Sie schwenkt die Hand, als dirigierte sie die anschwellenden Beats, und die ganze Tanzfläche macht es ihr begeistert nach, unzählige schwenkende Hände gehen in die Luft. Du drehst dich nach Gal um, schaust, ob er dir nachkommt. Er steht immer noch auf der halben Treppe, genau fünf Stufen noch nach oben wie nach unten. Das ist die perfekte Position, so hat die Musik die richtige Laustärke, und man übersieht die ganze Tanzfläche. Gal hat alles im Blick, kann die Bewegungen der DJane am Pult verfolgen, kann fühlen, wie die Triebräder der Beats per minute langsam anspringen und abheben. Alles rundherum tanzt: mehr oder weniger junge Leute, bärtige junge Männer, frisch aus dem Armeedienst entlassen, eine Traube von Transen mit langen Beinen und ebenso langem Haar, ein paar Shantis in Pluderhosen, eben zurück aus Indien, eine Enklave von Gothic-Mädchen mit schwarz geschminkten Augen. Ein bunt gemischter Haufen, und genau deshalb wird diese Party gut, muss sie einfach gut werden. Der gemeinsame Nenner, der alle verbindet, ist die Lust zu tanzen.

Gal hinter dir beobachtet die Tanzfläche, und dann ertappe ich mich bei dem Gedanken: fünf Treppenstufen über dir, das ist eine richtig gute Position. Wenn er aus diesem schmeichelhaften Winkel von oben auf dich herunterschaut, siehst du gleich viel besser aus.

Oi, wie bescheuert ich doch bin.

Hör auf, schließe die Augen, wir tauchen gemeinsam in die wogende Menge ein. Gehen langsam, zum Rhythmus der Musik.

Anfangs muss man noch über jeden Schritt nachdenken, jeden Schritt planen, das Gewicht ins Becken verlagern, beide Hände oben halten und dann im Achteltakt: Fuß Hacke, Fuß Hacke. Kennst du diesen Move noch? Wichtig ist: eine Hand in die Hüfte stemmen und die zweite hochhalten, in die Luft schrauben. Ja, schön, genau so. Wir sind völlig bedürfnislos, was für ein Segen: sich einfach bewegen, bewegen. Der Lärm im Club erzeugt diese innere, gesegnete Stille. Ein Abtauchen. Nach einigen Tracks, als du die Augen aufschlägst, steht Gal regungslos direkt vor dir auf der Tanzfläche. Blickt dir tief in die Augen.

»Hör zu, wenn noch so ein Verstrahlter zu mir kommt, vollgepumpt mit Drogen, mich umarmt und sagt: ›Was für eine geile Party, was für eine heiße Frau am Mischpult, was für eine geile Party, das ist echt die beste Party ever. Mensch, weißt du, was für ein wundervoller Mensch du bist? Wir müssen uns öfter sehen. Sag, wie heißt du?‹ ...«

»Dann?«

»Schlachte ich ihn auf der Stelle.«

»Bist du etwa eifersüchtig?«

Zur Antwort hält Gal dir ein Glas Whisky hin, er wird noch zum Alkoholiker. Er hat dir einen Drink gekauft, ohne dass du ihn darum gebeten hast, und nun buhlt er auch noch um deine Aufmerksamkeit. Dabei bist du im Moment eigentlich nur auf die Beats fixiert. Er erzählt dir eine kleine Geschichte. Ihr tanzt ein bisschen und redet. Seine Geschichte ist derb, anzüglich und voller sexueller Anspielungen, ohne dabei wirklich etwas über Gals Vorlieben im Bett zu verraten. Früher kursierten bei Prometheus verrückte Gerüchte über Gal und seine erste Frau, die alle nur »die Lacan'sche Psychologin« nannten. Doch Gals recht glaubwürdiges Geständnis erwähnt lediglich den Seitensprung der Psychologin. Derb wird die Geschichte nicht durch das Setting oder die Zutaten, sondern durch die Menschenseelen, die an der Story beteiligt sind. Gal krönt die Geschichte mit den Worten: »Manchmal glaube ich, das war einfach nichts für sie, die ganze Sache mit dem Heiraten. Das ist eben nicht für alle Frauen stimmig. Sie hat es mir sogar explizit gesagt: Dieses Familienglück mit Haus und Garten, das ich offenbar so genossen hätte, wäre genau das gewesen, was sie abgestoßen hat.«

»Du kennst doch das Klischee: Die Psychologen sind selbst am beklopptesten.«

»Und du das andere: Wer nicht rechtzeitig zum Psychologen geht, studiert Psychologie, und wer nicht rechtzeitig Psychologie studiert, heiratet eine Psychologin.«

»Also warst du nicht rechtzeitig beim Psychologen?«

»Definitiv nicht, obwohl ich es nötig gehabt hätte, mit meiner Zwangsstörung. Mach ständig alles sauber: wax on – wax off, wie Karate Kid. Obsessive compulsive eben.«

»Was, du hast OCD? Deswegen die ganzen Vitaminpillen beim Morgen-Meeting?«

»Ach, die Vitamine – das ist nichts Ernstes, kosten ja heute nicht mehr viel.«

»Seit wann hast du das?«

»Seit ich dreizehn war. Mit meiner ersten Freundin hat das angefangen, Anna Grinberg. Die hat mich betrogen, und das auch noch bei meiner Bar Mitzwa. Immer müsst ihr mich betrügen, es ist immer dasselbe: Anna Karenina, Emma Bovary, Effi Briest.«

»Wie hast du rausbekommen, dass sie dich betrügt?«

»Nachdem ich Guy Regev, den DJ, endlich überredet hatte, ›Poison‹ aufzulegen, meinen Lieblingssong, habe ich nach ihr gesucht. Und da habe ich sie dabei erwischt, wie sie mit Oren Klein im Treppenhaus rummacht.«

»Ich meine die Lacanianerin. Deine Ex. Wie hast du's rausbekommen? SMS? Ein Chat im Messenger? Hast du ihr Facebook-Passwort geknackt?«

»Nicht online. Da staunst du, was? Wenn die Welt ein globales Dorf ist, dann ist sie der größte Bauerntrampel im Dorf. Techno-Proletin. Komm, gehen wir mal kurz von der Tanzfläche, ich muss mich einen Moment setzen.«

»Nu, wie?«

»Old school. Total simpel. Eines Tages kam ich früher nach Hause als geplant, weil ich vorzeitig gelandet war.«

»Und seitdem hatte sie ein bitteres Schicksal?«

»Lassen wir das. Komm, halten wir uns nicht mit Details auf. Ein Gentleman küsst und redet nicht gleichzeitig.«

»Aber Gal, du bist kein Gentleman.«

- Wenn du in Gals Antwort zwei Widersprüche entdeckst, dann gehe zu Seite 328.
- Wenn du vorhast, ihn weiter zu kränken, weil du hoffst, ihm Details aus seinem Privatleben zu entlocken, lies auf Seite 308 weiter, um zu sehen, wie das alles nach hinten losgeht.

39. Am Scheitelpunkt

»Genau so war das, Mickile. Ich erzähle dir stattdessen was anderes.«

»Alles nur Blablabla. Was willst du mir schon erzählen? Wie du den Weltmarkt erobert hast? Wie du deine Konkurrenten aus dem Weg geräumt hast? Wie du dich auf der Comic Con an James rangeschmissen hast, weil du ihn trotz falschem Schnurrbart erkannt hast? Ich hab diese Anekdoten schon eine Million Mal gehört. Fuck, ich kann die selbst schon auswendig, du würdest keinen Unterschied merken.«

»Wow, Michal, du hast ... du schätzt mich falsch ein.«

»Michal. Jetzt wird es förmlich. Bitte, kläre mich auf.«

»Ich bin es gewohnt, nicht das zu bekommen, was ich will.«

Das allerdings kann ich richtig gut verstehen. Also schenke ich ihm zum ersten Mal an diesem Abend ein Lächeln. Gal fängt dieses Lächeln noch in der Luft, mitten im Flug, ein, schnappt es sich am Scheitelpunkt mit langer, gezackter Froschzunge und verschlingt es. Dann dreht er dir den Rücken zu und lässt dich stehen. Fließt mit dem brodelnden Rhythmus, den flatternden Tanzenden, geht um die Tanzfläche herum bis zu deren südlichen Ende. Dort steigt er ein paar Treppen hinauf, die du noch nicht kennst. Gal nimmt immer zwei Stufen, springt von der ersten zur dritten zur fünften, und jede Stufe leuchtet hinter ihm in einer anderen Farbe auf. Die bunten Lichter verwischen seine Gesichtszüge, er ist ein schwarzer Mann inmitten eines leuchtenden Regenbogens.

Erst da wird mir klar, dass mein Lächeln zum Köder an einem Angelhaken wurde, der eben verschlungen nun tief im Fleisch steckt. Doch dieses Mal ist es ausgerechnet der Fisch, also Gal, der die Schnur ausrollt und an der Angel zieht. Denn sieh an, ohne dass ich es auch nur irgendwie bemerkt hätte, bist du Gal gefolgt, stehst jetzt unten an dem bunten Treppenaufgang und schaust zu ihm hinauf. Ein leuchtender Strahlenkranz umgibt seine schwarze, gesichtslose, blicklose Silhouette. Du hörst nur eine Stimme, die zu dir sagt: »Du hast heute Abend schon bekommen, was du wolltest.«

»Was? Das Geld? Die Prämie?«

»Geld bedeutet Freiheit. Zukunft. Warum guckst du, als würde dich das nicht zufrieden machen?«

»Wart's ab, morgen früh bereut es Aviad vielleicht schon wieder.«

»Nein. Dafür ist es zu spät. Das Geld ist schon überwiesen. Du hättest es so oder so bekommen, auch ohne mit James zu schlafen. Dein Name steht schon auf dem Scheck, und der Scheck ist auf der Post.«

»Ich wusste gar nicht, dass es noch Schecks und Post gibt. Und ich wusste auch nicht, dass man in unserem Metier noch mit jemandem schlafen muss, damit man sein Geld bekommt.«

»Muss man immer. Also, man kann.«

Ich wiederum denke, die eigentlich entscheidende Frage lautet hier: Ob du mit jemandem schlafen willst?

Er steht oben an der Treppe und streckt dir die Hand entgegen. Du kletterst zu ihm hinauf und ergreifst seine Hand. Ihr steht genau am Scheitelpunkt zwischen den zwei Räumen im Club. Man kann beide Tonspuren hören, zwei Tracks, die sich überlagern.

»Heute Abend will auch ich bekommen, was ich will«, sagt Gal dir direkt ins Gesicht. Er springt zwei Stufen nach unten. Jetzt kannst du sehen, wie sich dein Lächeln in seinen Augen spiegelt. Er neigt sich zu dir und sagt: »Also, Mickile, wie sieht's aus, kommen wir heute noch an Drogen?«

- Wenn du mehr als eine plausible Ausrede brauchst, um high zu werden, fahre fort auf Seite 311.
- Wenn du bei seinen Worten »Kommen wir heute noch an Drogen?« erleichtert aufseufzt, springe zu Seite 314.

- Wenn du früher eine echte Draufgängerin warst und so was nicht mehr machst, weil du inzwischen Mutter bist, dann ist das nicht nur heuchlerisch, sondern auch verlogen. Du bist wieder bei Seite 271 angekommen, und das, meine ich, ist das

Ende,

statistisch gesehen.

40. Kubische Gleichung

Was genau machst du da eigentlich? Meinst du wirklich, du solltest jetzt schon mit wildem Headbangen anfangen? Ich sage dir, ich mache so was nicht mehr, seit ich eine kleine Tochter habe.

Unsinn. Natürlich mache ich so was. Sehr oft sogar. Allerdings halte ich Maß und bin hypervorsichtig. Außerdem ist es anderer, viel schlechterer Stoff, mit dem ich mich dann zudröhne; irgendwelche Pillen, die dir so ein staatlicher Dealer mit Psychiater-Lizenz verschreibt. Aber nicht für alles gibt es eine Pille, und ich bin mir nicht sicher, ob ich dein Leben weiter mit so viel Disziplin dirigieren kann, auch wenn ich merke, wie mein Bemühen sich auf allen Ebenen positiv auszahlt.

Mit der Geburt eures Mädchens wart ihr nicht mehr nur ein Paar. Aus einer Quadratischen Gleichung wurdet ihr zu einer Kubischen Gleichung. Alles gestaltete sich zunehmend komplizierter. Und so wurde dein Privatleben wie dein Berufsleben zu einer schwierigen Übung im Datenverarbeiten. Du hast dich bemüht, die Details deines Lebens so zu organisieren, dass alles hineinpasst, alles läuft, alles aufgeht. Einige Monate hast du dich ausschließlich auf die Gesundheit und das Wohlergehen des Babys, der Kleinen fokussiert. Von dem Moment an, in dem die Gefahr des plötzlichen Kindstods in der Wiege gebannt war und du nachts nicht mehr jede Stunde ihre Atmung kontrollieren musstest, hast du dich ums Geld gekümmert. Sozialversicherung, Urlaubsanspruch, die Rückerstattungen von der Krankenversicherung. Als eure materielle Existenz mehr oder weniger gesichert war, hast du dich zusätzlich jeden Tag darum bemüht, euch allen ein warmes Nest zu schaffen. Du hast euch mit guten, geliebten Dingen versorgt, nicht nur materiellen, sondern auch mit wohltuenden Ritualen: Yoga, Meditation, teure Säfte, ein gemeinsames Dankgebet am Morgen; jeden Freitag zu Schabbat, wenn kein Familientreffen anstand, hast du Freunde eingeladen und bist einmal die Woche, statt neurotisch an Jonatan rumzunörgeln, zu deiner Psychologin gegangen.

Du darfst ruhig auch stolz darauf sein, dass du deine seelischen Störungen in den Griff bekamst und sogar die Ticks und Probleme fast ganz loswurdest, die dich im Alltag behinderten. Und wenn das alles nicht reichte, konntest du die schlimmsten Panikattacken immer noch mit Medikamenten bekämpfen. Das gelang, nur in der Schwangerschaft / beim Stillen / wenn die Mittel nicht anschlugen, musstest du die Situation jedes Mal neu abwägen und mit verschiedenen Lösungen experimentieren.

Deine Verantwortung war vielfältig, die einzelnen Bereiche angeordnet wie Gesteinsschichten: Muttersein, Putzen, Arbeit, Partnerschaft, Freunde. Nur manchmal verschob etwas, worüber du keine Kontrolle hattest, die Tektonik. Was sich nicht kontrollieren ließ, führte immer wieder zu Vulkanausbrüchen. Nicht unbedingt in der Form, die zu erwarten gewesen wäre (Krankheit / Tod / Schmerz / Wollust / Langeweile), sondern als ein ganz elementares Gefühl: Verzweiflung.

Die von mir eingemeißelten Gesetze hatten wunderbar funktioniert, aber mit der Mutterschaft hörten sie schlicht auf, ihre Rolle zu erfüllen.

Vielleicht ist es Zeit, anzuerkennen, dass auch Effizienz ihren Preis hat. Ich kontrolliere sorgfältig und ganz bewusst jede deiner Gesten: ob du sprichst, dich bewegst oder denkst. Ich beobachte, was du isst, wohin du gehst, mit wem du redest. Handeln und Worte, Worte und Taten müssen genau übereinstimmen. Auch das ist eine Aufgabe.

41. Eine doppelte Kluft liegt

zwischen dem, was du sagst, und dem, was du denkst; zwischen dem, was du denkst, und dem, was du tust.

- Diese Kluft ist dir nicht bewusst? Blättere zu Seite 325.

42. Sein wollen oder wollen, das ist hier die Frage

»Also, Mickile, wie sieht's aus, kommen wir heute noch an Drogen?«, fragt Gal.

»Ich dachte schon, du würdest nie fragen«, säuselst du.

Jetzt würde ich euch beide am liebsten umbringen. Dich und Gal. Gal ist ein Egozentriker, aber das ist nicht der Grund, warum ich ihn hasse. Ich habe mich schon immer gefragt, ob diese ganze Feindschaft zwischen euch nicht in Wahrheit etwas Persönliches und gar nichts Berufliches ist. Ein Kampf der Geschlechter. Also eine Feindschaft, die in erster Linie auf der Tatsache beruht, dass du nie, weder ansatzweise noch grundsätzlich, irgendein Interesse an Gal gezeigt hast. Das war ungewöhnlich und fiel auf. Allein schon statistisch hättest du dich für ihn interessieren müssen. In der Armee, an der Universität, in den Cliquen, in denen ihr immer wieder aufeinandertraft, lagen ihm die Frauen nur so zu Füßen. Die ganzen Jahre hindurch hattest du immer wieder davon gehört: wie fantastisch Gal doch sei, ein echter Feger, begehrenswert, umwerfend, ein richtig süßer Typ, und heiß, leidenschaftlich. Ich muss zugeben, dass er blendend aussieht. Ja, Gal ist ein schöner Mann, zweifellos. Aber Anziehung hat nichts mit objektiven Tatsachen zu tun. Anziehung bleibt etwas Magisches, ihr Geheimnis liegt im Auge des Betrachters. Du fandest Gal noch nie sexy, und seine feinen Sensoren spürten das ganz genau.

Aber vermutlich kam noch etwas anderes hinzu. Gut möglich, dass es auf einer gewissen Ebene auch Konkurrenz gab. Beide kämpften wir um die Aufmerksamkeit und die Zuneigung von Aviad, das ist bestimmt richtig. Oder wollte ich selbst wie Gal sein? Oder bin ich sogar so dreist zu glauben, ich sei besser als er? Sollte ich das wirklich glauben, dann bin ich allerdings die Einzige. Gal verkehrt in reichen, machtvollen und einflussreichen Kreisen, zu denen du niemals Zugang hattest und zu denen ich noch nie gehören wollte. Immer hat er jemanden, der hilft, der macht, was er sagt, der sich seinem Stamm anschließt. Und genau deshalb erwartet er auch jetzt von dir, dass du etwas für ihn erledigst, im Klartext: dass du Stoff besorgst. Zu seinem Muli macht er dich. Da sitzt ihr auf einer dieser Couchen, das heißt,

43. Hoppla, aufgepasst: nicht in der zweiten Person Plural denken, ja?

Okay. Okay. Ein Fehler, jeder macht Fehler. Wir haben einen Fehler gemacht.

Du und Gal sitzt auf einer dieser verschlissenen Kunstledercouchen auf der obersten Etage des Clubs und zieht euch – quasi – zur Beratung zurück. Ich sage »quasi«, denn in Wirklichkeit gibt Gal dir Anweisungen, du nickst und ich lasse es zu. Nicht, weil ich Gal unbedingt begehrenswert finden wollte, sondern weil ich mein eigenes Ziel habe und mir auf wundersame Weise schlagartig bewusst wird, wie gut unsere Ziele zusammenpassen.

Diese Überlegung folgt einer ganz einfachen Logik. So unerträglich ich Gal auch finden mag, so sehr freue ich mich doch über die seltene Gelegenheit, die sich uns beiden hier bietet: eine Nacht in der Stadt. Ich habe meine Pflichten für diesen Abend erledigt. Morgen ist frei, niemand wartet zu Hause auf dich, weil Jonatan davon ausgeht, dass ihr euren Erfolg ausgiebig feiern werdet. Anders ausgedrückt – du kannst seit Buddha weiß wie lange endlich einmal wieder tun und lassen, was du willst. Ich weiß, ich sollte dir ab und zu, auch um meinetwillen, nicht nur um deinetwillen, mehr Freiraum lassen. Und jetzt dürfen wir auf eine gute, relativ ungefährliche Gelegenheit dazu hoffen.

Du hast Lust zu brüllen, Lust, dich mit der ganzen Tollheit dieser Nacht einzuölen, von dem Likör zu trinken, in den Wald zu laufen und eine von den Mänaden zu werden. Doch um diesen Kult zu feiern, musst du den gehörnten Gott aufspüren.

Letzte Woche erst fragte dich Jonatan: »Sag, seit wann sind wir eigentlich so uncool?«

Hin und wieder gibt er solche Sachen von sich. »Ich kümmere mich um den ganzen Alltagskram. Da kann ich mich nicht auch noch darum kümmern, dass ich nicht ›uncool‹ werde. Zu anstrengend. Nur ein weiterer Punkt auf der To-do-Liste.«

»Eben: Du musst es einfach ausprobieren, sonst weißt du es nicht.« Jonatan sah happy aus.

»Außerdem sind manche Sachen ab einem bestimmten Alter – und wir sind jetzt in diesem Alter – einfach peinlich. Vieles, was man spießig nennt, ist nur ein Zeichen dafür, dass man endlich erwachsen ist, vielleicht auch eigene Kinder hat.«

Ihr saßt unter dem Olivenbaum, den Jonatan selbst gepflanzt hatte. Die Wilden Stiefmütterchen blühten, die reinste Idylle, nur die Luft war vergiftet. »Du hast dich schon vor der Hochzeit entschieden, ab jetzt spießig zu werden. Sonst wärst du nicht so spießig geworden.«

»Als würde man sich dazu entscheiden, spießig zu werden«, sagtest du.

»Bei mir wurde es als seelische Störung diagnostiziert. Nichts anderes als das, und genau darum hat mir der Psychiater auch medizinisches Cannabis verschrieben.«

»Jonatan, nu, es reicht. Das ist jetzt echt nicht lustig.«

»Ah, ich soll also ernst sein, ja?«, sagte Jonatan, »wir sind Spießer. Das bedeutet harte Arbeit und macht mir auch Angst. Ich hätte mir niemals träumen lassen, dass ich mal eine Erdgeschosswohnung mit Swimmingpool in Pardes Chana haben würde.«

Jonatan übertrieb mal wieder. Der Swimmingpool war nur ein Planschbecken zum Aufpumpen. Riesengroß zwar, aber keine Katastrophe. Ein Grundbesitz aus Plastik allein macht noch keinen Spießer. Das Kleinbürgerliche trägt man im Herzen, genau wie einen Groove.

Dein Herzschlag bringt dich in die Gegenwart zurück: Ariadne verstrickt im Labyrinth des Minotaurus. Du weißt, es gibt einen Weg, hier auch ohne helfenden Faden wieder rauszukommen. Du kannst auf dem Stier reiten, dich an seinen Hörnern festhalten. Du näherst dich einem Mädchen mit Rattenschwänzen und Septum-Piercing, das bis oben hin mit Drogen vollgepumpt ist. Du fragst sie, ob Elias der Schreckliche sich immer noch im Club herumtreibt. Was für eine dumme Frage, zu viele Jahre sind vergangen, seit du das letzte Mal hier warst. Ich glaube nicht, dass Elias hier noch immer der Hausdealer ist. Er ist bestimmt zu Hause, trägt ein rosa Hemd, wiegt Mehl für die Pfannkuchen ab und schließt seine leicht errötete Frau in seine dicken Arme. Auf jeder Schulter sitzt einer von seinen Zwillingen, seine beiden kräftigen Sprösslinge, und er selbst lächelt glückselig im Kreis seiner Liebsten.

Ich muss zugeben, ich bin ganz schön aufgewühlt, dass ich dich habe fragen lassen; sehr gut – langsam arbeiten wir zusammen. Das Unmögliche ist geschehen. Das Mädchen mit den Rattenschwänzen ist gar nicht so überrascht; sie sagt dir, dass der Schreckliche heute Abend nicht kommt. Kein Problem, ich verlasse mich sowieso nicht auf Elias. Er hat dir immer erstklassiges Gras besorgt, aber das Ecstasy war echt mies, nicht rein, der Kiefer quietschte, und der Kopf brummte. Und auch das Koks war nicht wirklich was, meist zu stark verschnitten. Puder.

In der Zwischenzeit massiert dir die mit dem Septum-Piercing und den Rattenschwänzen zärtlich, freundschaftlich den Rücken. Sie ist high und denkt, auch du bist auf Drogen und gierst nach Nachschub. Dumme Kuh. Ich würde am liebsten an ihrem Nasenring reißen und sie mit dem Ellbogen von mir wegstoßen, aber du lässt mich ja nicht. Und ich gebe dir recht, diese Frau kann uns noch nützlich werden. Also schaust du sie weiter mit großen, hoffnungsvollen Augen an, und sie erbarmt sich, gibt dir die Information, die du brauchst: »Geh zur anderen Tanzfläche, dort findest du eine kleine Jemeniterin in Weiß, mit blondierten Zöpfen. Direkt neben den Toiletten. Sie tanzt mit einer großen Blume aus Filz in der Hand. Schau auf die Blume und sag zu ihr: ›Was für eine süße Miss Molly.‹ Dann weiß sie, du bist okay.«

Als du diese Information an Gal weitergibst, bleibt er gelassen. Offenbar glaubt er nicht, dass die Auskunft stimmt, aber dir kribbelt es schon in den Fingern. Das Universum streckt dir seine funkelnde lila Hand entgegen. Du sollst näher kommen, denn es hält die Droge in seiner Hand. Oh, dieser Kitzel. Die Droge kommt zu dir heute Nacht, wenn auch auf Umwegen. Denn es gibt da etwas, das du lernen musst, beziehungsweise, um genau zu sein,

44. Ich habe da etwas vergessen, an das ich mich erinnern muss

und zwar nicht nur, damit das Spiel weitergeht.

Du bleibst stur, und Gal ist bereit, sich führen zu lassen. Ihr steigt geeint die leuchtenden Treppenstufen hinunter und tretet in den Korridor. Ein kalter Wind fährt plötzlich an den schwarz-weißen Kacheln entlang, peitscht dir gegen Hals und unteren Rücken. Selbst ich fühle auf einmal die Kälte. Das sollte nicht passieren: Du schrumpfst zusammen, mit hochgezogenen Schultern, atmest in kurzen Stößen. Unsere Zusammenarbeit hat eindeutig ihren Preis. Gal geht vor. Über dem Durchgang in den nächsten Raum prangt ein Neonschild

45. Banana Bardot

Auf dem Weg zur anderen Tanzfläche des »Korridors« geht ihr durch den ganzen Club, bis an sein Ende, beinahe bis zum Eingang zurück. Der Raum hat eine hohe Decke, du streichst mit der Hand über die Wand, sie ist feucht und kühl. Mehrere Nischen zum Sitzen sind darin eingelassen, laden die Vorübergehenden zum Verweilen ein.

Die Hauptattraktion ist ein riesiges Aquarium, in dem die Tänzerin des Abends tanzt. Sie trägt ein strammes Korsett. Sie sieht aus wie ein Mann, der wie eine Frau aussehen will. Hinter dem Aquarium steht noch eines, an dessen Kopfende sich eine Sitzbank befindet. In diesem Aquarium schwimmen kleine Fische, die die Partygänger an den Fußsohlen kitzeln, bis sie kichern. Dahinter eine kleine Bude mit holländischen Pfannekuchen und eine mit Würstchen. Ein großes Neonschild darüber verkündet: »But Then, Again, It's Only Techno for Breakfast«. Der Geruch macht wach, reizt den Gaumen; das Wasser läuft einem im Mund zusammen. Aber wenn man Drogen nehmen will, dann sollte man vorher nichts essen. Weiter hinten, unter einem Schild, auf dem »Prakriti« steht, gibt es eine Durchreiche, an der man hundert Sorten Bier bekommt. Noch weiter hinten, unter dem Schild »Purusha«, eine alte Fotokabine; sie stammt noch aus den Anfangszeiten des Clubs. Du hast sogar ein Foto von hier, ein einziges, das zu Hause am Kühlschrank hängt. Vier Würfel. Schwarz-weiß. Zwei Menschen. Acht Mal Lachen. Sechzehn Sterne. Aus der geschlossenen Kabine dringt Diskomusik und Gelächter. Eine Hand in silbernem Ärmel wird durch die Durchreiche gestreckt, greift nach oben.

Die Reihe mit den verschiedenen Ständen zieht sich weiter – vorbei an einer improvisierten Station, die verkündet: »Zum Ablecken roter Absätze – hier lang«. Das Gesicht dessen, der leckt, ist nicht zu sehen, wird von einer Maske verdeckt. Er kniet, in

Schwarz gehüllt, auf dem Boden. Die Frau, an deren Stiletto-Absatz er leckt, sitzt auf einem alten Holzstuhl. Sie blickt ihn zugleich lustvoll und entsetzt an.

Der letzte Stand im Club sieht noch genauso aus, wie ich ihn in Erinnerung hatte: eine Banane in Menschengestalt. Die Banane hat ein Schild umgebunden mit der Aufschrift »Banana Bardot«.

»Was verkaufen sie hier eigentlich? Doch keine Bananen?«, fragt Gal.

»Doch, Bananen. Nichts anderes«, antworte ich. Ich erwäge, dir eine Banane zu kaufen und sie irgendwo zu verstecken für den kleinen Hunger nach den Drogen. Doch plötzlich wirst du verlegen, denn hinter den Ständen stehen – schwarz, mit metallverkleideten Säulen an ihrem Eingang – die berüchtigten Darkrooms. Die Kabinen sind rundherum geschlossen, nur ganz unten, ungefähr auf Höhe der Knie, gibt es eine Luke, ein enges Fenster, vor das man einen Vorhang ziehen kann. Doch bei einigen Kabinen ist der Vorhang nicht zugezogen, sodass man von außen viele ineinander verhakte Beine sehen kann.

Hier ist der Korridor zu Ende. Ihr steht wieder vor der roten Tür, durch die ihr hereingekommen seid.

Und neben der roten Tür wartet die grüne Tür auf euch. Diese Tür ist auffällig klein, kleiner als die anderen. Gal, der ziemlich groß ist, muss sich bücken, um nirgendwo mit dem Kopf anzustoßen. Selbst du, die du nicht so groß bist, musst dich ganz klein machen.

Als du durch die grüne Tür trittst, schlägt dir ein warmer Luftzug entgegen. Es geht durch einen weiteren Korridor, genauer gesagt einen langen, engen Tunnel, der nach Moos und feuchtem Holz riecht. Dieser mündet in einen relativ kleinen Raum, eine Mischung aus bescheidenem Wohnzimmer und Hobbit-Hütte. Die Holzwände sind aus Parketttafeln in verschiedenen Farbtönen zusammengezimmert. Der Linoleumfußboden dient als kleine Tanzfläche, die Bar in der Ecke ist mit echtem Farnkraut bewachsen. An der Wand dahinter erklärt ein Filztäfelchen in fett gedruckten Buchstaben: »**Das Zimmerchen. Wo alles begann.**«

Aus diesem kleinen Zimmer ist irgendwann im vergangenen Jahrhundert der Club »Korridor« hervorgegangen. Das hier war der erste Raum. Eine Art Wohnzimmer-Club oder Teil einer Hausbesetzung. Irgendein verarmter Lichttechniker schuf sich hier sein Refugium. Ein guter Freund, Schlagzeuger, schloss sich ihm an, und gemeinsam veranstalteten sie hin und wieder eine Party, bis sich das in der Szene herumsprach, der Andrang stetig wuchs und größer wurde, sodass aus einem privaten Abend unter Freunden ein Monster-Business wurde, für das man eine Lizenz brauchte, das durch die Stadtverwaltung subventioniert und teilweise von einem französisch-jüdischen Philanthropen unterstützt wurde, der das Interesse an seiner israelischen Kunstsammlung verloren hatte und als Clubber im Techno-Israel wiedergeboren wurde.

Die Leute, die in den Club kommen, um zu sehen und gesehen zu werden, sammeln sich auf der Haupttanzfläche. Die Stammgäste und die alten Hasen aber wissen: Im Zimmerchen schlägt das wahre Herz des »Korridors«. Hier ist alles intensiver, nicht nur der Sound. Auf der Tanzfläche tummeln sich im Augenblick ein paar Männer und starren zwei junge Mädchen in Silberkleidchen an. Die beiden tanzen eng umschlungen, begleitet von dem attraktiven jungen Mann mit dem Holzarm. Er taucht immer genau da im Club auf, wo du gerade bist. Selbst wenn du den Raum wechselst, über den Korridor in ein anderes Königreich entwischst, ist er schon vor dir da, steht dir direkt gegenüber.

Du scharwenzelst um den schönen jungen Mann mit seinem Holzarm herum. Ob Holz schwitzen und Tränen weinen kann? Du hast Angst, dass der Holzarm dich berührt. Du hast Angst, dass ein Arm aus Fleisch und Blut dich berührt. Mich kümmert das nicht, mich kann sowieso nichts mehr berühren. Längst hat mich das Holz umschlossen, ist um mich herum gewachsen. Meine Arme sind ein Geflecht aus Zweigen, Blättchen sprießen aus meinen Handflächen. Ich bin von Ranken umwunden, geschmückt. Ich bin Nymphe und Holzstamm: Niemand kann Daphne verletzen.

»Vielleicht ist es besser hier am Rand«, meint Gal, als hätte er deine Gedanken gelesen. »Das ist es, was ich an Ecstasy nicht leiden kann. Ich kann es nur mit Leuten nehmen, die ich kenne und mag, sonst ekelt es mich an.«

»Tja, auf mich trifft ja nur Ersteres zu.«

»Wirklich tricky, Kicki. Oh, das ist gut. Das reimt sich. Ich glaub, da mach ich ’nen Sticker draus.«

»Was ekelt dich daran?«

»Ich selbst. Es ekelt mich, weil man dann immer seine Liebe verrät. Sie gesteht. Alles ausschüttet und hinterher – igitt.«

»Aber darum geht es doch, oder nicht? Bedingungslose Empathie, Mitleid und Liebe.«

Wen genau bearbeite ich da eigentlich? Was für eine Selbsttäuschung. Was für eine Kluft.

46. Eine doppelte Kluft liegt

zwischen dem, was du sagst, und dem, was ich denke; zwischen dem, was du sagst, und dem, was ich tue.

Ist doch auch meiner Meinung nach das Ekelhafteste an Ecstasy, dass sich alle umarmen wollen. Und dass die Leute auf Ecstasy meistens noch dazu auf der Tanzfläche herumzappeln, wo alles immer furchtbar schwitzt und klebt, kann ich auch nicht nachvollziehen. Igitt. Das ist nichts für mich. Keine Pille der Welt kann daran etwas ändern. Ich habe grundsätzlich etwas gegen kollektiven Rausch, aus innerster Überzeugung heraus. Übrigens nicht nur bei Fremden, sondern auch bei Freunden, bei denen sogar noch stärker.

»Du warst dieses Jahr nicht auf meinem Geburtstag, oder?«, redet Gal weiter. »Ein Mädel war völlig zugedröhnt. Saß auf dem Tisch und kippte plötzlich ihren Drink über den Verstärker aus. Die Party musste für anderthalb Stunden unterbrochen werden, um einen neuen Verstärker zu besorgen. In der Zwischenzeit kam sie alle zehn Minuten zu mir und nuschelte: ›Mensch, ich liebe dich so sehr. Es tut mir so was von leid.‹ Und ich immer wieder beruhigend: ›Alles gut, alles gut.‹ Ich wollte ja nicht, dass sie deswegen völlig durchdreht. Je mehr sie mich bedrängte, umso ungehaltener wurde ich. Und sie war so was von bedürftig. Timothy Leary hat es ganz richtig beobachtet: Auf Set und Setting kommt es an. Aber ich bin kein Automat. Ich schluck nicht einfach 'ne Pille, und alles ist super. Solange man einigermaßen bei Bewusstsein bleibt, ist Ecstasy gut zu vertragen. Ich hab mit der Seelenklempnerin Ecstasy genommen, als wir Eheprobleme hatten; die haben wir dann besprochen. Auf Ecstasy kannst du Sätze wie ›Weißt du eigentlich, wie nervig du bist‹ gut nehmen und sogar verstehen. Ohne dich triggern zu lassen. Ohne in die Defensive zu gehen. Aus so einem Erlebnis kann echte Bindung entstehen.«

»Ja, ich sehe schon, bei euch hat das wunderbar funktioniert.«

»Hat es tatsächlich. Nur irgendwann eben nicht mehr.«

Du hoffst die ganze Zeit, mehr für dich als für mich, dass dein Körper diesmal den Stoff auf wundersame Weise richtig umwandeln wird: Die verfickten Neurotransmitter werden zusammenarbeiten, und das Serotonin wird fließen. Doch etwas Grundsätzliches fehlt. Etwas ist verloren gegangen und muss wiedergefunden werden.

Heureka: Da schau, rechts neben euch dreht sich die kleine Jemeniterin mit den unzähligen blondierten Zöpfen tanzend im Kreis, in der Hand eine puppengroßen Filzblume mit einem goldenen Herzen.

»Nein, nix da«, flüstert Gal.

»Jalla. Ich hab sie gefunden, du fragst.«

»Als ob es so schwer gewesen wäre, sie zu finden. Süße, ich quatsche niemanden an.«

»Angsthase«, flüsterst du ihm zu, spürst noch seinen warmen Atem an deinem Ohr.

»Fremde ansprechen fällt mir schwer. Außerdem kann ich die Sache nur schlecht einschätzen, weißt du. Einmal hab ich Schachar Russo Drogen holen geschickt, kennst du den? Russo, dieser Große aus der Unternehmensentwicklung? Das war auf der Geschäftsreise nach Prag. Nach einem ersten Spaziergang durch die Stadt hab ich ihn zu meinem Handlanger gemacht. Er sollte mir in irgendeinem Club ein bisschen Stoff besorgen. Und das ausgerechnet bei dem riesigsten, furchteinflößendsten Schrank von Mann, den man sich vorstellen kann: zwei Meter hoch, mit Bart, ein Strumpfhosenbein über den Kopf gezogen und mit so einem Ledergeschirr voller eingenähter Täschchen um die Schultern.«

»Ein Dealer eben.«

»Das habe ich logischerweise auch gedacht, dass er Dealer ist. Er wurde die ganze Zeit von allen möglichen Leuten bedrängt.«

»Und was ist passiert?«

»Er hätte Russo beinahe totgeschlagen. Todesängste hat der

Arme ausgestanden. Daraus habe ich gelernt, dass der echte Dealer nie aussieht wie ein Dealer. Das ist nicht gut für das Geschäft, wenn man aussieht, als wäre man im Geschäft.«

Ich verstehe Gal, denn es geht mir im Grunde wie ihm. Auch du traust dich nicht zu fragen. Vielleicht tauchen ja nun wie durch ein Wunder Inseln gesunder Vernunft in dir auf, letzte Inseln, die dir sagen: Genug jetzt, nu, wirklich. Vielleicht aber auch nicht.

Gal und du, ihr seid euch einig, dass es einen anderen Weg geben muss, um diese Situation zu lösen, einen nüchterneren, entspannteren Weg. Einen Weg, den Leute wie ihr für genau solche Leute wie die Dealer entwickelt habt. Ihr bestreitet auf diesem Weg euren Lebensunterhalt – man nennt ihn Technik. Zum ersten Mal, seit ihr den Club betreten habt, zückt Gal sein I-Phone. Blitzschnell installiert er Grindr, eröffnet ein neues Konto, lädt ein Foto von seinem offenen Rachen hoch und fügt im Profil unter »Beschreibung« folgende Zeile ein: Suche 2 Hemden in Größe E extra large. Dann setzt ihr euch hin und wartet auf eine Nachricht, die mit ein bisschen Glück nicht von jemandem kommt, der Gals Rachen bumsen will, sondern von einem Dealer, der gerade im Club ist und eure Sprache versteht.

Währenddessen versuche ich unablässig, Gals Freundin zu sein. Im Kopf wiederhole ich wieder und wieder dasselbe Mantra: Wir können richtig gut miteinander auskommen – du aber willst ihn haben, streckst deine Hände nach seiner Wange, nach seinem Bein aus. Es sieht aus wie eine beiläufige Geste, ist es aber nicht. Nicht dein Begehren, sondern meine Verwirrung kommt hier der Freundschaft in die Quere. Ein Systemkollaps, auch Verlegenheit genannt, ist schuld. Komm, lass es uns zusammen versuchen, ich muss an einen früheren Punkt im Gespräch zurückkehren. An Worten festhalten, die bereits gesagt wurden.

47. Heirat Geburt Seitensprung

»Komm, halten wir uns nicht mit Details auf. Ein Gentleman küsst und redet nicht gleichzeitig«, meint Gal.

»Aber nicht du hast geküsst«, sagst du in zuckersüßem Ton.

»Richtig.«

»Dann reden wir mal allgemein darüber.«

»Über was?« Gal lässt sofort deine Hand los, die zufällig auf seinem Knie ruht. »Darüber, warum Menschen untreu werden, einen Seitensprung machen? Ödes Thema. Soziologisch gesehen ist die Ehe eine wirtschaftliche Institution und ein gescheitertes Konstrukt der westlichen Kultur. Anthropologisch betrachtet gehört Untreue zu den Übergangsriten des urbanen, bürgerlichen Stammes. Wie die Heirat oder die Geburt eines Kindes ist auch Untreue ein pflichtmäßiger Schritt, der unmissverständlich bezeugt, dass du jetzt erwachsen bist.«

»Ich wusste nicht, dass Erwachsensein so ritualisiert ist. Für mich heißt es vor allem, den Alltag zu leben: täglich mit Verpflichtungen und Beschränkungen konfrontiert sein«, argumentierst du.

»Wie der Adler, der von Prometheus' Leber frisst?«, lächelt Gal.

»Heirat und Geburt eines Kindes kenne ich. Untreue weniger.«

»Da wäre ich mir nicht so sicher: Es ist nicht unbedingt der Akt selbst, eher das Spiel mit dem Gedanken, untreu zu werden. Jeder, der länger verheiratet ist, wird einsehen müssen, dass es irgendwann zu Ende geht. Dass alles, was man sich gemeinsam aufgebaut hat, zur Hölle fährt. Dass einem nichts bleibt. Jedenfalls keine Familie. Selbst wenn du das eigentlich gar nicht willst, sondern nur dein Partner auf Trennung besteht. Und wie du dann darüber hinwegkommst, das ist schon ein anderes Thema. Übergangsriten sind eine riskante Sache. Einer hat meine Ehe in die Luft gesprengt, kurz und schmerzlos. Aber es war eben kein Seitensprung, sondern etwas anderes.«

»Die Bar Mitzwa? Wegen dem untreuen Mädchen? Jetzt bist du aber ein bisschen zu sentimental.«

»Nein, nein. Der Übergangsritus der Lacan'schen Psychoanalytiker ist schuld.«

»Was, die haben so was?«

»Also, Tacheles: Alle Psychoanalytiker haben ihren eigenen Übergangsritus. Egal, welche Sorte, das ist wie bei einer Sekte. Lies mal ›Denn am Sabbat sollst du ruhen‹ von Batya Gur. Aber am schlimmsten sind die Lacanianer. Da studierst und therapierst du nicht nur Jahre lang, rennst in Seminare, hast einen Mentor, Analysanten – nein, am Ende gibt es sogar noch einen spektakulären Ritus. Und den hat meine Ex-Frau nicht bestanden.«

»Ist das etwa wie bei einer Prüfung? Da kann man durchfallen?«

»So ungefähr. Sie teilten ihr mit, dass das, was sie erzählt habe, also ihr Vortrag im geschützten Raum, nicht würdig sei, öffentlich gemacht zu werden. Was hieß, dass der Übergangsritus gescheitert war und sie nicht in den inneren Kreis aufgenommen wurde – und das nach so vielen Jahren. Sie haben sie mit diesem Urteil in den Wahnsinn getrieben, und anschließend hat sie es mit mir getrieben. Das heißt, mit ihm. Aber all das ist reine Hypothese. So hat sie als Psychologin die Geschichte analysiert. Meiner Meinung nach ist die Story viel simpler – sie hat mich betrogen, weil sie mit jemand anderem schlafen wollte. Punkt, aus.«

»Quatsch. Wolltest du etwa nie mit einer anderen Frau schlafen?«

»Das ist was anderes«, sagt Gal.

»Du wolltest nur deine Frau vögeln?«

»Meine Ex-Frau. Hast du sie überhaupt mal gesehen?«

»Ja, eine verdammte Barbie hattest du da.« So bin ich, nehme keine Blatt vor den Mund.

»Exakt. Und intelligent dazu. Und sie bekam schließlich eine Stelle in der Klinischen Psychologie. Also ja, ich wollte in der Tat meine Frau vögeln.«

»Ausschließlich deine Frau?«, hake ich nach.

»Ich wollte hauptsächlich meine Frau vögeln.«

»The operative word being hauptsächlich.«

»Hey, ich bin auch nur ein Mensch. Aber es bleibt dabei: Der Seitensprung war ihre Entscheidung. Dafür bin ich nicht verantwortlich.«

»Okay, nehmen wir an, du wolltest weiterhin vögeln und all das, aber – und auf dieses ›aber‹ kommt es an – fandest du deine Frau, also, als sie noch deine Frau war, immer zauberhaft und wundervoll?«

»Nicht unbedingt«, Gal schaut dich an und lächelt, »touché.«

Siehst du, du hast mich mit ihm reden lassen, und ich habe für dich gepunktet.

»Jetzt musst du mir auch was erzählen«, sagt Gal.

»Oi nein. Wir haben uns verstrickt. Stress! Stress!«

»Also, schieß los.«

Du lenkst ab: »Sag, was ist eigentlich mit Grindr, tut sich was? Hat schon jemand geschrieben?«

»Ja, drei Nachrichten: Der eine will meinen Kopf fressen, der andere will mich ganz fressen. Ich seh mal, ob wir mit Nummer drei an unser Ziel kommen. Ich kann übrigens gut mehrere Dinge gleichzeitig tun. Bin ganz Ohr. Jalla, sprich.«

Gal tippt energisch auf seinem Handy, während ich mir – wen wundert's – angestrengt überlegen muss, was du ihm erzählen könntest. Ich möchte dir gern helfen, blättere Erinnerungen durch, schätze im Voraus die möglichen Reaktionen ab, erwäge sogar, mir etwas Neues, extra Spannendes auszudenken. Aber weil du derart Druck machst und das Schweigen zwischen euch unangenehm wird, gehe ich am Ende einen Kompromiss ein und entscheide mich für eine kleine Geschichte aus der fernen Vergangenheit.

Mehr als zehn Jahre ist das nun schon her. Mit deinem ersten

Freund warst du vier Jahre zusammen; du hast ihn sehr geliebt, aber dich wohl auch ein bisschen gelangweilt. Und dann hast du zwei junge Männer im Chatroom vom Quest »Gumlatz« kennengelernt, den du damals gespielt hast. Du warst Bakon, der dreiköpfige Wolf, sie waren die Spielleiter. Nachdem du dich versichert hattest, dass die beiden nicht erst zwölf sind, habt ihr euch in den privaten Chatroom verzogen. So erfuhrst du, dass der eine in Tel Aviv lebte und Motorrad fuhr, der andere in Be'er Scheva studierte. Der Motorradfahrer war viel hübscher, aber du bist trotzdem nach Be'er Scheva gefahren, um dich mit dem Studenten zu treffen. Bist nachts von Tel Aviv nach Be'er Scheva gefahren, denn du wolltest dich mit jemandem treffen, bei dem du dir sicher sein konntest, dass du ihn nicht schon kanntest oder irgendwo getroffen hattest. Als du dann in sein winziges Zimmer im Studentenwohnheim getreten bist und ihn vor dir hattest, war dir sofort klar, dass er nicht annähernd so hübsch war wie dein Freund und auch überhaupt nicht dein Typ. Trotzdem hast du an Ort und Stelle mit ihm geschlafen. Der Student wusste nicht, wie ihm geschah. Du hattest zwar keinen Orgasmus, nicht mal einen Anflug, warst aber ganz feucht vor Erregung. So fand ich heraus, dass du zwar immer noch Lust auf Sex hattest, nur nicht auf deinen Freund. Das Ergebnis: Ich musste mich von ihm trennen. Wir haben zwei Wochen lang nur geheult und zwei Jahre lang um ihn getrauert. Und damit war die Sache durch.

Du erzählst Gal nur die Kurzfassung. Die Geschichte ist völlig authentisch, deswegen muss ich dich ausdrücklich anweisen, die Flecken an der Wand anzustarren, während du redest. Natürlich ist Gals Reaktion auf deine Geschichte weitaus interessanter als die Flecken an der Wand, aber ich gebe nicht nach und lasse dich starren. Um lebendig zu erzählen, muss man das Gefühl von damals wieder heraufbeschwören und gleichzeitig die Kontrolle bewahren. Wenn du es anders machst, wirst du nur rot. Bis zur letzten Zeile gehorchst du mir brav und schaust zur Seite; dann schließt du die Augen.

Ich sammle mich, atme tief durch und wende mich wieder Gal zu. Er hat dir offenbar aufmerksam gelauscht, doch ein Ausdruck von Ekel huscht durch seine Augen. Er sieht aus, als wollte er am liebsten auf dich spucken. »Das ist eine richtige Moralgeschichte«, sagt er, »hey, du Heuchlerin. Erzähl mir nicht solche Geschichten. Erzähl mir sofort was anderes.«

Gal ahnt nicht, dass du diese Geschichte noch niemandem erzählt hast. Zehn Jahre lang hast du sie mit dir herumgetragen, inklusive des bitteren, ätzenden Schuldgefühls. Ich bin beleidigt. Was genau nervt ihn an der Geschichte? Dass niemand gedemütigt wurde? In meiner Geschichte wird nun mal niemand in den Dreck gestoßen; und du hast dich nicht wirklich dreckig benommen. Gal ist dreist, aber vielleicht hat er sogar mal recht? Zumindest hast du jetzt, nach seiner abweisenden Reaktion, einen anderen Geschmack im Mund, und zwar genau den richtigen. Du erkennst ihn wieder und musst unwillkürlich lächeln. Es ist der Geschmack von dem Fick damals mit Noach.

Gal beginnt schon, das Interesse an dir zu verlieren. Er tippt wieder energisch auf seinem Handy herum und berichtet dir live aus Grindr: Vor einer halben Minute hat sich einer mit Bart bei den Toiletten an der Haupttanzfläche mit Gal verabredet. Doch als ihr hinkommt, ist niemand da. Gal schreibt dem Typen mit Bart: »Bruder, wo bist du?« Aber der Typ antwortet nicht. Und dann ist der Akku von Gals Handy leer.

»Wenn das heute nix wird mit den Drogen, werfe ich eine halbe Clonex ein. Du kannst gern die andere Hälfte haben, einfach so, weil ich so gutherzig bin.«

»Wenn wir Clonex nehmen, schlafen wir dann nicht ein?«

»Es ist nur eine schwache Dosis, die orangene, ein halbes Milligramm. Das wird dich beruhigen. Das Problem ist nur, mein Schatz, dass gegen deine Heuchelei noch keine Pille erfunden wurde.«

Aber du willst noch nicht kapitulieren und dich der legalen Drogenindustrie unterwerfen. Dem Heuchlerinnen-Label, das Gal dir aufklebt, auch nicht. Natürlich hast du genau so eine Geschichte in petto, die Gal brennend interessiert. Sie muss nur vorher noch ein bisschen durchgeknetet werden. Ich muss Zeit gewinnen. Du zückst inzwischen dein Handy und wischst durch die Seiten. Bereitest dich darauf vor, selbst Grindr zu installieren. Apps für alles Mögliche. Drogen. Sex. Briefe. Besorgungen. Freunde. Schuhe. Lyrik. Meditation. Artikel. All diese Apps dienen allein dazu, eine Kultur des Anhäufens von Gütern und Informationen zu steuern: Drücke und wisse, nimm und schlucke. Du hast drei Apps, deren einzige Funktion es ist, andere Apps zu verwalten.

»Hätten wir ein Foto von einer Line Koks auf meinem steifen Schwanz, ginge das viel schneller«, meint Gal. Da klingelt plötzlich das Telefon in deinen Händen. Unbekannte Nummer. Vor lauter schlechtem Gewissen, es könnte Jonatan sein, und aus Angst, dass etwas passiert ist, gehst du ran.

»Schalom, dies ist eine Nachricht, exklusiv an Sie, liebe Bürgerinnen und Bürger der Stadt, von den Kabbalisten am Grabe Schimon bar Jochais. Vielen Menschen, die vor Ihnen dieser Nachricht gelauscht haben, wurde inzwischen ein Herzenswunsch erfüllt. Gewiss haben Sie von der heiligen Eiche gehört, die das Leben von zehn Bewohnern der Stadt dramatisch verändert hat. Die Hunderten von Menschen ihren Herzenswunsch erfüllt hat.

Wenn auch Sie die heilige Eiche in Ihr Leben lassen möchten, drücken Sie – die eins,

wenn Sie diese Nachricht noch einmal hören möchten, drücken Sie – die zwei,

wenn Sie keine weiteren Anrufe erhalten möchten, drücken Sie – die drei,

sind Sie guter Hoffnung? Brauchen Sie medizinische Versorgung? Sind Sie auf Partnersuche?

Drücken Sie jetzt die eins, um die heilige Eiche in Ihr Leben zu lassen. Die Kabbalisten der heiligen Eiche können bezeugen, dass kein Mensch, der ihren Segen empfangen hat – jede Nacht haben wir die Segenssprüche für ihn gesprochen –, daraufhin nicht ...«

Plötzlich ist die Leitung tot. Die heilige Eiche hat auf einen Schlag den ganzen Akku verbraucht. Jetzt gibt es keine Alternativen mehr, jetzt heißt es springen.

Ich atme tief ein, bevor ich anfange, dehne innerlich die Grenzen der Geschichte aus. Du willst unbedingt, dass ihm die Geschichte gefällt, und ich will nicht, dass du danach als vollkommene Schlampe dastehst. Verzeihung, aber ich spüre, wie du die Geschichte innerlich so ausdehnst, dass du danach als Höllenschlampe erscheinst, denn genau darauf steht Gal. Noach war der Lagerarbeiter in eurer Einheit bei der Armee, groß, dunkelbrauner Teint. Gal hat bestimmt noch ein scharfes, klares Bild von ihm im Kopf. Du hattest zwar erst, nachdem du mit deinem Freund Schluss gemacht hattest, regelmäßig Sex mit Noach, aber ich weiß, dass eine Seitensprung-Geschichte Gal am stärksten in den Bann ziehen wird. Das ist der Spiegel, in den er blicken will, und den wirst du ihm auch vorhalten. Instinktiv.

»Noach Amram, du erinnerst dich doch bestimmt an ihn? Er war als Lagerarbeiter ebenso perfekt wie als Mann.«

»Nein, wir waren nicht so hingerissen von ihm. Der Heilige, er sei gepriesen, zählt nicht mit, verstehe.«

»Ich präzisiere. Noach Amram hatte in drei Bereichen das absolute Maximum erreicht. Er hatte das perfekte Haus und das perfekte Gras. Sein Haus lag im Moschav in den Bergen Jerusalems, wo er sein perfektes Gras auf irgendeinem abgelegenen Feld anbaute. Einmal haben wir in den Bergen neben seinem Haus gecampt, ziemlich viele Leute. Und in der letzten Nacht sollten wir bei Noach im Haus übernachten.«

»Moment, das waren bisher nur zwei perfekte Bereiche. Und der dritte?«

»Ein perfekter Schwanz. Kann ich weitermachen? Nach dem Ausflug waren wir alle total zugedröhnt und haben uns auf die verschiedenen Zimmer des Hauses verteilt. Manche schliefen im Wohnzimmer. Oder draußen auf dem Balkon. In Noachs Haus gab es keinen Strom, nur einen Holzofen und Kerzen, dazu viele Kissen und Matratzen. Mein Freund ist mit dem Kopf im Bongwasser eingeschlafen. Ich war komplett stoned und fand keinen Platz, wo ich mich hinlegen konnte. Irgendwann bin ich einfach in das einzige Bett gekrochen, das es dort gab. Noachs Bett. Der schließlich dazukam, ins Bett stieg, uns beide zudeckte und mich von hinten umarmte.«

»Und da hast du gespürt, wie sein perfekter Schwanz bei dir anklopft.«

»Ja, nu, auch das. Aber darum geht es gar nicht. Viel entscheidender ist: Noach hat nichts gemacht. Nur gewartet. Und Warten ist sexy.«

»Worauf hat er denn gewartet?«

»Dass alle schlafen. Dass ich weich werde.«

»Und bist du weich geworden?«

»Klar bin ich das. Ich hatte von seinem legendären Schwanz gehört. Das machte neugierig. Der Witz bei mir war ja immer: Hätte ich das Marshmallow-Experiment gemacht, ich wäre bestimmt das einzige Mädchen gewesen, das die Tüte aufgerissen hätte, noch bevor der Psychologe den Raum verlässt. Ich war noch nie gut im Triebverzicht. Andererseits habe ich mich bei einem Mann nie getraut, auch nur den allerkleinsten ersten Schritt zu machen. Immer habe ich die Männer zuerst kommen lassen. Habe ihnen allerhöchstens schöne Augen gemacht.«

»Schwierig, einem Mann schöne Augen zu machen, wenn er hinter dir ist.«

»Dafür kann man so gut einen Joint zusammen rauchen. Und das haben wir auch getan. Irgendwann waren alle, sogar Noach, eingeschlafen. Die Sonne ging schon langsam auf, und ich wusste, gleich ist alles vorbei, dann wird es hell, die Leute stehen auf, machen Lärm. Da meinte ich zu ihm: ›Nu, Noach.‹ Und er verstand und sagte: ›Warum eigentlich nicht?‹«

»Und dann?«

»Hat er mich von hinten gevögelt. Also nicht in den Arsch. Er hat mir einfach den Slip runtergerissen. Und dabei waren alle um uns rum. Alle. So etwa zwölf Leute. Inklusive meines Freunds, der tief und fest schlief. Das hoffe ich zumindest.«

Glückwunsch, diese Geschichte macht Gal an. Aus Mangel an Drogen haben sich seine Pupillen bisher nicht verändert, doch jetzt siehst du deutlich, wie sie sich weiten.

48. Iss mich

Da sehe ich wieder den jungen Mann ohne Arm tanzen. Er ist eindeutig high. Du drängst, bettelst, dass ich zu ihm gehen und mit ihm tanzen soll. Während ich mich ausklinke, deinen Körper schüttele, das neue, altbekannte Gefühl genieße. Du fragst ihn, wie um Gottes willen man hier an Ecstasy kommt. Er sagt: »Hast du das schon vergessen? Frag einfach.«

So leicht ist das. Wie konnten wir das nur vergessen. So leicht. Einfach die Hand ausstrecken und zugreifen. Du kannst die Augen schließen und dich nach hinten fallen lassen. Der Club ist eine gute, wohlwollende Gebärmutter; der Club ist ein lebendiger, pulsierender Körper, kann dich verschlingen und beschützen. »Frag einfach«, sagt der junge Mann mit dem amputierten Arm noch einmal, lächelt und winkt mit seinem Holzarm, der einen Schweif von Sternen hinterlässt. »Wenn du genügend Leute fragst, findest du einen. Das ist alles.« Das Orakel hat gesprochen.

Ihr geht aus dem Zimmerchen und zurück zur Haupttanzfläche. Er trottet hinter dir her, sieht sauer aus. Das ist Gal, wie ich ihn kenne, der Gal, den ich hassen gelernt habe. Sauer und enttäuscht, obwohl ihm das Leben alle erdenklichen Vergnügungen bietet. Und du tröstest ihn einstweilen nicht. Denn du bist jetzt Artemis, du bist die Jägerin. Hältst im Publikum Ausschau – ja nach was, nach wem eigentlich? Im Grunde ist es einerlei, also denk nicht weiter nach: Suche, sortiere und versuche zu erkennen, wen du vor dir hast. Ich kann gar nicht glauben, dass ich dir das sagen muss, aber: Schwimm einfach mit dem Strom. Lächle freundlich. Verlass dich auf dein Bauchgefühl. Im Gegensatz zu mir kannst du beides ziemlich gut. Erinnere dich daran, dass das, was dein Unterbewusstsein steuert, ein Lebewesen mit gewaltigen Kräften ist.

Gal setzt sich auf eine der Bänke direkt neben der Tanzfläche, schlägt fast mit dem Kopf gegen die Wand hinter sich. Neben Gal sitzt ein sehr kleiner junger Mann in einem blauen Trainingsanzug und mit großer Nase. Wenn er lächelt, bekommen die Ohren Besuch; auf den Schirm seiner Baseballkappe ist in Großbuchstaben der Satz gestickt:

»I KILLED TIME«

Ich sehe mir das Ganze durch deine Augen an. Gal und du, ihr verkörpert jetzt das verheiratete, bürgerliche, ältere Paar, das sich nach Freiheit sehnt. Siehst du, wie das von der Seite ausschaut? Dann mach bitte auch mit.

Jetzt zupfst du den verrückten Hutmacher am Hemdsärmel: »Hör zu, wir sind seit Jahren endlich mal wieder im Club. Wir haben nur einen Abend frei in der Woche, an dem ein Babysitter auf unsere Kinder aufpasst, und brennen darauf, ein bisschen was zu nehmen. Weißt du vielleicht, wen wir ansprechen sollten?«

»Klar, komm mit.« Was braucht ihr? Was wollt ihr? Er flüstert dir seine Angebotsliste ins Ohr, und die endet nicht mit Gras und zwei, drei anderen Sachen. Der Hutmacher ist nicht irgendein Dealer, er ist der Hausdealer. Der Mann, den du gesucht hast. Er hat Stoff in allen Farben und Formen. Er handelt mit Pillen, Pulver, Pflastern und vor allem mit Akronymen. Spitznamen. Metaphern. Illusionen. Mit psychedelischen, banalen Chemikalien, die die Wirkung von Sound und Dezibel ergänzen.

Du bist lange raus aus der Szene. Das Zeug, das du damals geschluckt hast und das ich noch kenne, das ist schon keine Nostalgie mehr oder einfach nur Old School, das ist echt retro, und zwar so was von retro, dass es frustriert. Koks. LSD. Ecstasy. MDMA. Was du früher am liebsten genommen hast, ist heute veraltet. Inzwischen wird anders gemischt, die Stoffe sind flüssig, mit anderem kombiniert, synthetisiert. Die Maschinen definieren die Droge. Die Maschinen synthetisieren die Droge. Die Maschinen sind verantwortlich für die Droge. Die Maschinen sorgen dafür, dass die dienstleistenden Arbeiter den Nährboden für optimales Wachstum erhalten.

Der Dealer bietet dir eine Fülle von Cocktails und Mischungen an, die aufregend klingen, aber ich habe keinen Schimmer, was es jeweils ist. Du willst etwas ganz Bestimmtes, aber ich habe keine Ahnung, wie man nennt, was du begehrst. Ich kenne einfach die richtigen Namen nicht, kann dir rein gar nichts über die jeweilige Wirkung sagen. Während der schwindelerregenden Suada des Hutmachers wird aber doch eine Sache deutlich: Ecstasy ist offenbar keine Option. Der Dealer schließt seine lange Liste mit einem alten Bekannten aus der Vergangenheit als Sahnehäubchen: »Und Ketamin haben wir auch, garantiert gute Qualität.«

Ketamin? Also Fleisch und Geist noch stärker voneinander trennen, umhersegeln, als wäre man völlig körperlos? Zweifellos eine verführerische Vorstellung, dich für kurze Zeit von dir selbst zu lösen. Aber die Verbindung zwischen uns ist schon lange nicht mehr richtig stabil; und heute Abend habe ich, wenn auch nur für einen Moment, endlich noch mal den Kontakt mit warmem Fleisch gespürt. Das macht mich wunderbar high. Ketamin brauchen wir dazu nicht. Denn ich will nicht, dass du das Bewusstsein – also mich – verlierst. Nein, kein Interesse. Weder an Körperlosigkeit noch an Ketamin.

Als ich bei dem Hutmacher nach dem verlange, was dich persönlich am besten anheizt, nämlich Ecstasy, nimmt er den Hut, also seine Baseballkappe ab, kratzt sich an der Stirn und ruft nach einem seiner Gesandten mit den geflügelten Sandalen. Und mir wird klar, dass wir es in der Tat mit einem Eins-a-Dealer zu tun haben. Er begreift dich und deine Not, er will dir helfen. Er sagt dir, du sollst ihm nur eine Sekunde geben, dann bekommst du es von ihm. Oder etwas Ähnliches. Das klingt verdächtig, aber du solltest jetzt besser keine Fragen stellen. Er flüstert einem sehr kleinen, bärtigen jungen Mann, ebenfalls in blauem Trainingsanzug, etwas ins Ohr, und der schwingt die Hufe, galoppiert rasch davon.

Anders als du habe ich mich im Club, in diesem Gewebe aus Menschenleibern, vor dieser einladend ausgestreckten Hand des Universums stets etwas spröde verhalten. Und nun spüre ich, dass mir dieses erneuerte Band zwischen uns, so zart es auch sein mag, erlaubt, zwischen dir und mir hin- und herzuwechseln. Dieses Mal nagt auch an dir der Zweifel; fast schließt du dich mir an, schlägst den Pfad eines Spielers ein, bewegst dich instinktiv auf etwas anderes zu. Möge Gott uns helfen oder Göttin Ištar eingreifen. Du scheinst in einem Zustand zu sein, in dem du selbst Kontaktkleber zum Schnüffeln für eine Wonne hältst. Gefährlich.

Aber sorgen wir uns, wenn es so weit ist.

Ein Augenblick oder etwas mehr vergeht, da kommt ein dritter junger Mann auf den Hutmacher zu, ebenfalls sehr klein und bärtig, und übergibt ihm etwas. Aha, das Päckchen ist eingetroffen. Der Hutmacher lächelt und zupft an seinem Bart. Jetzt musst du das Geld auf den Tisch legen. Du schaust zu Gal hinüber, der die ganze Sache verfolgt hat. Gal kapiert immer schnell, doch weil er nicht ein Fitzelchen Anstand hat, nicht mal das Minimum fürs Drogengeschäft, hält er dem Hutmacher bloß lustlos einen blauen Schein hin.

Im Nu – mir scheint, eine Nanosekunde, mein Muskelgedächtnis übernimmt – drückst du Gal die Hand, schnappst dir den Schein und faltest ihn zusammen. Mit der anderen Hand öffnest du den Reißverschluss an der kleinen Rucksacktasche des Dealers und steckst liebevoll den Schein hinein. Du hast ihm gerade doppelt so viel gegeben wie ursprünglich verlangt, aber Gal ist keiner, der mit kleinen Scheinen unterwegs ist.

Gal nimmt die Pillen in Empfang, streift mit der Hand die Faust des Hutmachers. Du sagst zu dem Dealer: »Hey, danke.« Er antwortet: »Das Restgeld gebe ich dir gleich zurück.« Und ihr beide wisst – nichts als ein Lippenbekenntnis. Hier kriegt heute Abend niemand sein Restgeld zurück. Vor zehn Jahren noch hätte ich darauf gepocht, weil ich damals jeden Cent umdrehen musste. Aber den Augenblick, das Rückgeld einzufordern, habe ich ohnehin schon verpasst. Und Gal, den das bisschen rausgeschmissenes Geld gar nicht kratzt, ist berauscht von den kleinen Pillen in seiner Hand, ist längst aufgesprungen, will woandershin. Du stehst auf, um ihm nachzugehen. Da schenkt dir der Dealer noch eine Pille.

»Im Fall von Not oder Glück: Iss mich«, sagt er.

Du steckst dir die Pille in den BH und läufst hinter Gal her, der schon fast verschwunden ist. Doch zu deiner Überraschung steuert Gal nicht die Toiletten an. Du packst ihn am Arm. »Gehen wir zu den Toiletten und schlucken das Zeug gleich.«

»Ich betrete diese Toiletten nicht. Weißt du, was für ein Waschzwang mich danach befällt? Hör mir auf. Komm.«

Die Zeit zieht sich hin, fließt immer langsamer, dein Herz flattert wie der Flügel eines Jerichonektarvogels. Ihr steigt die Neontreppenstufen zur zweiten Etage hinauf. Ich weiß, und auch du weißt sehr gut, wie gefährlich es ist, wenn du jetzt zusammen mit diesem Mann eine Pille nimmst. Du benimmst dich ziemlich dämlich. Gut, auch ich verhalte mich heute Abend alles andere als brillant. Wir sollten es uns eingestehen. Ich habe es nicht geschafft, dich aufzuhalten.

Und was mich daran vor allem stört: Ich bin mir gar nicht mehr sicher, ob ich es überhaupt versucht habe.

49. Die Blinde

»Komm, gehen wir nach oben.«

Gal nimmt deine Hand und zieht dich den ganzen Weg bis zur oberen Etage hinter sich her, wo die gepolsterten Couchen stehen. Es liegt nur nahe, dass ihr euch ein weiches Plätzchen sucht. Die Treppenstufen sind mit Spiegeln ausgelegt, die das widerscheinende Licht in spitze Strahlen zerlegen. Eine große Frau mit Zopf in einem langen, rosa Satinhemd geht an dir vorbei; der kühle Saum des Hemds streift deine Wangen. Du drehst dich nach ihr um, auf den Rücken des Hemds ist etwas in Schwarz und Gold gestickt. Du begaffst sie begehrlich, senkst die Lider, aber ich kann nicht hören, ob du auch etwas sagst.

Ihr setzt euch auf die Bank, sein Knie berührt deines; er gibt dir eine Pille, noch warm von seiner Hand.

»Zum Wohl«, sagt er, »die Wirklichkeit ist für den, der mit Drogen nicht fertig wird.«

- Wenn du die Pille wegwirfst, dann verlasse den »Korridor« und gehe zu Seite 247. Danke, dass du dieses Spiel gespielt hast, und jetzt ab nach Hause!
- Wenn du die Pille schluckst, dann kehre zu Seite 238 zurück.
- Und wenn du weder auf Wiederholungsschleifen noch auf mich Lust hast, dann lies einfach weiter.

Wir haben jahrelang so schön zusammengearbeitet, beide von diesem Arrangement profitiert. Also warum musst du ihn unbedingt vögeln? Ohne mich bist du doch völlig blind. Du kannst nicht gehen, wenn du nicht weißt, wohin. Ja, vielleicht bin ich ein kleiner Kontrollfreak, vielleicht habe ich ein bisschen übertrieben und du warst wirklich eine tolle, schweigsame Partnerin. Aber es passiert eben manchmal, dass jede Seite ihre eigenen Wünsche hat. Deswegen muss man nicht gleich alles hinschmeißen. Ich möchte dich bitten, an dieser Stelle innezuhalten. Denk mal einen Moment darüber nach. Aber dafür besteht, so meinst du, kein Anlass. Das Nachdenken hast du in unserem Arrangement mir überlassen. Das war immer mein Part. Und ich habe bereits nachgedacht und weiß genau, was passieren wird. Denn ich kenne dich gut.

Du schluckst die Pille.

50. Die Welt ist rund und bunt, ja rund

Doch was drin ist, in der Pille, das weiß man nie; eben drum, dideldum, sind wir auf Ecstasy so erpicht.

Das ist das Leben, von dem du dich längst verabschiedet hast, das Leben, auf das du verzichtet hast. Du brauchst deswegen jetzt nicht alle Regeln zu brechen. Du bekommst nicht auf einen Schlag deine Unabhängigkeit zurück, kannst nicht plötzlich wieder jung sein. An Vergangenes anknüpfen. Die Würfel sind längst gefallen, und du hast keine Wahl mehr. Kannst nicht wirklich fliehen. Das musst du dir endlich mal klarmachen. Aber es bleibt etwas, das erreichbar ist; ja, da ist auf jeden Fall etwas, das du finden kannst.

Ihr steht von der Couch auf und geht zur Lounge hinüber, um etwas zu trinken; die Wände sind rot, teilweise schwarz-weiß gekachelt. Du blickst in die Scherben eines Spiegels und ich sehe eine Bestie. Auch die Bestie sieht nicht gut aus heute Abend. Fraglich bleibt, ob sie überhaupt echt ist; fraglich auch, ob du überhaupt eine Frau bist. Und ich frage mich, was ich hier eigentlich tue. Ich weiß nur eins: Wenn das, was du bist, nicht mehr schön ist, dann müssen wir die Betrachterin austauschen, denn das, was du bist, ist nicht austauschbar. Also noch mal Lippenstift. Trage ihn auf. Dieser Mann ist den Lippenstift wert. Schau in den Spiegel. Ich bin sowohl diejenige, die etwas im Spiegel sieht, als auch das, was ich dort sehe. Wenn ich meine Lippen mit Luna-Rot schminke, bin ich sowohl das geschminkte Objekt als auch die Schminkende selbst. Bin ich schön? Oder bist du das? Ich bin also wieder einmal in Lacans Spiegelstadium stecken geblieben. Wie oft man es mir auch erklärt, ich kapiere es einfach nicht. Soll er doch dran ersticken, der Lacan. Seine Patienten haben sich sowieso alle das Leben genommen.

Erinnere dich an Ockhams Rasiermesser, das Prinzip, dass die einfachste Erklärung die richtige ist – es kann sein, dass die Pille, die du eben genommen hast, nicht in Ordnung ist, möglicherweise verschnitten ist, mit irgendwas überzogen; und dann fällst du ins Kaninchenloch.

Mensch, das stresst. Ich muss diese paranoide Gedankenflut stoppen, koste es, was es wolle. Darum öffne ich deinen Mund und du sagst: »Ich habe Durst.«

»Ich kauf dir Wasser.«

»Ich bin nicht richtig hübsch.«

»Was?«, sagt er, »wovon redest du?«

»Ich, ich bin nicht hübsch.«

»Du siehst gut aus«, sagt Gal, als dürfte er dich gleich vernaschen.

»Ja, kann sein, aber das meine ich nicht.«

»Was willst du denn?«

»Jetzt? Eine Flasche Wasser bitte. Allgemein? Hübsch sein. Im richtigen Licht bin ich vielleicht sexy, aber ich bin nicht bildhübsch. Nicht mal einfach hübsch, nicht wirklich. Für eine Frau ist das eine Tragödie.«

Das soll mal jemand verstehen. Warum willst du unbedingt einen Mann überzeugen, der dich nicht attraktiv findet? Ja, warum musst du ausgerechnet ihm erzählen, dass du dich nicht hübsch findest. Gleich erzählst du ihm auch noch von der Bestie. Ich kenne dich, ich merke schon, wie es dir die Kehle hochkriecht.

»Ich fühle mich wie eine Bestie. Eigentlich lebe ich Teilzeit als Bestie. Ich dachte, du verstehst das. Denn du interessierst dich doch ein bisschen für Bestien. Du verdankst es den Bestien, dass du so gutes Geld gemacht hast. Allein schon Urvater Geryon hat uns einige hunderttausend Dollar eingespielt, oder nicht?«

Der einzige Grund, warum du unser Geheimnis ausquatschst, kann eigentlich nur die Droge sein, die mittlerweile durch deine Adern fließt. Jemand hat dem Serotonin das Zaumzeug abgenommen und es weit, weit fortgeschleudert – es lebe die Freiheit! Die gute Amygdala ist ihr durchgegangen: oh là là, oh là là. Du und sie, ihr tuschelt doch schon seit Jahren hinter meinem Rücken. Ich muss sehen, was passiert. Ich gehe zum Spiegel und schaue dich an. Sie ist beinahe verschwunden, die Bestie. Ah, und da bist ja du. Spähst aus deinen Augen hervor.

Ich fühle mich wohl. Ich werde langsam warm. Jetzt beginnt die wunderbare Phase, in der keine Erschöpfung eintritt, in der weder die Schulterblätter schmerzen noch die Gelenke verspannt sind. Die Leiden verlassen den Körper wie kleine Tierchen mit Zähnen. Oder es ist nur die Dunstwolke des Oxytocins schuld, des Hormons, das freigesetzt wird, wenn man verliebt ist. Vor zwei Jahren beim Stillen hast du dich das letzte Mal darin eingehüllt.

Als Gal mit einer Wasserflasche in der Hand zurückkommt, sage ich zu ihm: »Komm, tritt mal einen Augenblick ins Licht.« Du ziehst ihn zu dir, damit er sich bückt und du ihn von Nahem betrachten kannst. Ihm direkt in die Augen sehen kannst. Ob sich seine Pupillen geweitet haben? »Es wirkt also schon? Sag doch mal, denkst du, es wirkt?«, fragt Gal. Ja, ich denke, es wirkt. Du spürst, dass es wirkt. Aber deine Körperfunktionen melden dir zurück, dass das, was du fühlst, nicht vom Ecstasy kommt. Kann nämlich gar nicht sein. Das ist nicht nur das Ecstasy. Dafür ist es einfach zu gut.

Ich schaue dir durch den kleinen konkaven Spiegel in seiner Pupille in die Augen. Das schwarze Loch ist vergrößert und zeigt eine schöne Frau.

51. Hülle

Du nimmst nicht zum ersten Mal Ecstasy; lass mich dir aus deiner persönlichen Erfahrung heraus sagen, dass das unmöglich alles sein kann, was du genommen hast. Dein Bauch fühlt sich warm und wohlig an, die Fesseln deiner Zunge haben sich gelöst. Ich versuche zu rekonstruieren, eine Spur zu finden. Vielleicht ist es die Mischung verschiedener Rauschmittel. Vielleicht liegt es an der Kombination mit Alkohol. Jedenfalls wirkt hier mit Sicherheit nicht nur diese eine Pille.

Bitte. Konzentrier dich. Es gibt Stoffe, die viel gefährlicher für mich sind als Chemikalien.

Oh nein. Es ist nicht die Droge. Die Droge ist bloß der Auslöser.

Es ist Gal.

Gal versetzt dich in diesen Zustand. Ja, Gals Einfluss ist sehr viel stärker als das Ecstasy.

Alles, was in deinem Inneren vorgeht, ist unwichtig. Was um euch herum im Club geschieht, interessiert nicht. Nur er zählt.

Genau in dem Moment, als mir das klar wird, sagt Gal: »Geh jetzt nicht weg von mir.« Er schaut dir tief in die Augen, während ihr zusammen tanzt. Ihr bewegt euch synchron, du neigst den Kopf nach rechts, er neigt den Kopf nach links. Die Hüften kreisen, halten den passenden Abstand zu den Hüften gegenüber; ein Leuchten liegt auf euren Gesichtern. Ja, das ist das treffende Wort: ein Leuchten. Vielleicht sollte ich aufhören, Worten hinterherzujagen, die deinen Zustand genau definieren. Ich schreibe ihnen eine solche Bedeutung zu, dass ich das Hier und Jetzt nicht mehr wahrnehme; was um mich herum existiert, blende ich aus. Verdränge es. Mein Universum hat eine rein vermittelnde Rolle, ist völlig abstrakt; die Bedeutung hängt ganz an den Worten, an den Sätzen und an der Idee. Das wird durch meine Arbeit – die Technologie, das Virtuelle, die Codes – noch verstärkt; meine Welt ist erstaunlich wörtlich.

Aber schauen wir mal, wie es weitergeht: Weil sie mich mental überfordert, widersetze ich mich Gals gewaltiger Anziehungskraft. Ich fühle, wie ich mich von ihm, von der weichen Couch, auf die ich mich gesetzt habe, wieder löse, rasend schnell wie eine Rakete, die die Grenzen der Schwerkraft dehnt, sprengt und aus dem Erdkreis geschleudert wird. Ich tanze auf der oberen Galerie der zweiten Etage, allein. Schaue auf den Schwarm der Tänzer, ihre Schädel herab, die sich unten auf der großen Tanzfläche hin und her wiegen.

Hier oben herrschen nur die Luft und der Wind; das Wasser, der Schweiß und der Kontakt mit den anderen Tänzern sind weit fort. Ich trete ans Geländer, halte mich lieber fest. Ein Schwindelgefühl erfasst mich, mir schlottern die Knie; du greifst nach dem Gitter, willst dich festhalten und schwankst. Jetzt bist du Teil des pochenden Club-Körpers, der ganzen wogenden Masse des Clubs. Das Blut in den Adern pocht im Rhythmus der Beats, zu denen sich die Menschen unten bewegen. Im kalten Luftzug aus den Ventilatoren an der Decke werden deine Atemwölkchen sichtbar. Summendes Licht bricht aus dir hervor, als die DJane die Knöpfe an der Anlage in deinem Bauch weiter aufdreht, um alles aus dir rauszuholen. Ohne dich umzudrehen, kannst du Gals weiche Beine auf der Couch fühlen, seinen unnachgiebigen Hals, fühlst, wie der Junge mit dem amputierten Arm in die Hände klatscht, wie die Musik für drei Sekunden aussetzt, nur um gleich darauf in einem noch schnelleren Rhythmus mit Rache, einem Jubelschrei zurückzukehren.

Du drehst dich um, schaust in den Spiegel und siehst: mich, die Zeugin, die einzige. Du bist die Einzige. Steckst in einer einzigen Hülle.

Ich schließe die Augen und schüttle deinen Kopf. Jetzt schwenkst du den Hintern und ich spüre Gal im Rücken. Gut möglich, dass er gerade seine Augen in dich bohrt; aber auch gut möglich, dass du dir das nur wünschst. Du bist mit ihm dort, aber du tanzt für dich, nicht für ihn; dass er dich ansieht, ist ein Nebeneffekt, nicht das Ziel. Im Club bist du immer allein, ganz bei dir selbst. Absoluter Lärm oder absolute Stille, dazu die Chemie – das sind die Bedingungen, die es braucht, damit kommen kann, wonach du dich sehnst: die Ruhe, die große Erleichterung.

Ohne dass ihr euch berührt, spürst du Gal in deinem Rücken tanzen, und das ist das Beste, was dir passieren konnte. Es ist gar nicht notwendig, dass Gal dir in die Augen schaut; ich kann ja spüren, wie er dich förmlich mit seinen Blicken aufsaugt. Wie er dich innerlich durchleuchtet, sodass es überall kribbelt, wie er alle Fasern dieses Stoffs durchdringt, aus dem du als Mensch gemacht bist, nicht nur das, was man mit Händen greifen kann. Und wir genießen diesen Flitter wie einen Sternenhimmel.

52. Weil wir verloren gingen, verloren wir

Du trittst einen Schritt zurück, um ihm ins Gesicht zu schauen, um, weil du dich danach sehnst, seine glatte Wange zu streicheln. »Ich habe dir doch gesagt, du sollst jetzt nicht von mir weggehen!« Gal klingt eher gekränkt als zornig. Wahrscheinlich hat er es dir wirklich schon gesagt; ich möchte dich nur daran erinnern, dass Gal hier der Chef ist. Vielleicht nicht deiner, aber das ist eben die Rolle, die er kennt. Die Rolle des Führers, vor allem des Geschäftemachers. Und er ist sicher klug genug, um zu begreifen, was es mit einem macht, wenn man glaubt, einen Mann wie ihn zu brauchen. Auf jeden Fall verspürst du, warum auch immer, das physische Bedürfnis, ihn zu verteidigen. Ich dagegen verspüre dieses Bedürfnis nicht.

»Wenn du siehst, wie bedürftig ich bin, dann hältst du mich nicht länger für ein Alphamännchen«, meint Gal.

»Es gibt viele Methoden, um Menschen in seine Kontrolle zu bringen«, antwortest du.

Und in dem Moment packt er dich, umfasst deinen Hals mit seinen warmen Händen. Du schließt die Augen, er zieht dich an sich und küsst dich. Dann sagt er: »Das musste ja irgendwann passieren.« Er klingt selbstzufrieden, dieser arrogante Kotzbrocken.

53. Das musste ja irgendwann passieren

Wie viele Frauen in deinem Alter und deiner Lebenslage hast auch du deine Selbstsicherheit, was Sexualität angeht, völlig verloren. Du hast keine Ahnung, ob du überhaupt noch begehrenswert bist. Diese Sorge ist typisch und banal; ich hingegen bin besorgt, weil ich mich lange Zeit immer wieder selbst daran erinnern musste, dass ich ein sexuelles Wesen bin, ohne dass du mich in irgendeiner Weise dabei unterstützt hättest. Indem ich dieser Facette meiner Persönlichkeit wieder mehr Beachtung schenkte, konnte ich auch bewusst an meiner Weiblichkeit arbeiten. Wie ein Mantra summte ich unablässig den Satz: »Ich bin ein sexuelles Wesen, ich bin ein sexuelles Wesen.« Gelegentlich zwang ich mich dazu, mir Sex mit einem anderen Mann vorzustellen. Oder mir diesen wilden Fick von damals wieder ins Gedächtnis zu rufen, in der Hoffnung, dass mich das erregt. Doch leider produzierte mein Kopfkino nur abgehackte Szenen, die gleich wieder verschwanden.

Ich habe versucht, deine Arbeitszeiten zu beschränken, aber du arbeitest ja sogar zu Hause weiter. Und bei allem Respekt vor Jonatan, der sich viel mehr um die Kleine gekümmert hat als du, kann er natürlich keine klassische Hausfrau ersetzen. Ein Mann, der auf ein Kind aufpasst, schrubbt nicht nebenbei auch noch das Haus, während das Essen auf dem Ofen köchelt und die duftige Wäsche im Trockner wartet. Für ihn reicht es, wenn er das Kind beaufsichtigt und einmal feucht wischt dort, wo es klebt. Jonatan behauptete gern von sich, dass er als Vater großartig, aber als Mutter eher unterer Durschnitt sei. Und fragte sich ab und zu sogar laut, ob er deswegen für dich weniger anziehend sei, oder er fragte dich, ob du Lust hättest, am Abend einen Porno mit ihm anzuschauen.

Und du? Du interessiertest dich damals, in der Anfangszeit als kleine Familie, in erster Linie für Schokolade. Schokolade, Fernsehen und Computer – Rechtecke, die die Alphawellen deines Gehirns in Schach hielten und beruhigten. Eine neue Serie oder süchtiges Surfen auf verschiedenen Shopping-Seiten, wo du irgendeinen teuren Konsumartikel zu erstehen versuchtest, den du dir nur im Sale leisten konntest. Ein Fundstück. Jonatan war der Ansicht, diese Webseiten seien in Wahrheit verdeckte Wettseiten. Für Frauen. Du sagtest nichts dazu, stattdessen wandtest du dich wieder den Dicker-Boots von Isabel Marant zu. Der Tasche mit dem aufgestickten Dreieck von Miu Miu. Dem gelben Regenmantel für die Kleine von Petit Bateau.

54. Flügel

Gal erzählt dir seine Geschichten mit belustigter, netter Stimme. Und nachher, als ihr oben auf der Couch liegt und die Droge in euch wirken lasst, wiederholt Gal: »Geh nicht weg von mir, ich brauche dich jetzt.« Seine Fingerspitzen streifen dich leicht, seine Augen schauen dich ausgehungert an.

»Du kennst doch das Buch von Philip K. Dick, ›Träumen Androiden von elektrischen Schafen‹? Und den Film, ›Blade Runner‹, fandest du den auch gut? Im Film fehlt aber etwas, was im Buch ziemlich wichtig ist. Dort gibt es nämlich in jedem Haus eine Maschine, die aussieht wie die Wählscheibe eines Telefons. Du verbindest dich mit dieser Maschine und dann kannst du wählen, was du fühlen willst, beziehungsweise welches Gefühl du in diesem Moment verstärken willst. Meine Tochter kennt diese alten Telefone mit Wählscheibe gar nicht mehr. Wir haben die Zukunft von dem Buch schon fast erreicht, und Dick hat sich offenbar nicht groß geirrt. Außer in einem kleinen Detail: Niemand will heute irgendein Gefühl verstärken. Niemand will überhaupt irgendetwas fühlen. Weder im Hier und Jetzt, noch will man sich an ein intensives Gefühl erinnern müssen. Und die Spitze des Absurden? Die Leute wollen nicht mal Angenehmes fühlen. All diese erstarrten Körper, die sich selbst die elementarsten Gefühle versagen und lieber ihr Leben vor unterschiedlich großen Bildschirmen verbringen. Die nur aus Kopf bestehen, ohne einen Leib aus Fleisch. Wir sind nicht hier, um zu leiden; nein, ich denke wirklich nicht, dass wir hier sind, um zu leiden. Wir sind hier, um etwas zu lernen. Aber lernen kann man nur, wenn man auch fühlt. Lernen muss man mit dem ganzen fleischlichen Leib.«

So weit meine heiligen Worte. Anders gesagt: Die Pille entfaltet ihre willkommene Wirkung. Ich hatte die Gefahr, dass ich eine schlechte Pille erwischt habe, erfolgreich verdrängt, aber jetzt kann ich, zumindest metaphorisch, erleichtert aufatmen. Aus dem Bereich der Gefühle meldest du ein Jucken, vom Oberarm bis zum Scheitel.

Dann entdeckst du sie, auf der Couch neben euch. Mit Drogen vollgepumpt und mit einem Piercing geschmückt; ihr Haar ist hell, und sie ist so mager, dass man sie für einen Jungen halten könnte. Dieses geflügelte Wesen winkt dich zu sich. Also machst du dich widerwillig auf, lässt Gal sitzen und ich begleite dich. Was will sie? Drogen? Eine Antwort? Einen Kuss?

Gal bleibt auf der Couch sitzen. Als du lächelnd zu ihm zurückkehrst – du warst nur eine Sekunde weg –, schreit er dich an: »Ich habe dir doch gesagt, es ist nicht gut, wenn du weggehst von mir!« Und wieder klingt er eher gekränkt als zornig. Jetzt dämmert es dir, er hat es tatsächlich schon mal gesagt. Aber dich hat es nicht gekümmert, und ich habe es vergessen. Oder seine Anweisungen nicht ernst genommen. »Aber die Mikrobe dort drüben hat nach mir gerufen«, erklärst du ihm.

»Hab ich gesehen. Wirklich beeindruckend. Vor allem wie du uns die Drogen besorgt hast. Du kannst sehr gut mit Menschen umgehen«, meint Gal. »Das ist mir in den Meetings auch immer aufgefallen.«

»Und du bist total drauf. Ich kann überhaupt nicht gut mit Menschen umgehen.«

»Ich glaube, da irrst du dich. Du siehst dich nicht selbst.«

»Und ich glaube, du willst mir bloß schmeicheln.«

»Das nennst du Schmeicheln? Das ist noch gar nichts. Ich war schon in der Armee in dich verknallt; auch noch ein bisschen, als du im Unternehmen angefangen hast. Du warst richtig sexy. Ein Luder. Böse.«

»Wie bitte? Böse? Total unsicher war ich.«

Ich weiß, dass Gal dich anlügt. Wie widerwärtig von ihm. Er ist Hacker und gerade dabei, dich zu knacken. Dein Selbstschutz ist weg, aber du willst ja nicht auf mich hören.

55. Das musste ja irgendwann passieren

»Küsst du zum ersten Mal einen anderen als Jonatan?«

»Ja. Und du?«

»Ich habe Jonatan noch nie geküsst, zu viele Bartstoppeln im Gesicht für meinen Geschmack.«

»Als wären wir in irgendeinem Spiel und schon im nächsten Level.«

»Was spielen wir denn?«

»Erwachsene Menschen. Level 3: der Seitensprung.«

»Süße, beruhig dich. Wir haben uns nur geküsst.«

»Süße? Ach wirklich?«

»Sag mal, würde es Jonatan eigentlich stören, wenn du ihn betrügst?«

»Das kann ich nur herausfinden, indem ich ihn betrüge. Einmal meinte er, wenn ich ausziehen würde, würde ihn das viel mehr stören als ein Seitensprung.«

»Ich glaube, er lügt.«

»Nicht unbedingt. Ein Auszug verursacht ein ganz schönes logistisches Chaos. Jonatan schafft vielleicht gerne Ordnung, aber er hasst Organisieren.«

»Und was ist mit dir?«

»Ich? Wie ich dazu stehe? Er hat den Freischein. Soll er tun, worauf er Lust hat. Es gibt tausend Möglichkeiten zu betrügen, ohne jede Berührung. Er hat ein ganzes Regiment von Freundinnen. Was weiß ich, was er auf Facebook treibt.«

»Also führst du im Grunde eine offene Ehe.«

»Ich glaube nicht an offene Ehen. Ich habe noch nie gesehen, dass das bei jemandem funktioniert.«

»Die Franzosen sagen ja, kultivierte Menschen neigen zum Ehebruch. Ich finde das ekelhaft.«

»Tu doch nicht so. Menschen gehen nun mal fremd. Sehr oft

sogar. Es gibt jedenfalls mehr Menschen, die fremdgehen, als solche, die es nicht tun. Nicht für alle ist das gleich ein moralisches Problem. Das sagt nichts über die Qualität der Beziehung oder den Menschen aus. Fremdgehen sagt nur etwas über das System aus, und das System ist bescheuert.«

»Wohlgemerkt, nicht das System an sich ist bescheuert. Es geht vielmehr um seinen schwindelerregenden Erfolg im kapitalistischen Sinne. Eine wackelige, zerbröckelnde Ehe ist ein prosperierendes Geschäft. Für Anwälte und Coaches, Therapeuten und andere Unterstützer. Wir haben alle möglichen Arten von Paartherapie ausprobiert. Ich nannte es den Mittwochskreis.«

Er redet noch immer von »wir«.

»Manche Menschen gehen Standardtanzen.«

»Sei nicht zynisch.«

»Ich bin nicht zynisch. Jedenfalls nicht, was Kapitalismus und Therapie angeht.«

»Eine Therapie kann helfen.«

»Sprach der Ex der Psychologin.«

»Man ist untreu. Geht in Therapie. Wird geil. Und bezahlt dafür.«

»Entdeckt seine Liebe füreinander neu? Geht gestärkt aus der Krise hervor?«

»Manchmal schon. Ich kenne Paare, bei denen das so funktioniert hat.«

»So machst du Untreue genau wie die Ehe zu etwas Banalem. Das ganze Konzept Ehe klingt bei dir nach etwas, an dem man arbeiten, das man weiterentwickeln, immer wieder neu anpassen und verbessern muss. Aber das reizt mich ganz und gar nicht, das klingt nach Fitnessstudio. Find ich unerträglich.«

Reich mir den Kübel, mir wird übel. Kapierst du überhaupt, was er dir da die ganze Zeit erzählt? Du bist echt ekelhaft, und zwar weil du mit diesem Typen hier bist. Du bist dir ziemlich sicher und willst, dass die Nacht weitergeht, Fortschritte macht, zu einem Ergebnis führt. Ich dagegen bete, dass der Zustand so bleibt, wie er ist. Als Status quo. Viel Aufregung, keine Schuldigen. Soll er dich meinetwegen küssen und anschauen, aber das alles muss ganz beiläufig geschehen, dann kann ich die Situation für mich nutzen. Doch ich sehe schon, du beharrst darauf, ihn noch mehr zu verführen. Sehe, wie du ein Hohlkreuz machst. Dich aufrichtest und den Hals reckst, den Kopf leicht neigst. Ich kenne diese Manöver nur zu gut. Ich selbst habe sie mir antrainiert und jahrelang alles darüber gelesen: in »Für die Frau«, auf amerikanischen Internetseiten und in Businessratgebern für Körpersprache. Doch dir sind sie in Fleisch und Blut übergegangen, und du stachelst andere damit an. Da kann man nichts sagen.

Aber Süße, du schwitzt ja.

Was ich mir jetzt überlegen muss: Ob ich Gal ohne dich verführen kann? Ob ich es zumindest versuchen sollte? Denn seine Verführung wird dir nicht gelingen, indem du nur den Rumpf verbiegst und mit dem Hintern wackelst. Denn auch wie man redet, das Denken, die Fantasie, hat Sex-Appeal. Auch das Setzen, nicht nur das Überschreiten von Grenzen ist anziehend. Du malst dir den weiteren Verlauf des Abends aus, ich sortiere die verschiedenen Möglichkeiten, die sich hier auftun. Du kannst:

- Allein mit dem Zug zurück nach Hause fahren.
- Mit einem x-beliebigen, völlig zugedröhnten Typen vögeln.
- Mit einem alles andere als x-beliebigen, völlig zugedröhnten Typen vögeln. Anders gesagt: Gal vorschlagen, ein Hotel zu nehmen.
- Noch eine Pille schlucken.

Wie kannst du wissen, was du willst, wenn du nicht weißt, wer du bist? Warum meldet sich keine Stimme aus dem Himmel und sagt dir, was du tun sollst? Warum versuchen, aus den vergangenen Erfahrungen Gesetze zu folgern, wenn sich die Wirklichkeit gegenwärtig doch andauernd verändert? Wenn du an der Kreuzung ankommst, dann wähle, wohin du gehen willst. Was hat es für einen

Sinn, sich jetzt mit dem Weg zu beschäftigen, den du später womöglich wählen wirst?

An erster Stelle aber bin ich es, die dich über die Zukunft befragen muss: Wie wird es weitergehen? Was wird aus euch werden, wenn das hier alles zu Ende ist? Ein Liebespaar? Freunde? Ich kann gern so tun, als gäbe es dich nicht, und nur mit Gal weiterarbeiten; ja, ich verhalte mich ab jetzt sogar gern freundschaftlich zu ihm. So ist es wohl am besten für mich. Aber ich nehme an, du wirst dich dagegen sträuben. Du wirst das nicht durchhalten. Du bist ja schon gekränkt, weil er nur einen Kuss von dir will, sich nicht die ganze Beute nimmt.

Ein Glück, dass du schon bald nicht mehr tagein, tagaus bei Prometheus, ein Büro gegenüber dem anderen, sitzen wirst. Nur um die ganzen zufälligen Kontakte in der Kaffeeecke, die du dann verpassen wirst, ist es schade. Studien haben gezeigt, dass uns Flirts am Arbeitsplatz produktiver machen.

56. Die Gedanken kreisen, klarer Fall: nur um Gal, Gal, Gal

Schön wär's, wenn du auch nur einen Moment mal an Jonatan denken würdest oder daran, wo es gefährlich werden könnte. Aber du denkst nur an dich selbst. Ich weiß nicht, wie ich dir erklären soll, warum Gal sich heute den ganzen Abend an dich hängen muss? Es hat keinerlei Bedeutung, Süße, ist reiner Zufall. Es geschieht nur, weil du eben gerade da bist und du dich warm anfühlst. Ich kenne dieses Verhalten. Und ich kann es leider nur schwer gutheißen. Nur schwer respektieren. Sobald er sein Anlehnungsbedürfnis wieder steuern kann, ist die ganze Sache beendet. Welches Bedürfnis du hast, interessiert ihn gar nicht.

Da begreife ich plötzlich, dass du vielleicht doch kein so primitives, doofes Krokodilhirn bist. Denn du weißt das alles ganz genau. Und dieses Wissen beruhigt dich irgendwie. Du hast schon lange niemandem mehr als Werkzeug, einfach nur als warmer Körper gedient statt als Makler, Produktionsteil, amorpher Materieklumpen, als Einfall oder gute Lösung. Wie schön es ist, ein Jagdobjekt zu sein; ein klares, rot eingekreistes Ziel.

»Komm, setz dich zu mir.«

Gal lehnt sich an dich, ruht beinahe in deinem Schoß, ein echtes Pietà-Bild: Er ist Jesus, und du bist Maria, die Wangen errötet. Weil du die Pille geschluckt hast, habe ich keine Kontrolle über diese Sache; ja, ich habe noch nicht einmal Kontrolle über das Wort »Sache«. Ich fühle nur, wie sie immer größer und größer wird. Warm und rot verströmt sie sich in deine Ohrläppchen und Wangen, erblüht als rote Rose unter deiner Kehle.

»Ich muss nah bei dir sein. Es tut mir leid.«

Für den Alltag haben wir Menschen uns einen festen Panzer zugelegt. Eine undurchdringliche Kruste umgibt uns, niemand soll uns berühren. Und wir haben keine Ausrede für dieses Berührungsverbot, keine Läuse, von denen wir uns entlausen müssten. Liebevolle Zugewandtheit, die dieses Verbot bricht und körperliche Nähe sucht, ist eine Seltenheit, ja etwas Außergewöhnliches geworden. Selbst mit Menschen, die einem wirklich nahestehen, ist körperliche Berührung nahezu unmöglich geworden. Vielleicht haben wir uns diese Kruste geschaffen, weil die Gesellschaft uns sagt, wie wir auf keinen Fall sein dürfen: dick, glatzköpfig, behaart an den Beinen, faltig. Wie wird man diesen ganzen Schmerz und das Schuldgefühl los, den dieser gesellschaftliche Druck erzeugt? Wie kann man aufhören, sich ständig selbst zu beurteilen? Sich selbst zu betrachten?

Denn Betrachten ist nichts anderes als Urteilen. Wobei du deine eigene Urteilskraft beurteilst. Wie kannst du dich aus diesem Teufelskreis befreien? Kapitulieren? Aufgeben?

Chemie kann hier hilfreich sein. MDMA etwa ist so ein Fluchtweg. Es gibt viele Menschen, die sich nur unter Drogeneinfluss selbst annehmen können. Du verlässt und verlierst deinen Körper nicht, wenn du drauf bist, aber die Grenze zwischen dir und den anderen löst sich auf. Es passiert im Drogenrausch häufig, du kennst es selbst, dass Menschen aufeinander zugehen und sagen: Komm, umarmen wir uns. Dein Körper klammert sich an einen Seelenverwandten, an eine Herzensschwester; die Endorphine, Oxytocine und Serotonine rauschen und strömen nur so. Wie jetzt.

Selbstbetrug.

In der Schlange vor dem Eingang zum ersten Club hast du den Knopf an seinem Hemdsärmel geöffnet und den Stoff zärtlich nach oben gekrempelt. Das ist seit langer Zeit das Erotischste, was du getan hast. Vielleicht ist mit der Abtreibung wirklich etwas in dir gestorben.

Er bezahlt für alles. Bestellt Alkohol, Cola, Drogen für dich. Ach, wie schade: Dieser Mann ist adrett, aber alles andere als nett. Selbst wenn er dir eine Flasche Wasser kauft, trinkt er immer zuerst.

»Nichts hat Bedeutung«, sagt Gal.

»Du hast zu viel Geld gemacht, mein Freund«, antwortest du ihm.

»Hast du ein Problem mit unserem Erfolg?«

»Nein. Ich mag erfolgreiche, aber keine erfolgsgeilen Menschen.«

»Wo genau liegt da der Unterschied?«

»Erfolgsgeile Menschen tragen ihren Erfolg wie einen strammen Anzug, der immer strammer wird, bis sie nicht mehr aus ihm rauskommen.«

»Eine Zwangsjacke«, seufzt Gal.

»Exakt«, antwortest du.

»Nichts hat wirklich Bedeutung, auch Geld nicht.«

»Bisschen zu spät mit der Begeisterung für den Existenzialismus, auch wenn es ein wirtschaftlicher Existenzialismus ist. Hättest du Prometheus nicht die ganze Seele ausgesaugt, würdest du dich jetzt vermutlich nicht so fühlen.«

»Ich habe nicht gehört, dass du dich beklagt hättest, als du die Prämie bekamst. Was hast du also vor mit dem großen Geld?«

»Keine Ahnung«, lüge ich ihn an. Es gibt Situationen, in denen man besser schweigt und niemandem vertraut. Ich habe nämlich vor, mich mit einer digitalen Agentur selbstständig zu machen. Schon seit Jahren habe ich die entsprechenden Kontakte aufgebaut, habe tolle Freunde, mögliche Angestellte. Und jetzt verfüge ich dank des freundlichen James auch über das nötige Startkapital. Mit diesem großzügigen Zuschuss kann ich mich endlich selbstständig machen. Du musst dich nicht erschrecken vor dem Geld. Beruhige dich.

Du hast das bürgerliche Leben nicht nur gewählt, weil es schön bequem ist. Wahrscheinlich kommst du in der Tat mit einem niedrigeren Lebensstandard gar nicht zurecht, hast es ja auch noch nie gemusst; außerdem ist mir zu Ohren gekommen, dass Opa dich finanziell unterstützt hat. Wir müssen aber fairerweise zugeben, dass wir beide einfach viel Geld verdienen wollten, weil man sich mit viel Geld alles kaufen kann, was man will. Abgesehen von materiellem Reichtum bedeutet Geld vor allem Kontrolle; und wenn du Kontrolle über dein Leben willst, musst du Geld machen. Bei der besagten Prämie handelt es sich zwar um einen eher bescheidenen Betrag im Verhältnis zu den Zahlen, mit denen du sonst geschäftlich jonglierst. Aber dieser Betrag gehört ganz allein mir und er übersteigt bei Weitem das Maß, das ich kontrollieren kann in diesem Spiel. Darum bedeutet Geld von nun an mehr als nur irgendwelche abstrakten, im Raum umherschwirrenden Zahlen und Symbolzeichen, die man hin und her schieben, verdoppeln und zu einem Vorrat anhäufen muss. Von jetzt an ist Geld etwas Organisches, nahezu Lebendiges. Der Duft des Geldes senkt sich langsam herab, liegt greifbar in der Luft. Da, schau, da ist es: Das Geld rührt sich, kommt näher, und mit ihm die Arbeit, die Verantwortung, der Dreck. Schon fühlst du, wie dir die Kehle enger wird.

Nur das Geld der anderen ist steril.

»Mit einer Hausnummer von hunderttausend Dollar kannst du eine eigene Agentur aufmachen, die andere Unternehmen unterstützt.« Gal wartet darauf, dass du ein bisschen mehr Informationen rausrückst, er ermutigt dich, von der Verlockung zu kosten, in Visionen zu schwelgen. »Gut, für dich ist das sicher kein großer Deal: Geld kommt zu Geld.«

»Mein Geld schläft. Weißt du, was das heißt?«

»Was, Mickile?«

»Dass ich kein Geld mehr habe.«

»Man hat nie genug Geld.«

Gal redet weiter über Geld; in wirtschaftlichen Krisen macht er umso mehr Gewinn. Trotzdem hat er keine Dollarzeichen in den Augen wie andere Reiche oder die, die es werden wollen. Was siehst du stattdessen? Einen schwarzen Korridor, der bis zum Grund seines Herzens führt. Von dieser Leere sprach doch Nietzsche, als er schrieb, die Grube im menschlichen Herzen ruft nach der Grube im Herzen Gottes. Oi weh, nu wirklich, schäm dich, lass bitte sofort diese Zitate sein. Das ist echt überflüssig. Jetzt ist weder die Zeit für Nietzsche noch die Zeit für Gott. Sorge dich lieber darum, deine Fassung wiederzugewinnen. Geh, tanz allein neben dem Geländer, mit dem Rücken zu ihm, du hast doch schon gemerkt, dass er dich gern anschaut. Oh, oder besser noch: Geh auf die Toilette und wasch dir das Gesicht.

Wie durch ein Wunder haben wir eine freie Kabine gefunden. Du musst dringend Pipi, hebst den Plastikdeckel hoch, kletterst auf den Porzellanrand und hockst dich hin. Eine andere Technik, wenn man im Club auf die Toilette muss: den Popo schwebend über dem Toilettenrand halten, um ja nichts zu berühren. Nachdem du dir das Gesicht gewaschen hast, ziehst du deinen Kosmetikspiegel heraus. Schaust hinein und frischst das Make-up auf; die Konturen, die du sorgfältig betont hattest, sind längst verwischt. Du solltest dir das Haar feucht machen. Vermutlich tue ich nur so, als würde ich mit dem Körper reden. Nu wirklich, kann der Körper reden? Der Körper, zumindest dieser Körper, Schätzchen, ist taub. Und wenn es schon um den »Körper« geht, warum sprichst du ihn mit »du« an und meinst eine Frau? Warum nicht einen Mann? Ja, an dem Leib-Seele-Dualismus ist wohl etwas dran, aber der ergibt noch lange keine ganze Philosophie des Körpers. Du könntest dich hier höchstens an einen anderen Teil deines Bewusstseins richten. Vielleicht bin ich die Stimme des Über-Ichs oder am besten gleich die Stimme deiner Mutter, die in deinem Kopf sitzt wie Metis im Kopf von Zeus. Haben doch was gemeinsam die beiden.

Warte kurz – was hast du es so eilig, zu ihm zurückzukehren? Um wen machst du dir Sorgen? Um ihn oder um dich selbst? Er hängt dort ab, total bedürftig, und wenn jetzt jemand wie du, bis obenhin vollgepumpt mit Drogen, dass es schon nicht mehr feierlich ist, daherkommt und ihn fragt: »Kann ich was für dich tun, Süßer? Hast du Lust?« Dann hat er natürlich Lust.

Und du hast Glück. Als du zurückkommst, ist er allein, hat es also überlebt und will wieder zurück auf die Haupttanzfläche. Sag mal, wirst du eigentlich nicht müde von diesem Herumgerenne im

Club? Ich spüre nämlich, wie sich dein Fleisch mehr und mehr verkrampft. Eine Schläfe pocht, der Kiefer ist angespannt, du willst, dass endlich was passiert. Er nimmt deine Hand. Seine Berührung ist drängend, begehrend. Doch als er dich in Richtung Erdgeschoss zieht, erscheint mir diese Aktion plötzlich völlig unvernünftig. Eine neue Perspektive eröffnet sich, die über die Couchen hinaus, auf denen ihr eben gesessen habt, auch die Couchen am anderen Ende des Raums erfasst. Auf einer nämlich rekelt sich wie ein Wurm ganz genüsslich und von Qualm eingeräuchert niemand anderes als Ilana aus Pardes Chana. Zu ihren Füßen lagert ein dunkelhäutiger Mann mit nackter Brust, und vor ihr steht eine Schischa. Du zwinkerst einmal ungläubig: Doch, das ist sie wirklich, Ilana Gidon. Die Frau, die du in deinen Handy-Kontakten als »Ilana, Mama von Boas« gespeichert hast. Ihr Sohn ist der beste Freund deiner Tochter aus dem Kindergarten. Ilana greift nach dem Schlauch der Schischa und saugt daran. Ihr bläuliches Paillettenkleid wirft dir tausend glitzernde Lichtsplitter entgegen. Ilana bläst eine große Rauchwolke in die Luft; vielleicht erkennt sie dich deshalb nicht – ja. Ein Nebelvorhang senkt sich auf die Runde herab, die um die Schischa sitzt; er ist deine Rettung.

Hochmut kommt stets vor dem Fall. Man darf Arme durch die Luft schwenken, sich an den Wänden festhalten und etwas abbremsen. Ich warne dich wispernd vor der Gefahr, die von Gal ausgeht, aber ihr rennt weiter Hand in Hand durch den Gang an den Türen vorbei, er streckt den Kopf nach vorn, du wirfst den Kopf nach hinten; gemeinsam seht ihr aus wie eine Bestie auf vier Beinen. Euer Körper bewegt sich zwischen anderen Körpern; Menschen, die sehen und gesehen werden, bis ihr vor einem der Darkrooms steht. Du setzt dich auf die Pritsche, und Gal schließt den Vorhang, setzt sich neben dich und legt den Kopf an deine Schulter. Ich erkenne, dass die Situation bereits über dem Siedepunkt ist.

Ein Schweißtropfen perlt von deiner Wange auf seine Lippen. »Du schmeckst salzig«, sagt er.

Er streichelt dich so zart mit den Fingerspitzen, wie du es ihm nie zugetraut hättest. Du hast eher damit gerechnet, dass ein Mann wie Gal wie ein Raubvogel über seine Beute herfällt. Doch er berührt dich unendlich sanft, zurückhaltend, streift mit den Lippen deinen gebogenen Hals, deine sommersprossige Schulter, den Ellbogen. Gals daunenweiche Fingerkuppen fahren über deine Arme, dein Dekolleté. Und dann küsst er deinen Hals und sagt: »Wenn ich dir einen Knutschfleck mache, sieht man das morgen. Das ist nicht so optimal, oder?« Ich stimme dieser Annahme zu und du ebenfalls, auch wenn du es lieber gehabt hättest, dass er weitermacht. Jetzt schmiegst du dich einfach an ihn.

»Es tut mir leid«, sagt er, »okay?«

Er entschuldigt sich die ganze Zeit, du verstehst nicht, wofür. Aber es tut gut. Dummerchen, verstehst du nicht, dass es ihm kein bisschen leidtut? Du hast dich an ihn rangeschmissen und jetzt schmilzt du dahin, alle Schmerzen sind abgeklungen, fallen wie Zwiebelschalen von dir ab; das Bein, der untere Rücken tun nicht mehr weh, der Juckreiz am Hals hat sich beruhigt, der Druck in der Schläfe nachgelassen. Nur ganz kurz konzentriere ich mich auf die Frage, ob er einen Ständer hat oder nicht. Scheint nichts hart zu sein da unten. Liegt vermutlich an den Drogen. Oder auch an dir, wer weiß.

Er streichelt dein glattes Bein. Oh ja, immer schön rasieren, sonst tut er das nämlich nicht. Schon allein wegen des Beinerasierens möchte ich dich am liebsten für immer verachten. So viel meiner kostbaren Lebenszeit hast du mit diesem Kram verschwendet. Kannst du dir sparen. Schau, wie hübsch ich dich ausstaffiert habe: ein exquisiter BH und neue schwarze Spitzenschlüpfer mit exotischem Lilienmuster. Nur ein französischer Balconette-BH wie dieser zaubert ein so schönes tiefes Tal zwischen deine Brüste. Ich bete inständig, dass sie sich im Dekolleté hübsch nach oben wölben und seine Hände, die schon deine Brustwarze berühren, sich nun vor allem mit ihnen beschäftigen werden. Bete, dass der Hüft-Slip den kleinen Kugelbauch kaschiert, den du dir zugelegt hast. Er hat einen schwarzen Satinbund, der bestimmt einen roten Streifen in deinem Fleisch hinterlässt, an dem sich später eine hässliche Kruste bilden wird. Unerträglich teuer, aber in deinem Alter ist ein solcher Slip unverzichtbar. Ja, hast du überhaupt noch eine andere Wahl?

Gal hebt dich sachte an, bettet dich auf seinem Körper. Dein Rücken ruht auf seinem Bauch, es fühlt sich vertraut und wohlig an, als wäret ihr gleich beschaffen und du in seine Form gegossen. Deine Kurven füllen die Leerräume. Was soll ich von diesem Gekuschel halten? Bin mir nicht sicher. Die Zeit vergeht. Es ist genügend Zeit.

Bis plötzlich der Vorhang aufgeht. Du schreckst instinktiv zurück. Im Eingang steht eine schlanke, große Frau, hinter ihr liegt der erleuchtete Korridor. Gal rührt sich nicht. Etwas knirscht. Es ist ihr Kiefer. Sie berührt dich am Knie, und ich muss mich von dem wohligen Gefühl der Zweisamkeit losreißen, in das du dich ganz ohne meine gedankliche Unterstützung, ohne Yoga, Meditation oder Dankesgebete versenkt hast. Die große Frau zieht den Vorhang hinter sich zu, das Licht wird schwächer, die milde rote Beleuchtung in der Kabine schmeichelt ihren Zügen. Von Nahem ist sie noch schöner und schlanker, aber nicht mehr jung. Sie ist bereits an dem Punkt angelangt, wo die Materie stärker ist als die Schönheit. Die blasse Haut an den Wangen ist schlaff, der Lippenstift verschmiert, die Muskeln sind angespannt. Sie bittet dich höflich um Tabak. Es ist heute nicht mehr üblich, Kippen zu schnorren, weil die so teuer geworden sind. Du hältst ihr trotzdem eine hin. Ja, du gibst ihr tatsächlich deine letzte Zigarette. Warum? Was weißt du, was ich nicht weiß? Ist das weiblicher Instinkt? Du willst, dass sie abhaut, bevor Gal sieht, wie hübsch sie ist.

Die Frau gleitet durch den Vorhang und ist weg. Einige Minuten später taucht sie lächelnd und mit einem Präsent in der Hand wieder auf: ein gerollter Joint, bietet dir einen Zug an. Als sie dir den Joint hinhält, entdeckst du den dicken, schlangenförmigen Ehering an ihrem Finger. Du kommst ein bisschen von der Wolke runter, auf die du geklettert bist. Unter dir schießt nämlich gerade das Gras aus der Erde, zerstörerisch. Also paffe ich an dem fatalen Joint. Ein großer Rauchpilz umfängt euch, nur ihre tätowierten Arme lugen daraus hervor. Ein junger Mann tritt in die Kabine, er sieht aus, als hätte er seit Ewigkeiten nichts mehr gegessen. Der linke Arm ist von Narben übersät, er trägt denselben dicken Schlangenring. Sein rechter, unbeschadeter Arm legt sich um die hohe Hüfte der Frau. Er gibt dir gönnerhaft zu verstehen, dass du ruhig weiterrauchen kannst. Du spürst, dass Gal euch beobachtet, darum machst du mit.

Er fragt, mit wem du lieber willst: mit ihm oder mit ihr? Das ist fast egal, denn sie sind beide in dieser »Spread the Love«-Stimmung. Aber sie sehen viel erschossener aus als ihr. Paare müssen sich immer vergleichen – es ist die Lieblingsbeschäftigung aller Spießer –, und dieses Paar ist viel bescheuerter als wir. Ich überlege kurz und entscheide mich für sie, weil ich hoffe, dass Gal das scharf macht. Komm, ziehen wir eine Show für ihn ab.

Die Methode, die sie vorschlagen, ist simpel – ein Kuss durch den Rauch, aber ohne den Mund des anderen zu berühren. Sie hat den Joint im Mund, er hält ihn fest, während der Rauch wie durch ein Rohr durch seine Faust strömt und du von der anderen Seite den Rauch einsaugst, den sie ausatmet. Dir wird schwindlig; derjenige, der direkt an dem Joint zieht, stößt den Rauch besonders rasch und kräftig in die Lungen dessen, der mitraucht.

Der Mann sagt: »Angenommen, der Baum der Erkenntnis und der Baum des Lebens wurden in der Schöpfungsgeschichte verwechselt. Sie wurden ausgetauscht, um die Wahrheit zu verbergen, und die lautet: Alle drei, Adam, Eva und die Schlange haben in Wirklichkeit vom Baum des Lebens und nicht vom Baum der Erkenntnis gegessen. Und nachdem sie vom Baum des Lebens gegessen hatten, wurden sie sterblich. Und so wurden sie dafür bestraft, dass sie von der verbotenen Frucht gekostet hatten. Diese Hypothese leuchtet ein, denn inwiefern sind wir weiser geworden seitdem? Wer von uns weiß, was gut und böse ist? Es gibt keinen Beweis, dass ein Wurm entstanden wäre, weil wir vom Apfel dieses Baums gegessen haben. Andererseits geht es um Unsterblichkeit. Wir leben, um zu sterben. Nicht zu ändern.«

Ich schaue Gal an, während die beiden vorschlagen, doch gemeinsam weiterzukiffen oder gern auch mehr als das. Die Frau streckt ihre Hand aus, dünn wie ein Blumenstängel, und streichelt Gals Hand. Doch Gal lehnt ab. Weder höflich noch grob schüttelt er sie ab, ohne sich von seinem Platz zu rühren. Ich kann in seinen Augen die hervorstehenden Schlüsselbeine des jungen Mannes und die lecken Stellen in der Seele der Frau sehen. Gal ist nicht direkt abweisend, aber er wirkt herrisch und entschieden. Die beiden verlassen die Kabine und ziehen den Vorhang zu. Ihr habt eure Zweisamkeit zurück, und das ist gut so. Wer hätte das gedacht. Du und Gal, wie sonderbar. Und du passt ihm wie angegossen; dein Körper schnappt ein wie die Tür ins Schloss, als du auf ihm liegst. Nichts schmerzt, nichts ist unangenehm oder peinlich. Die reine Wonne.

»Warum warst du anfangs nicht nett zu mir?«, fragt Gal. »Du weißt, dass ich dafür gesorgt habe, dass du bei uns anfangen konntest.«

»Um die Vorgeschichte neu zu schreiben.«

»Ich habe eine E-Mail mit der Adresse SchlagDenGal@hotmail.com, die anderes beweist.«

»Hör auf, ich war überhaupt nicht nett damals. Punkt. Ich hatte meine eigenen Sorgen. Und deine schönen Augen? Ändern nichts an deiner miesen Persönlichkeit.«

»Wieder so ehrlich«, stellt er fest, »obwohl du doch hier, außerhalb des Büros, gar nichts hast vom Ehrlichsein. Im Büro dagegen weißt du, selbst wenn du nicht offen redest, die Leute wissen sowieso alles. Da kann man doch echt vor niemandem was verbergen.«

Du musst wieder an jenen Abend vor vier Jahren denken, nach dem erfolgreichen Fundraising. Wie sich alle in einem Kreis zusammenfanden, die Gesprächsfäden sich von Kopf zu Kopf spannten, Stimmen sich verflochten. »Moment, Moment, Moment«, Gal brachte alle zum Schweigen. Unterbrach die summenden Geräusche. »Stopp, alle mal herhören. Ich bin dafür, dass Micki mir jetzt mal sagt, warum sie mich nicht leiden kann.«

Die Luft wurde heiß, die Unterhaltungen brachen ab, Kinnladen fielen herunter, Augen wurden aufgerissen – Stille. Das Blut toste in deinen Adern, schoss dir pfeilschnell und siedend heiß ins Gesicht. Du spürtest die Erdanziehung, wolltest dich am liebsten auf den Boden kauern. Deine Beine wurden taub, und etwas schlug mit voller Wucht in deine Brust ein. Was ich längst befürchtet hatte, geschah nun tatsächlich: eine öffentliche Beschämung. Ich wies dich an, tief einzuatmen, im Dreierrhythmus, und die verbrauchte Luft anschließend genauso wieder auszuatmen und ganz wichtig: dich nach allen Seiten zu strecken und gerade aufzurichten.

»Erstens: Stimmt nicht, dass ich dich nicht leiden kann. Zieh keine voreiligen Schlüsse. Okay? Was aber stimmt, ist: Du verhältst dich manchmal so, dass ich mich alles andere als wohlfühle.« Das waren deine Worte, und bis dahin hast du auch völlig richtig reagiert. Doch als danach deine Tonlage immer höher wurde, da verlorst du die Kontrolle und offenbartest, obwohl ich dich ausdrücklich davor gewarnt hatte, deine Gefühle. »Zum Beispiel jetzt: Wie immer verhandelst du ein persönliches Problem in der Öffentlichkeit. Nicht, dass das so furchtbar wäre, aber wenn du wirklich das Gefühl hast, ich kann dich nicht leiden, und das loswerden musst, warum kommst du dann nicht zu mir, damit wir unter vier Augen darüber reden. Warum?«

Natürlich kannte ich die Antwort nur zu gut. Gal war gar nicht wirklich daran interessiert. Er hatte noch nicht einmal die Absicht, dich zu bestrafen oder zu beschämen, jedenfalls nicht in erster Linie. Das war nicht sein Ziel, sondern nur das Mittel zum Zweck. Gal wollte um jeden Preis die Aufmerksamkeit auf sich ziehen, selbst im Mittelpunkt stehen. Er wollte die Kontrolle über das Publikum und er bekam sie. Für Gal war das Ganze nur ein kurzer Moment in dem Spiel, in dem er um jeden Preis siegen wollte.

Aber jetzt entdecke ich doch noch eine weitere Ebene. Ich konnte ihn damals nämlich wirklich nicht leiden. Und genau wie heute hat Gal mich bereits damals durchschaut, jedenfalls meine Gefühle. Ja, vermutlich durchschaut er mich auch jetzt wieder.

»Du bist echt hardcore«, sagt Gal.

Er sieht mich und flieht nicht. Allerdings ist der Darkroom nicht größer als eine Nische, wie sollte er da auch fliehen. Aber Gal ist wohl wirklich etwas erschrocken, denn anders lässt sich seine plötzliche Höflichkeit nicht erklären: »Ich schätze es wirklich sehr, dass du uns Drogen besorgt hast. Viele Leute reden von Drogen und vom Drogennehmen, aber kommen nie an welche dran.«

»Wenn das deine Art ist, dich zu bedanken, dann bitte schön.«

»Sag, hab ich dich dazu gebracht, das alles zu tun?«

»Nein, ich denke nicht.«

»Sicher?«

»Probieren geht über Studieren, und probiert haben wir schon.«

Gal kichert. »Mir scheint, du brauchst manchmal ein bisschen Kontra.«

»Aber nur manchmal.«

»Jetzt nicht nachlassen.«

»Nerv mich nicht. Kontra ist fantastisch, aber nur für einen Abend. Aber das wollen Männer wie du auf die Dauer nicht. Ihr wollt, dass Frauen euch bewundern, euch Aufmerksamkeit schenken, mit den Lidern flattern, schöne Beine haben und obendrein auch noch intelligent sind, aber nicht zu intelligent, das heißt nicht intelligenter als ihr. Kontra würde ich das nicht nennen.«

»Very much verbittert?«

»Ganz und gar nicht. Ich habe längst kapiert, dass meine Intelligenz mir nicht in allen Bereichen förderlich ist. Früher konnte ich mich richtig gut dumm stellen, wenn ich wollte, dass mich jemand vögelt. Männer wie du geben sich höchstens einen Abend mit

Frauen wie mir ab. Wenn ich auch nur einen Millimeter von dem mir zugewiesenen Platz im Universum abrücke, werde ich bestraft.«

»Ich hoffe, dass du niemanden bestrafst. Also vor allem mich nicht.«

»Beruhige dich, Gal.«

»Und gib mir auch nicht die Schuld«, warnt er und dringt tiefer mit den Fingern in deinen Mund ein. Ich veranlasse unterdessen, dass du den Finger in deinen Slip schiebst, prüfst, ob du feucht bist; dann stecke ich Gal denselben Finger zwischen die Lippen. Hat er mitgekriegt, was du da eben gemacht hast? Bist du das oder ich, die ihn fragt:

»Na, wie schmeckst das?«

»Aha.«

Dieser Blödmann fragt nicht mal, welchen Geschmack du meinst.

»Woran denkst du?«

»An gar nichts, will sagen: Mir geht's gut. Rutschst du noch ein Stückchen näher?«

»Mir ist was klar geworden: Du bist eine ganz schöne Draufgängerin, und ich muss den Erwachsenen spielen, der die Verantwortung übernimmt. Morgen früh, also heute Morgen, das heißt um acht Uhr bin ich schon unterwegs zum Flughafen. Und das auch noch mit James. Vorher muss ich nach Hause, den Koffer packen, Butterbrote schmieren und drei Kinder in die Schule schicken. Wir können nicht die ganze Nacht durchmachen.«

57. Hochmut kommt stets vor dem Fall

Du hast Glück, denn ich bin Meisterin darin, völlig ungerührt auszusehen, während ich dabei bin, innerlich kaputtzugehen, verhalte mich dir gegenüber also wie eine gute Freundin und schütze dich.

»Wer hatte das denn vor?«, sage ich lächelnd.

Er muss morgen früh schon im Flieger sitzen. Nu, Mensch, es gibt nichts, was sich nicht verschieben lässt.

»Und du hast keine Angst, dass ich dir in Zukunft das Leben schwer mache?«

»Wie du eben selbst vorgemacht hast, kann man einen Durchgeknallten leicht loswerden, wenn man es ernsthaft will: Man läuft ihm einfach hinterher.«

»Du bist lustig.«

»Wenigstens das.«

Gal lehnt sich wieder an dich.

»Ich bin erst mit den Kindern so richtig durchgeknallt. Vorher war ich gar nicht so verrückt. Ganz schön schwer manchmal, Vater zu sein. Ich habe die ganze Zeit Angst, dass ihnen etwas zustößt. Ich dachte, wenn man Vater wird, hat man vor allem Angst, seine Freiheit zu verlieren. Angst, sich selbst zu verlieren. Und wie. Aber das ist gar nichts gegen die Angst, wenn das Kind plötzlich krank wird. Also ernsthaft krank. Da fühlt man sich so was von scheiße, was Schlimmeres gibt es gar nicht. Manche schaffen es ja, sich nicht diese schlimmen Gedanken zu machen, aber bei mir geht das seit zehn Jahren so. Wie in dieser Geschichte mit dem Kind, das mitten in der Nacht nach seinem Vater ruft. Als der Vater endlich ins Zimmer tritt, liegt das Kind zusammengekauert in der hintersten Ecke des Bettes und flüstert:

58. Da liegt eine Bestie unter dem Bett

Der Vater schaut unter das Bett, um das Kind zu beruhigen. Er zieht an der Bettdecke und sieht, dass sein Kind jetzt unter dem Bett kauert, und es flüstert: ›Da liegt eine Bestie im Bett.‹«

Er greift nach deiner Hand, reibt seinen Daumen an deiner Faust wie ein Kind. »Es tut mir leid, ich muss dich nah bei mir haben. Sag mal, warst du schon mal in einen Mann verliebt, seit du mit Jonatan zusammen bist?«

»Ja, in Jonatan.«

Wieder draußen auf dem Korridor geht hinter Gal eine große Frau mit Zopf in rosafarbenem Gewand vorüber; sie ist dir heute Abend schon einmal aufgefallen. Endlich kannst du lesen, was auf ihrem Rücken steht. Unter einer geflügelten Sandhur sind die Worte aufgestickt:

HEUTE VOR ZEHN JAHREN

Du erinnerst dich doch bestimmt daran, was damals passiert ist. Denn es ist ja genau hier passiert.

59. Heute vor zehn Jahren

Eine Frage, die dich immer schon nervte, lautete:

Was ist der beste Teil der Party?

Zeitlich gesehen kommt der beste Teil der Party nach der Party. Du warst schon wieder zu Hause. Kuscheltest dich in eine echte Daunendecke, gabst dir selbst Geborgenheit; lagst allein quer auf deinem Bett, hast dir irgendeinen Scheißfilm reingezogen. Hin und wieder durchzuckten dich die Nachwehen der Drogen, ein Flashback von der vergangenen Partynacht.

Weitere richtig gute Teile

Der Teil, in dem die Entscheidung fiel.

Dieser Teil ist besonders gut, wenn der Abend ganz anders geplant war. Wie eben jener Abend. Du kamst von Milkas Junggesellinnenabschied nach Hause und konntest einfach nicht einschlafen. Warst unruhig, etwas tickte in dir, ließ sich nicht abstellen. Du hast dich aus dem vor Schweiß klebenden Kleid geschält, die feuchten Strumpfhosen abgestreift, die schon zu müffeln begannen. Hast die Vitamine für die Nacht eingeworfen – fünf Pillen insgesamt (lila, algengrün, rund, stinkend, riesig) – und ein Antidepressivum. Du hast dich in den Laken gewälzt. Irgendwann bist du aufgestanden, um ein Glas Milch zu trinken, und hast dich anschließend wieder in die durchgelegene Kuhle in der Matratze gekuschelt. Draußen war das Firmament noch immer von klebrigem Schwarz, doch ein vereinzelter städtischer Rabe war schon zu hören, trällerte, als wollte er das heraufziehende Licht anspornen. Du spürtest diesen Drang, in die Nacht hinausziehen, denn etwas ging jetzt vor in dieser Stadt, und du könntest ein Teil davon sein.

Der Teil, der dich läuterte

Das amphibische Ritual: Du tauchtest ganz in der Badewanne unter. Ließest Blasen aufsteigen, rubbeltest deinen Körper ab, schabtest dein Fleisch mit dem Rasiermesser ab, bis alle Stoppeln restlos verschwunden waren und die glatte Haut makellos erglänzte. Das Gesicht reinigtest du dir mit Milch, bis die schwarzen Ringe unter den Augen weggewaschen waren; verteiltest Cremetupfer auf den Wangen und pudertest sie anschließen rosa. Dann fiel dir ein, dass du deine Zehen lange nicht mehr gepflegt hattest; die Nägel verbogen sich schon vor lauter Wildwuchs. Jetzt bloß nicht Froschkönigin spielen, das würde dir nur leidtun.

Der Teil, in dem du dich entsprechend gekleidet hast

Du musstest dich ankleiden, um die Tore der Unterwelt zu durchschreiten. Entsprechend der verschiedenen Hitzestufen und Tore im Ben-Hinnom-Tal legtest du mehrere Schichten von Gewändern und Schmuck an. Bis an die Schwelle ihrer Tore würde dir deine Kleidung als Schutzschild dienen, mit ihr konntest du wählen, wer du sein willst. Wenn du zu dieser Zeit deines Lebens die Schiebetür deines Kleiderschranks nach rechts bewegtest, kam ein braungrauer Block zum Vorschein, aufgelockert von einigen hellen, gebügelten Hemden – deinen Arbeitshemden –, die ordentlich, aber ohne erkennbares System nebeneinanderhingen. Alles sah gleich aus. Wenn du die Tür auf die andere Seite schobst, kam die zweite Hälfte deines Lebens ans Licht: vor allem Schwarz, aber auch Funkelndes, viel Silber, Vinyl, Pailletten, Leder. Ein Fantasieland voll nächtlicher Raubtiere. Dieses Mal wolltest du wieder einmal als Königin der Nacht gehen. Die Hosen, das Jackett, das Top: alles in Schwarz. Der dunkle Lack auf deinen Nägeln wirkte wie geronnenes Blut. Dazu feuerrote Lippen.

Der Teil, der dich angewidert hat

Vor dem Spiegel. Angefangen hast du die Schönheitsprozedur mit einem echten Lieblingssong von dir, bist zum Warmmachen durchs Zimmer getanzt. Im Duett. Zwei von dir. Eine hat der anderen zugeschaut. Ein gewisser Druck baute sich in dir auf, als ich immer wieder kontrolliert habe, ob du auch wirklich überall alle unerwünschten Haare entfernt hattest. Du hast die Härchen aus dem Gesicht gezupft (eine einsame schwarze Borste an der Wange, eine am Kinn, und in der Augenbraue das erste graue Haar, wie seltsam). Meistens reichte dir der blaue Kajal, ein langer Lidstrich oben. Aber an diesem Morgen trugst du erstmals auch richtig viel Lidschatten auf, drei verschiedene Farben übereinander: weiß, beige, dunkelbraun. Das Ergebnis war nicht übel, aber auch nicht hinreißend, es passte.

Du wärst am liebsten unter diesen bunten Farben verschwunden, ausgelöscht worden. Das war dieser besondere Moment, zur Zeit als

ich dich nur lieben konnte, wenn du an deiner Selbstverneinung arbeitetest

Nachdem du alle Schritte zu meiner vollen Zufriedenheit erledigt hattest, verließest du das Haus. Das Timing war genau richtig, du wolltest ja im besten Augenblick, also zur »Morgengebet«-Party, im »Korridor« erscheinen. Der ganze Aufwand wäre umsonst gewesen, wenn sie dich jetzt nicht reinlassen würden, aber du hast dir deswegen gar keine Sorgen gemacht. Das war dir bisher noch nie passiert. Außerdem war es sechs Uhr morgens und damit nahezu sicher, dass du problemlos am Wachhäuschen des Türstehers vorbeikommen würdest.

Die Regeln

Anders als die Leute denken, die selbst keine Clubber sind, ist es gar nicht so schwer, in einen Club eingelassen zu werden. Die Regeln haben sich nicht geändert, seit du es mit fünfzehn zum ersten Mal ins »Allenby 58« geschafft hast. Und es bleiben überall auf der Welt immer exakt dieselben Regeln, egal, ob 1995 in Tel Aviv, 1998 im »Limelight« in New York, 2000 im »Melkweg« in Amsterdam oder 2004 im »KitKat« in Berlin.

In jedem Club, in jedem Staat, jedem Winkel, wo du seither warst

sind es immer dieselben Regeln

1. Kleide dich angemessen.
   a. Ganz in Schwarz ist immer gut.
   b. Du muss dich nicht wie eine Tusse auftakeln.
   c. Mit kurzem Rock und tiefem Ausschnitt lassen sie dich nicht schneller rein. Auch ein extrem modischer Style ist eher ungünstig.
   d. Auch solltest du dich nicht allzu penibel und elegant kleiden. Clubber kommen, um zu tanzen. Wenn die Kleidung unbequem ist, ist das nicht nur dein Problem, sondern zeigt, dass du das Problem bist.
   e. Paragraf c ist irrelevant, sofern du als Transgender / Crossdresserin / Dragking / naturgemäß auf schrille Verkleidung stehst.

2. Komm nicht völlig erschossen und zugedröhnt in den Club. Im Gegenteil, am besten hast du vorher noch ein kleines Schläfchen gehalten, eine leichte Mahlzeit zu dir genommen, wirkst insgesamt rosig und frisch. Deine Drogen nimmst du am besten erst im Club ein. Am Eingang wird man dich ohnehin kontrollieren und dich bitten, die Taschen zu leeren. Es ist zwar nicht besonders schwer, eine Pille oder ein Döschen reinzuschmuggeln, aber im Club wird die Qualität der Drogen und die Seriosität der Dealer zumindest überwacht.

3. Merke dir, wer die DJs sind, die an dem Abend auflegen, mit Uhrzeit und Namen. So kannst du dem mürrischen Türsteher ganz lässig zuwerfen, dass du für Astrix gekommen bist, wenn er meint: »Was hast du denn hier verloren, kleines Mädchen?«

4. Stell dich nicht mit einer großen Gruppe vor die Tür.
   a. Du darfst dich gern mit vielen Leuten verabreden, das sollst du sogar, aber trefft euch bitte erst drinnen.
   b. In der Schlange solltest du mit maximal zwei weiteren Leuten anstehen.
   Aber am besten du, stehst allein an, denn
   c. eine junge Frau allein kommt immer rein.

5. Timing ist alles.
   Der richtige Moment, um sich anzustellen, hängt davon ab, wann die Party offiziell anfängt, wann sie ihren Höhenpunkt hat und wie lange sie ungefähr dauert. Angesagte Partys beginnen in der Stadt meistens donnerstagabends um zehn. Dann kommt die ganze Stadt zusammen, von den Vororten bis zu den Randgebieten. Und die besten Partys ziehen sich bis in die frühen Morgenstunden von Schabbat hin. Ja, tatsächlich kam man am besten freitagmorgens zu den Donnerstagspartys. Dann ging die Party noch fast vierundzwanzig Stunden, ein ganzer Tag stand am Horizont, und der Club war zwischen Welle 1 und Welle 2 verhältnismäßig leer. Welle 1, das waren die Amateur-Partygänger aus den Vororten, die aus ihren verschnarchten Satellitenstädten im Süden aufbrachen, während mit Welle 2 ausschließlich Leute kamen, die in der Stadt wohnten und es ernst meinten. Und du meintest es ernst, jedenfalls, was das Feiern anging.

6. Glitter kommt immer gut an.

Beachte die folgenden Testfragen

Wolltest du wirklich unbedingt noch in den Club nach dieser Nacht? Was dir zu Hause noch ganz leicht erschien, entpuppte sich nun als vertrackte Angelegenheit. Du riefst bei Kastel-Taxis an, aber niemand hob ab. Du bist raus auf die Straße, auf die Dizengoff, kein Taxi in Sicht, keine Menschenseele unterwegs. Also bist du zurück nach Hause und hast im Internet nach den Nummern verschiedener Taxiunternehmen gesucht: Habima, Hameschuchrar, nada. Bis das Tuten endlich aufhörte und jemand antwortete – Taxi Tel Aviv, allerdings war es nur eine Anrufbeantworterstimme. Natürlich war irgendwo da draußen ein übernächtigter Fahrer unterwegs. Warum, um Gottes willen, gab es keine App, um sich ein Taxi zu bestellen?

Dir kam keine glorreiche Idee, stattdessen ging langsam die Sonne auf. Diese Sonne tat dir nicht gut. Du verlorst das Zeitgefühl, zerfielst zu Staub und glühender Asche.

Du bist, anders als die anderen, nur nachts keine Bestie mehr

Völlig verzweifelt riefst du schließlich bei Taxi Ichilov an, die Fahrten ins Krankenhaus anboten, weil sie logischerweise rund um die Uhr im Dienst sind. Es klingelte eine kleine Ewigkeit. Aber irgendwann meldete sich jemand, und nach sieben Minuten war das Taxi da.

Der Club

Diese zweite Party fing nicht gut an und ging auch übel weiter. Du warst allein gekommen und fühltest dich auch allein. Drei Mädchen neben dir an der Garderobe, das blühende Leben, verteilten funkelnden Glitter auf ihrer Haut. Auch du hättest gern Glitter aufgetragen, um so schön zu glänzen wie sie, aber du trautest dich nicht zu fragen, ob du den Finger in das Döschen tauchen dürftest.

Nachdem du deine Jacke bei dem Mädchen mit den tellerrunden, grünen Augen an der Garderobe abgegeben hattest, wandertest du zwischen der Haupttanzfläche und dem Nebenraum mit der langen, gebogenen Bar umher. Drehtest eine Runde und kehrtest an dieselbe Stelle zurück. Der Club war verhältnismäßig leer, die Sonne der wichtigen DJs noch nicht aufgegangen, und du konntest an den bekannten Stellen weit und breit keinen Dealer entdecken.

Du bliebst unruhig, hast dich auf einen Stuhl an der Bar auf der ersten Etage gesetzt, die genau zwischen Tanzfläche und Toiletten liegt. Ein strategisch optimaler Platz mit gutem Überblick darüber, wer sich so alles im Club herumtrieb, weil jeder irgendwann mal pissen musste. Die Getränkekarte war kurz und günstig. Du hast dir einen Whisky bestellt, das Glas rasch runtergestürzt, aber noch rascher war dir langweilig.

Also bist du weitergezogen, durch den schwarz-weiß gekachelten Korridor mit seinen bunten Türen und Spiegelscherben an der Wand bis zu dem alten Fabrikraum. Dort, wo früher die Fabrik gewesen war, befand sich jetzt der offizielle Raucherbereich. Tatsächlich aber wurde in jeder Ecke geraucht. Du warst erst zweimal im »Korridor« gewesen und hattest jenen kleinen Raum, der das »Zimmerchen« genannt wurde, bisher noch nicht gefunden. Die Leute hatten dir davon erzählt, und du hattest dir gemerkt, dass die Tür sich irgendwo hier draußen befinden musste. Du spieltest mit der wippenden, noch kalten Kippe in deinem Mund, starrtest in der Gegend herum und hieltest nach der besagten Tür Ausschau.

Eine nette, ältere Frau mit exaltierter Fönfrisur und Netztop stellte sich neben dich. Sie lächelte dich an, du hättest leicht ein Gespräch mit ihr anfangen und sie nach dem Zimmerchen fragen können: Schalom, hi, wo ist eigentlich das Zimmerchen? Und wieso ist hier nirgendwo ein Dealer? Die Frau wollte dir nichts Böses, das spürtest du, sie war nur schon ein bisschen runzlig. Und trotzdem schämtest du dich. Keine Droge auf der Welt kann eine solch tiefe Scham erzeugen.

Du zücktest eine Zigarette. »Sag, kann ich mir eine von dir schnorren?«, fragte die Frau. Du hieltest ihr eine hin.

»Wenn du mir dafür Feuer gibst«, erwidertest du.

Sie zündete dir die Zigarette an, und du ließest sie stehen. Gingst durch die grüne Tür zurück nach drinnen zur Tanzfläche. Du schautest hoch zur zweiten Etage, die ganz leer aussah. Die Treppe, die zur zweiten Etage hinaufführte, flackerte wie ein bunter Regenbogen, jede Stufe leuchtete in einer anderen Farbe. Das letzte Mal, als du im »Korridor« warst, hatten sie den Aufgang nach oben mit einem roten Samtband und einem furchteinflößenden Türsteher versperrt. Du hattest es nicht mal zu versuchen gewagt, durchzukommen. Jetzt war der Weg frei, doch als du die Stufen nach oben klettertest, hattest du das Gefühl, als würdest du in verbotenes Territorium eindringen.

Die Musik auf der zweiten Etage war für das Ohr angenehmer, wenn man noch keine Drogen genommen hatte. Die Boxen standen weiter weg, vielleicht klang die Musik deshalb sanfter. Du saßest auf einer der Couchen. Der Raum war gemütlich, aber nahezu leer, es gab kaum Männer, die du gern mit nach Hause genommen hättest. Seltsam, obwohl du nicht hübsch bist, bist du so wählerisch. Da entdecktest du einen Riesen, einen jungen Afrikaner mit Rastazöpfen und glänzender Silberkette um den Hals, dessen Blick einen Moment an dir hängen blieb. Er musterte dich mit Interesse, du schenktest ihm einen längeren Blick. Aber ich kannte dich gut, aus Erfahrung wusste ich, dass es, so puritanisch wie du bist, beim Schöne-Augen-Machen bleiben würde. Einen Schwarzen erlaubst du dir nur in der Fantasie. Ich war pragmatisch, besser schautest du dich weiter um. Denn wenn du erst mal in Jagdstimmung bist, macht das Suchen nach einem passenden Objekt auch richtig Spaß.

Auf der Couch vor dir fläzte sich ein Mann, der dir gefiel und der eben dabei war, eine junge Frau in grünem BH zu küssen. Seine Hände umschlossen ihre Brüste, sein langes Haar verdeckte ihr Gesicht. Ein hübsches Bild, das du nicht fotografieren konntest, weil die nette Dame von der Sicherheitskontrolle, die dich abgetastet und mit dem Detektor über deine Tasche gefahren war, auch einen blauen Aufkleber auf die Handykamera geklebt hatte. Die Security-Leute des Clubs waren in Zivil, damit man sie nicht erkannte, trugen Schwarz und Sneakers wie alle anderen. Sie hätten es sofort mitgekriegt, wenn du fotografiert hättest. Es wurde einem unmissverständlich gesagt – Aufnahmen jeder Art sind strengstens verboten. Der Club präsentierte sich als saubere Zone, großer Freiraum.

Du erhobst dich, lehntest dich an das Geländer und blicktest auf die Haupttanzfläche hinunter. Ringsherum waren große Betonkuben verteilt; die enthusiastischsten Tänzer waren längst auf eigene Faust raufgeklettert. Du hattest das auch schon mal machen wollen, warst aber bisher noch nie drauf genug dafür. Also rücktest du zumindest ein bisschen näher, stiegst die Treppen hinunter, suchtest dir ein Eckchen an der Bar bei der Tanzfläche und bestelltest noch einen Drink.

Er trug ein Top mit einem dämlichen, bunten Aufdruck, dazu schwarze Chucks. Er war dünn, fast schon zu dünn. Die engen Jeans waren verwaschen. Er hatte feines blondes Haar, blasse Haut, hellbraune Augen und erstaunlich muskulöse Arme. Der Mann tanzte zu deiner Linken, und er tanzte, als wäre er schwul. Du konntest ihn nur im Profil sehen, in schlechter Beleuchtung und warst dir nicht ganz sicher. Ja oder nein? Schwul oder nicht? Ein Fragezeichen ist schon mal ein Fortschritt. Es war einfach zu dunkel, um es genau zu erkennen. Ich versuchte, ihn einzuordnen. Er war nicht außergewöhnlich groß; eigentlich standest du auf große. Auch das Haar war zu hell und zu kurz für deinen Geschmack. Aber vermutlich würdest du an diesem Abend nichts Besseres mehr finden. Er lächelte dich an. Du hattest einen ganzen Track lang, ohne es zu bemerken, eine kalte Zigarette in der Hand gehalten; jetzt kam er zu dir und zündete sie dir an.

Er forderte dich mit einer Kopfbewegung auf, mit ihm zu tanzen. Du zucktest ablehnend mit den Schultern. Bliebst auf deinem Barhocker sitzen, rauchtest und beobachtetest ihn. Das war eine deiner Methoden, Männer zu testen; die Frage war, wie er auf die Ablehnung, mit ihm zu tanzen, reagieren würde. Würde er gekränkt sein? Ausrasten? Sich abwenden? Verschwinden? Weiter drängen? Es gab tausend mögliche Reaktionen. Der Blonde lächelte dich an und tanzte weiter, sein Auge glänzte kummervoll. Du hast deine Zigarette zu Ende geraucht und bist aufgestanden.

Die Begegnung

Seine Augen standen weit auseinander, er erinnerte an eine große Katze. Das war anziehend. Vielleicht weil deine Augen zu eng beieinanderstehen; Verzeihung, ich wollte dich nicht kränken, ja? Du hast nämlich wirklich schöne Augen. Nur eben ein kleines bisschen zu eng beieinander. Für gewöhnlich verteiltest du weißen, glänzenden Puder in den Augenwinkeln, damit es wirkte, als stünden sie weiter auseinander.

Es amüsierte ihn, als er hörte, dass du vorher erst zweimal im »Korridor« warst; er gab dir ein Bier aus und schlug vor, draußen gemeinsam eine kleine Runde zu drehen. Das freute dich, also zogt ihr los.

»Und was machst du so?«, wollte er wissen.

»Spiele«, antwortetest du knapp, »wir entwickeln gerade ein neues Computerspiel in unserem Unternehmen, und ich teste es rauf und runter. Die Kollegen, die den Plot schreiben, wollen wissen, was funktioniert und was nicht. Das mache ich so zur Zeit.«

Er wollte es genauer wissen. »Und dafür kriegst du Geld? Betrügerin.« Ihr habt beide gelacht. Auf deine Frage, was er denn so mache, meinte er nur: »Nichts. Ich bin schon sechs Jahre in Tel Aviv, und noch immer gibt es Leute, die sagen, dass ich kein echter Tel Aviver bin. Aber meiner Meinung nach habe ich mich in der Stadt recht gut eingelebt, zumindest arbeite ich auch nicht richtig.«

»Und wie arbeitet man falsch?«

»Dieses Spiel, das ihr entwickelt, macht mich neugierig. Zeigst du's mir?«

»Klar, gern. Komm wir laden's dir runter.«

»Aber guck mal, ich hab noch ein altes Handy. Nokia. Da ist nur Snake drauf.«

»Verstehe.«

Unterwegs trat er ab und zu auf irgendwas und kommentierte das mit: »I hope this is not human.«

Du musstest lachen.

Kurz zuvor hattest du neben Toiletten gesessen, von denen du nicht wusstest, dass es die Gay-Toiletten sind. Jetzt erklärte er es dir. »Das hier sind die Toiletten für die Homos, das am Eingang die für die Heteros.« Transen fragen nicht und gehen dahin, wo sie wollen. Neben den Toiletten war eine Gruppe muskulöser, tätowierter Männer versammelt. »Ich habe immer ein bisschen Angst vor denen gehabt«, gestand er dir, »bis ich merkte, dass sie geistig auf dem Stand von Sechzehnjährigen sind.« Als hätten sie nur darauf gewartet, begannen die Muskelmänner mit Fistelstimmen zu kichern und drängten sich zusammen in eine Kabine. »Es ist üblich, Drogen auf dem Klo einzunehmen, auch gern in der Gruppe«, erklärte er weiter wie ein Tourguide. Er fühlte sich vermutlich irgendwie verantwortlich für dich. Und ergänzte noch, dass die Drogen hier gut seien. Schlecht warst also vielleicht nur du hier?

»Hey, Strunzi, was geht?« Eine blonde Frau, flach wie ein Bügelbrett und mit raspelkurzem Haar rief ihm vom anderen Ende des Clubs her zu, winkte ihm, er solle rüberkommen. Er sah dich knapp an, ging dann zu ihr und kam wenig später mit ihr zurück.

»Kennen wir uns schon? Du bist echt hammerhübsch«, begrüßte sie dich. Bist du nicht, aber sie selbst war es und wusste es auch. Sie redete mit ihm, ziemlich lange sogar, und irgendwann fragte sie ihn dann, vor deinen Augen, nach seiner Nummer. Er gab sie ihr. Da hast du kapiert, dass er es nur freundschaftlich mit dir meinte.

Die beiden plauderten weiter, und du unterdrücktest, so gut es ging, deine Wut, führtest einen höflichen Smalltalk mit der besten

Freundin der Bildhübschen, die wiederum deutlich weniger hübsch war. Als du ihr erzähltest, dass du bei einem Start-up arbeitest, interessierte sie sich brennend und diskutierte angeregt mit dir. Sie war C++-Programmiererin und liebte ihre Arbeit sehr. Eine sonderbare Person. »Echt kniffelig, die richtige Reihe von Operatoren zu finden«, sagte sie, »aber wenn du sie dann hast – ein echtes Glücksgefühl.«

Du nicktest. Und ich dachte bei mir: Ja, genau, vor allem, wenn die Reihe eine Line Koks ist.

»Und nicht vergessen: Du bist echt hammerhübsch«, sagte das Bügelbrett zum Abschied wieder, was mich noch mehr das Gegenteil glauben ließ.

»Eine Affäre von dir?«, fragtest du.

»Nein, eine Freundin, die sich gerade von ihrem Freund getrennt hat. Ich mache mir Sorgen um sie. Sie ist so zerbrechlich.«

»Wie edel von dir.«

»Meinst du das zynisch?«

»Nein. Warum denken immer alle, ich wäre zynisch? Sogar meine Psychologin denkt das.«

Ihr rekeltet euch auf den Couchen im oberen Stockwerk, von wo aus man die ganze Tanzfläche überblickt. Dein Herz schlug viel schneller in dem großen Saal, dabei war es so dunkel, dass man unmöglich etwas erkennen konnte. Er erzählte dir, er habe in einer kleineren Stadt studiert und komme ursprünglich aus einem religiösen Haus. »Mit Drogen hätten wir noch sehr viel mehr Spaß. Ich bin schon durch den ganzen Club gerannt. Oben wie unten. Aber es ist kein Dealer da. Glaub mir.«

»Ich glaube, wir verstehen uns auch ohne Drogen wunderbar«, antwortetest du.

Du hattest tatsächlich vorgehabt, Drogen zu nehmen. Aber ihr verstandet euch auch ohne wunderbar. Er erzählte dir von einer Freundin, die gestorben war. Eine ältere Frau, Bildhauerin, die fünfmal Krebs gehabt hatte. Und ausgerechnet als sie das letzte Mal miteinander sprachen, sagte sie, es ginge ihr gut, ihr Zustand bessere sich. Dann starb sie innerhalb von drei Monaten. Warum redetet ihr plötzlich über den Tod? Und warum fühlte sich das richtig an?

»Meine beste Freundin hat Pilze gegessen und ist ins Delirium gefallen.«

»Meine Schwester hat sich das Leben genommen. Wir haben nicht verstanden, warum. Sie hat keinen Abschiedsbrief hinterlassen.«

»Ich hatte immer diese innere Regel, dass ich entscheide, was ich mir gönnen will: LSD oder Ecstasy. Und dabei blieb es dann auch. Und auf Festivals hatte ich diese innere Regel, dass ich innerhalb von vierundzwanzig Stunden nicht mehr als eine Droge nehme. Und dann kam plötzlich diese Zeit, als die Leute mehrere Drogen gleichzeitig nahmen. Eine Line Koks, dazu Ketamin. Nichts war den Leuten genug. Leute eben. Nu. Aber ich. Bin ich.«

»Morgen ist Muttertag. Da muss ich wohl meine Mutter anrufen. Ich habe die ganze Woche nicht mit ihr gesprochen.«

»Mein kleiner Bruder hat schon sechs Kinder.«

Er redete, rührte dich nicht an, sein Arm streifte nur wie zufällig deinen Arm. Und das war in Ordnung. Er schlug vor, den Rundgang zu beschließen und vorher noch ein bisschen im Zimmerchen zu tanzen. Du stimmtest seinem Vorschlag freudig zu.

Ihr habt viel getrunken und getanzt, die Köpfe dicht beieinander.

Du hast dir geschworen, dass du ab jetzt jedes Mal, wenn du diesen Song hörtest, an ihn denken würdest –

Er küsste dich.

»Oh, was für ein Druck, was für ein Druck. Wie werde ich nur damit fertig? Ich muss dir ein schönes Wochenende machen«, sagte er. Das hörtest du gerne. Aber du wusstest, das war nur so dahingesagt; er würde dir kein gemeinsames Wochenende schenken, höchstens einen Abend seines Lebens. Und hätte er wirklich mehr Zeit mit dir verbringen wollen, hättest du sowieso nicht damit umgehen können.

Du stelltest dir schon vor, wie du am nächsten Tag Milka davon erzählen würdest: Wir kamen nicht an Drogen, we were high on each other.

»Was willst du also machen aus deinem Leben?«, fragtest du ihn.

»Ich will alles. Aber komm, machen wir ein Foto von uns. Hast du Lust?«

»Ich hasse es, fotografiert zu werden.«

»Da verpasst du was, es gibt dort Diskomusik.«

Draußen gab es mehrere Stände. An einem wurden Bananen verkauft. An einem anderen stand ein Mann in Anzug und drückte, ein Bein hochgehoben, die Schuhsohle gegen den Hals eines anderen Mannes, mit nichts als weißen Unterhosen und einem schwarzen Ledergeschirr bekleidet.

»Schickes Dress«, kommentiertest du.

»Absolut. Ich hab so was auch zu Hause. Sehr bequem und luftig.«

Zwei Frauen, die sich sehr ähnlich sahen, wiegten sich auf einer großen Schaukel. »Hierhin gehst du, wenn dir nach Brechreiz ist«, meinte er zu dir.

»Kennen wir uns nicht schon?«, quatschte dich das hübsche Bügelbrett erneut an. Ihr begegnetet euch zum zweiten Mal an diesem Morgen. Und sie war immer noch bildhübsch. Sie fragte also dasselbe wie zuvor, eine rein rhetorische Frage, auf die sie ohnehin keine Antwort erwartete. Du reagiertest mit: »Kann sein, ich erinnere mich nicht.« Seelische Feindschaft wittertest du immer sofort. Dein neuer Bekannter zog dich dann weiter zu den Darkrooms. Er zeigte so stolz auf die Kabinen, als hätte er sie selbst gebaut, doch du warst es, die den Vorhang beiseitezog und den ersten Fuß hineinsetzte.

Er küsste dich sanft, erforschte deinen Hals und streichelte dir über den Kopf. Küsste deinen Haarflaum am Hinterkopf. Du wurdest ganz feucht.

Dann sagtest du, und es klang ziemlich künstlich: »Ich weiß ja nicht, ob du gern liest, aber ich hab gerade ein richtig tolles Buch gelesen, es geht um einen Nervenzusammenbruch. Die Geschichte beginnt damit, dass eine junge Frau ihren Freund an der Universität besucht.« Du zögertest, bevor du den Namen des Autors nanntest, weil es besser war, zu schweigen und damit aufzuhören, die Männer auf Dummheit zu testen, ob absichtlich oder nicht.

Erst beim dritten Anlauf, als er von seiner herrlichen Wohnung schwärmte, dämmerte dir, dass er dich möglicherweise mit nach Hause nehmen wollte. Du warst hier die Dumme.

Es war schon richtig spät. Beziehungsweise früh, denn die Party war noch lange nicht vorbei. Er nahm dich in seine Arme, drehte dich um und bettete dich auf die gepolsterte Bank. »Schade, dass es hier keine Türen gibt«, sagte er. »Aber so kann uns auch niemand zuschauen«, antwortetest du. Und führtest seine Hand zu deinem Slip. Er brauchte einen Moment, um zu verstehen, dann machte seine Hand, was du wolltest, und er steckte dir seine Zunge in den Mund. Natürlich hast du die Augen zugemacht.

»Meine Ex war Borderline. Aber ich wusste es nicht. Sie war ziemlich anstrengend, wenn wir uns gestritten haben. Hatte immer Angst, ich würde sie verlassen, und knutschte dann mit irgendwelchen Jungs oder Mädchen rum, um mich eifersüchtig zu machen.«

»Und, hat's gewirkt?«, wolltest du wissen.

»Sie war in vielen Dingen ziemlich kompliziert«, gab er zurück. »Ja, und gerade das hat bei mir gewirkt.«

Du lachtest.

»Frau sein ist leichter«, sagte er.

»Glaubst du das wirklich?«

»Du wartest einfach, dass er eindringt. Es gibt keine Versagensangst. Ihr empfangt uns nur.«

»Aber Frauen können sich furchtbar schämen. Den BH auszuziehen. Ausgepackt zu werden. Beim Orgasmus.«

Im gleißenden Sonnenlicht

Er holte sich bei der hübschen rothaarigen Frau mit den grünen Augen an der Garderobe seinen braunen, riesigen Monsterpelzmantel ab, in dessen Tasche eine goldene Zuhälter-Brille steckte. Als er sie aufsetzte, verwandelte er sich im Nu in einen anderen Menschen.

Du hattest dich bis zu dem Augenblick, als ihr den Club verließt und ins gleißende Sonnlicht hinausgingt, nicht wie eine Bestie gefühlt. Und nun trat zutage, was du noch versäumt hattest: Du hattest vergessen, deine Sonnenbrille mitzunehmen. Für einen kurzen Moment warst du geblendet, doch dann enthüllte sich die Wahrheit, und du warst völlig verzaubert.

In dem hellen Licht stand ein hübscher Mann. Sehr viel hübscher als du. Er war ganz und gar nicht deine Liga. Wie und warum hattest du ausgerechnet mit ihm angebandelt? Als du ihn nun im strahlenden Sonnenschein sahst, erschien er dir wie ein Star, eingemummt in einen braunen, riesigen Pelzmantel mit goldener Elvis-Presley-Brille. Auf der Wange hafteten noch Reste von goldenem und orangenem Glitter. Ein katzenhafter, junger David Bowie. Grazil, mit feinen Gliedern. Unter seinen engen Jeans zeichnete sich ein großer Penis ab. Mit seinem glatten dünnen Haar wirkte er nicht ganz gesund, leicht fahl; aber gerade diese Zerstörung und Auflösung, die er selbst bewirkt hatte, machten ihn schön – schön wie eine von Zeit und Wetter gezeichnete Marmorskulptur.

An der Ecke des Boulevards, wo seine Straße begann, gab es ein kleines, weiß gestrichenes Café, das schon geöffnet hatte. Ihr gingt hinein, und er kaufte euch ein Frühstück zum Mitnehmen: zwei Croissants und zwei Quarktaschen. Er befühlte das Gebäck und stellte fest: »Zu trocken.« Als ihr in seine Straße einbogt, warst du verlegen, und die Verlegenheit wurde noch größer, als ihr vor seinem Haus im Norden des alten Tel Avivs standet. Ein zweistöckiges Gebäude in einer Straße voller Vogelgezwitscher, überall Büsche und Blumen, die Bäume in frischem Grün. Du hattest ganz vergessen, dass es solche verwunschenen Straßen überhaupt noch gibt in Tel Aviv.

Das Haus

An seiner blauen Haustür klebte die Zeichnung eines lustigen kleinen lilafarbenen Kyklopen. Ihr betratet seine Wohnung. Sie hatte Parkettfußboden mit einem Muster aus großen Holzquadraten; drei Paar schwarze, mehr oder weniger verschlissene Chucks standen ordentlich nebeneinander. Außerdem stand da ein seltsamer Apparat, bestehend aus einer langen, dicken Stange, an deren Ende sechs Seifenblasenpistolen im Kreis um eine kleine, funkelnde Diskokugel herum befestigt waren. Er hatte diese Maschine selbst gebaut, schaltete sie für dich ein und schob sogleich entschuldigend hinterher, dass im Moment zu wenig Flüssigseife in den Pistolen sei, sodass die Vorführung schiefgehen könnte. Doch dann schoss eine Bugwelle von Seifenblasen aus der Maschine, ein Bündel Schlangen, das sich dem Kopf der Medusa entwand.

»Die Leute werden zu kleinen Kindern, wenn sie das sehen«, sagte er. »Aber ich habe vergessen, neue Seife zu kaufen, deswegen habe ich die kleine Wundermaschine heute nicht mitgenommen, obwohl sie mir immer freien Eintritt in den Club verschafft. So hatte ich die Hände frei zum Tanzen.«

Die Küche war klein und hatte ein Fenster, das auf einen grünen Hof blickte. Eine Wand war lila gestrichen, und genau in der Mitte hing ein weißer Hirschkopf aus Porzellan, der mit der Wandfarbe kontrastierte. Ein runder Esstisch stand an der Wand; zwei Couchen mit Holzlehnen und Polstern aus grünem Samt dienten als Sitzgelegenheit. Jedes Detail war liebevoll und bedacht arrangiert, selbst die einfachen Küchenschränke waren poliert und bunt gestrichen, die Griffe in Eulenform gearbeitet.

An der Wand hing in einem Fleece-Rahmen die Fotografie von drei blonden Kindern auf einem rosafarbenen Pferdchen.

Du hast dich verschlossen, wie dick eingepackt in den grünen Samtsessel gekauert: vor dir der Esstisch, hinter dir die lila Wand, der weiße Hirsch schnappte nach deiner Angst. Er zog ein altes weißes Service aus dem Küchenschrank, mit kleinen blauen Vögelchen verziert. Öffnete eine Küchenschublade und holte ein Messer heraus. Selbst das Besteck in der Schublade war schön geordnet. Überhaupt war alles hier blitzblank und ordentlich.

Dir wurde schnell klar, dass ihr zwei als Menschen gegensätzlicher nicht sein konntet. In seinem Haus war alles viereckig und in geraden Winkeln platziert. Genau das Gegenteil von deinem Zuhause. Doch dafür war dein Leben geordnet, warst du stets zielstrebig, während sein Leben im Kern, anders als an der Peripherie, völlig orientierungslos verlief. Als hätte er deine Gedanken gelesen, sagte er plötzlich: »Wir alle brauchen ein Projekt im Leben, mein Projekt ist die Wohnung.«

Unter dem Küchentisch lag ein kleiner, grüner Teppich aus Kunstrasen, auf dem eine Gruppe bunter Barbapapa-Figürchen aus Plastik sich an den Händen hielt und fröhlich im Kreis tanzte; Barbapapa selbst trug eine Krone.

Sein Wohnzimmer hatte ein Riesenfenster, das den ganzen Raum mit Licht durchflutete. An der Wand lehnte ein Staubsauger. Vergiss nicht, ihn an deinen Namen zu erinnern, denn er wird sich nicht erinnern, ob du ihn überhaupt schon gesagt hast. Drei Bilder hingen in einem Silberrahmen an der Wand: eine funkelnde Diskokugel, eine lebensechte Gummi-Babypuppe und ein Foto von ihm, wie er als Kyklop verkleidet im »Korridor« tanzt.

Irgendwie wusstest du, dass es seine ältere Schwester gewesen war, die sich das Leben genommen hatte. Warum sind es immer die Älteren, die sich das Leben nehmen? Erst vor Kurzem, so erzählte er dir, hatte er die selbst zurechtgesägten und polierten Holzregale an der Wand aufgehängt. Du dagegen hattest jemanden kommen lassen, der dir die Ikea-Regale aufbaute. Bei ihm hatte alles seine Ordnung. Jedes Ding hatte seinen Platz. Deine Wohnung war fast leer, aber trotzdem ein heilloses Durcheinander.

Er erzählte dir, dass mit dem Tod seiner Schwester das ganze Zuhause auseinandergebrochen sei; seine Mutter wurde krank und starb kurz nach ihrer Tochter an gebrochenem Herzen. Seine älteren Brüder wandten sich vom Judentum ab und gingen fort. Er wuchs allein bei seinem Vater auf. Bis er eines Tages seine Sachen packte und ebenfalls sein Elternhaus verließ. Er wusste, irgendwo dort draußen warteten seine Brüder auf ihn. Und er wollte sie finden. Packte seine Sachen und zog fort. Einfach so. Wie mutig.

In seiner Bibliothek stießt du auf Bücher und Namen, von denen du noch nie zuvor gehört hattest: Clifford Geertz. Edith Wharton. Effi Briest. »Lehrbuch der Herzenspflichten« von Bachja ben Josef ibn Pakuda. »Die Pforten der Wahrnehmung«. Karl Popper. »Valis« von Philip K. Dick und zweites Buch aus der Zeit seiner Umnachtung. Alle anderen konntest du von Weitem nicht richtig entziffern.

»Das täuscht, ich mache nichts außer Drogen nehmen, nicht mal lesen.«

Er warf seinen glimmenden Zigarettenstummel – flicker flicker – in flachem Winkel direkt in den Müll im Hof der Nachbarn. Du überlegtest, es ihm nachzutun, aber du bist nicht gut im Zigaretten-Wegschnippen.

»Schon okay, den Hof benutzt sowieso keiner«, sagte er.

»Du kannst das ja offenbar ziemlich gut, Volltreffer.«

»Man muss nur daran glauben.«

»Ich dachte, du bist nicht mehr religiös.«

»Ich bin Agnostiker. Ich glaube also schon, aber manche sagen, das wäre kein echter Glauben. Obwohl im Grunde nur Agnostiker wirklich glauben können, denn wenn du betest und völlig überzeugt bist, dass Gott existiert und dir antwortet, dann brauchst du eigentlich keinen Glauben mehr.«

»Jesus.«

Er kicherte. »Ist von Derrida, nicht von mir. Beten ist ein reiner Glaubensakt, denn Beten bedeutet, dass ich um den Glauben ringe, weil ich an der Existenz Gottes, an seiner Antwort, ja an der bloßen Möglichkeit, dass es ihn gibt, zweifle. Ironischerweise verbirgt sich gerade im Gebet jene Kluft zwischen Glauben und Wissen, oder wie der große Priester Leonard Cohen es so schön auf den Punkt gebracht hat: ›There is a crack in everything.‹«

Seit ihr in seiner Wohnung wart, hatte er dich nicht angerührt; du harrtest darauf, dass er dich wieder küssen würde, betetest innerlich darum.

»Wenn ich im Bett liege, höre ich die ganze Nacht diese Blagen über mir mit den Füßen trappeln.«

»Den ganzen Morgen meinst du.«

Im Schlafzimmer war alles in dunklem Blau gehalten. Auf dem Fußboden lag eine große Matratze, dazu gab es zwei Kissen, und am Kobalthimmel funkelten Sterne. Die Lampe in der Mitte der Decke hatte die Form eines echten Monds, und die dicke Tapete an den Wänden sah aus wie ein weicher Stoffüberzug, den man am liebsten anfassen mochte.

Seine Eier waren klein, die Schamhaare entfernt. Vielleicht hatte er sie wegrasiert, doch bei dem wenigen Haar musste das nicht zwingend sein. Diese Entdeckung löste bei dir natürlich sofort Stress aus.

1. Weil du deine Schamhaare nicht sorgfältig entfernt, sondern nur hier und da ein bisschen gestutzt hattest und dir ihm gegenüber plötzlich wie ein Affe vorkamst. Und 2., weil das zeigte, dass er sexuell ziemlich aktiv war.

Sein Körper war völlig glatt. Du konntest nur ein paar winzige Hautwarzen zwischen seinen Schulterblättern ertasten. Und Gänsehaut. Erregten ihn etwa schon diese ersten Berührungen?

Er ging pinkeln. Ohne Drogenrausch schämtest du dich schrecklich, so nackt dazusitzen. Du verstecktest deinen großen Hintern, indem du dich aufrecht hinsetztest, und zogst die Bettdecke über die ungeschnittenen Zehennägel. Zum Glück trugst du zumindest einen Spitzenschlüpfer in schrillem Pink. Lustig war, als er ihn später mit den Zähnen zerriss.

Der eine Strumpf schwarz, der andere weiß. Du batest ihn, sie auszuziehen.

Das Vögeln ging sehr rasch. Rhythmisch.

»Willst du dich bewegen? Sieht nicht so aus.«

»Sorry, wenn ich zu laut war.«

»Voll in Ordnung. Das hört man alles im Kinderzimmer der Nachbarn. Die haben mich schon Millionen Mal geweckt.«

Sommersprossen. Kleine Narben an der Schulter. Glatte Haut. Kleine Eier. Großer Schwanz. Kondom.

(Als er das Kondom abstreifte, bespritzte er sich selbst mit Sperma. Auch das war lustig. Jedenfalls für dich.)

Der Schlaf

»Großer Gott. Das war spitze.«

»Was willst du jetzt machen?«

»Ich will alles.«

»Kannst du gleichzeitig mit mir kommen?«

»Ich bin doch eben erst gekommen.«

Warum gabst du solchen Mist von dir? Du konntest noch nie mit jemandem, mit dem du zum ersten Mal Sex hattest, gleichzeitig kommen. Weil schlicht zu viele neue Eindrücke auf dich einströmten, deswegen hattest du auch mit einem One-Night-Stand am liebsten mindestens zweimal Sex.

»Großer Gott. Das war spitze.«

Oben trommelten wirklich die Kinder mit ihren kleinen Füßen auf den Boden. Trippel trappel.

Er leckte dich, es dauerte ein bisschen, aber du kamst, konntest nicht mal mehr überrascht sein, denn danach schliefst du wie ein Mann sofort ein. Später, mitten in der Nacht, also mittags, nachdem ihr tief geschlafen hattet, wachte er auf, als hätte er gemerkt, dass dir kalt ist. Stand auf, holte eine Decke aus dem Schrank und deckte dich zärtlich damit zu. Er kuschelte sich leicht von hinten an dich, berührte dich wie schwebend mit der Hand, biss dich sogar zärtlich ins Ohr.

Dann änderte sich die Atmosphäre allmählich. Trotz der Decke frorst du, als du in seinem Bett erwachtest. Er berührte dich, hatte offensichtlich Lust auf eine zweite Runde, vielleicht darauf, dass du ihm einen bliest. Aber kurz nach dem Aufwachen bekamst du immer schwer Luft durch die Nase, deshalb war ein Blowjob jetzt eher ungünstig. Du sagtest ihm, er solle dir sagen, was er will. Denn du wolltest nicht sagen, dass du auf keinen Fall gehen wolltest. Da sagte er, es sei Zeit zu gehen.

Manchmal wurdest du zu dem kleinen Mädchen, das hartnäckig immer dort blieb, wo man es nicht haben wollte.

Er sagte, es sei Zeit zu duschen.

Du sahst, dass sein Haar von der langen Partynacht und dem Sex danach feucht und klebrig war.

Nach dem Duschen saß er in ein Handtuch gehüllt, ganz weiß, als hätte man ihm die Federn ausgerupft, auf dem Schemel in der Küche. Hinter ihm ein gerahmtes Bild von einem blauen Vogel auf einem Ast. Er schälte sich eine Banane. »Du weißt doch, Bananen sind gut, wenn man Ecstasy nimmt. Ich erinnere mich, dass ich mal ein ganzes Jahr lang jeden Tag eine Banane gegessen habe. Mein Mund war so was von ausgetrocknet. Wenn ich mal kein Ecstasy habe, was gelegentlich vorkommt, versuche ich, das Gefühl irgendwie anders herzustellen. Mir im Körper vorzustellen, wie sich das anfühlt.«

»Und das funktioniert?«

»Nein!«

Auch du gingst duschen. An der Dusche hing ein Zettelchen mit einer Liebesbotschaft, die du nicht lesen konntest, denn die Buschstaben waren durch die heißen Dämpfe verwischt und verlaufen, aber der Lippenstiftabdruck von dem feuerroten Kussmund war noch immer deutlich zu erkennen.

Nachdem du den Kaffee getrunken hattest, fragte er dich ganz unverblümt: »Fällt es dir schwer, zu gehen?« Du hast wohl nicht gleich geantwortet. Ja, du hattest vergessen, wie man sich in so einem Fall am besten verhält. »Ja. Ein bisschen schon«, antwortetest du und lächeltest, aber er lächelte nicht zurück. »Völlig in Ordnung. Du schuldest mir nichts. So ist der Deal.« Du warst ja nicht dumm, gingst schon lange genug in Clubs und wusstest nur zu gut, dass das der Deal war. Eine Nacht. Meistens war es darum auch so schön.

»Vielleicht treffen wir uns noch mal?«

»Das ist ein wunderbares Kompliment. Aber um ehrlich zu sein, ich bin nur am Sex interessiert«, sagte er.

»Das schlage ich ja vor«, sagtest du, »einfach noch mal.«

Als du das sagtest, wusstest du schon, dass das sehr pathetisch klang. Vielleicht meintest du, dafür büßen zu müssen, dass du ihm keinen geblasen hattest, als ihr aufgestanden wart. Weil du nicht zugedröhnt warst, hattest du Angst, dich mit irgendwas anzustecken.

»Ich muss dann an meine Ex-Freundin denken und fühle mich sofort unwohl.«

»Warum genau willst du sie nicht zurück?«

»Das ist echt zu persönlich, sorry.«

»Wir teilen einen intimen Moment, wo man alles sagen darf, oder nicht? Gehört das nicht auch dazu?«

Dein Herz schlug wie wild.

»Wenn es jetzt unpassend ist, warum überhaupt das Ganze?« Nu, schweig schon, dachte ich.

»Weil du so süß und hübsch warst.«

Der Abschied

»Ich habe keine sauberen Klamotten mehr«, sagte er zu dir, während er ein Paar graue, durchlöcherte Baumwollunterhosen vom Boden aufsammelte und sich anschließend hinsetzte, dir signalisierte, dass es Zeit sei, sich anzuziehen. »Ich kann dich zum Bus bringen, wenn du magst.«

Er holte Post-its aus dem Wohnzimmer, um dir seine E-Mail-Adresse aufzuschreiben. Und sofort kreischte eine Stimme in deinem Kopf: Was? Das ist alles? Das ist alles? Sehe ich dich nie wieder? Vermutlich war das meine Stimme, die da aus dir hervorbrach. Aber dann fragte er dich nach deiner E-Mail-Adresse. Nicht mal nach der Telefonnummer. Da hast du kapiert. Hast ihm deine gegeben und ihn mit ungutem Gefühl auch um seine gebeten. Denn es war unsicher, ob er dir seine tatsächlich geben wollte.

Beim Abschied unter der rosafarbenen, raschelnden Bougainvillea an der Straßenecke umarmte er dich, und sein warmer Körper traf auf deinen kalten Körper. Wieder drehte sich alles um dich herum. Du richtetest dich gerade auf, der Boden schwankte, du hieltst dich an seiner blau karierten Jacke fest, wünschtest dir, dieser leichte Schwindel möge noch ein klein wenig länger anhalten. Als er sich dann von dir löste, verlorst du das Gleichgewicht und fielst nach hinten. Lichtjahre weit zurück ins Chaos, du musstest deine High Heels mit Wucht in den Bürgersteig bohren, um nicht ins Unendliche zu stürzen. Der Kontakt mit dem festen Grund ließ dich beinahe stolpern. Doch er schaute dir weiter tief in die Augen. Ließ dich zugleich für immer los und verhakte sich mit seinem Blick in dir, ließ nicht einen Moment ab von dir und ergriff dich, als du verloren in der Spirale des Hasenbaus abwärts taumeltest. Ergriff dich in der letzten Sekunde, gerade noch rechtzeitig an der Jacke, an den Hüften. Das half, er stellte dich wieder fest auf den Boden. Bestürzt kehrtest du ihm den Rücken zu, gingst schnellen Schrittes, mit geneigtem Kopf durch den Kuppelgang der Bäume die Straße hinunter. Lauf, solange ich noch zu dir spreche.

Als du am anderen Ende der Straße ankamst und dich umschautest, stand er noch immer dort. Sah dir nach.

Ein double take der Blicke auf der Straße nach eurem Abschied. Es gab eine innere, wortlose Verbindung zwischen euch. Was war damals dort vorgegangen, wenn auch nur für ein Blinzeln?

»Ich habe fünf Jahre Arbeit in diese Wohnung gesteckt. Jede Ecke eigenhändig renoviert; ich hänge an dieser Wohnung, will hier nicht mehr weg. Ich bin überhaupt ein Mensch, der nicht gern weggeht.«

»Und ich hänge nie genug an etwas, um zu bleiben.«

Er küsste dich langsam.

»Weißt du, ohne Drogen fühle ich mich meistens unwohl.«

»Kenne ich.« Ich fühle mich auch meistens unwohl.

»Wie heißt du überhaupt? Hast du mir nicht gesagt.«

»Micki.«

»Ich bin Jonatan.«

60. Zukunft ist Gegenwart

Die Gegenwart, in die du zurückgekehrt bist. Flattere mit den Augenlidern; rosafarbener Schnee rieselt auf den flimmernden Bildschirm, die geflügelte Sanduhr wird umgedreht. Die Frau auf der Spielkarte ist an ihren Fußknöcheln aufgehängt; Federn lösen sich von ihrem Kleid, fallen wie vergeistigt aufwärts. Die Zukunft ist längst hier, nur das Lied erscheint dir alt. Öffne die Augen. Ein »tola'at schir« kriecht durch dein Ohr: »Ohrwurm« nennen die Deutschen das. Jemand spielt einen Remix, ein Feuerwerk an Beats, in dem eine einzige gesampelte Zeile immer wieder auftaucht, gesungen von der zarten Stimme Astar Shamirs: »Etwas löst sich von meinem Körper / ich weiß nicht, ob ich hier sein wollte / ob ich versank oder schon flog.«

61. Zukunft ist Gegenwart

Du bist wieder älter, bist wieder im »Korridor«, auf der großen Tanzfläche, alles ist schwarz. Der Drogenrausch entfaltet seine volle Wirkung, ist auf seinem Höhepunkt, das ist seine Zeit: Feuer, Feuer, Brand. Das ist das Gefühl, das alles umfängt, innen drin. Es könnte nicht besser sein. Ich bin mir nicht sicher, ob es Ecstasy ist, so gut ist das. Wenn es Ecstasy ist, dann ist es verdammt guter Stoff, echtes MDMA, sauber und rein: Du hast die goldene Vene angezapft. Du hast keine Halluzinationen, keine Fantasietrips, siehst keine Farben. Darum geht es auch gar nicht. Die Wirklichkeit muss Farbe und Form nicht ändern, um wundervoll zu sein. Alles, was geschieht, alles, was du dir erhoffen darfst, ist so viel mehr, als du dir vorstellen kannst. Einfach, weil die Wirklichkeit existiert und ist, wie sie ist. Sie ist da, und du fließt intensiver als je zuvor in ihrem Strom. Was bist du doch für ein Glückskind.

Und was macht Gal in diesem All? Ist noch immer mit dem gestrigen Tag beschäftigt; debattiert, verhandelt, glaubt, dass seine Worte einen Wert haben. Haben sie aber nicht. Dank der Sprache können wir uns erinnern, doch sie entfernt uns vom Ort, wo wir stehen, entfernt den einen vom anderen. Gaunerin. Das Wort selbst besitzt keine Wirklichkeit; es reduziert, kontrolliert die Wirklichkeit und wird so zur einzigen Wirklichkeit.

»Ich will das nur mal gesagt haben: Du lügst. Du hast Jonatan betrogen.«

»Ich habe keine Ahnung, wie du auf diese Idee kommst.«

»Ich bin Geschäftsmann, weil mein Instinkt mir sagt, was Sache ist.«

»Ich dachte, du bist Geschäftsmann, weil du keine andere Wahl hattest; weil die Geschäfte dich gerufen haben, weil du eine so brillante Idee hattest, dass du gar nicht anders konntest. Das sagst du doch immer, oder?«

»Hast du eigentlich eine Ahnung, wie viele gute Ideen es in dieser Welt gibt? Ich sehe täglich Hunderte gute Ideen. Darum geht es nicht. Die Frage ist, wie überzeugt du von einer Idee bist und wie gut deine Menschenkenntnis ist. Ich erkenne dich, Micki, und das ist es, was ich fühle. Sag ›Ja‹ – und schon bist du ein Mann.«

»Aber, Gal, ich bin eine Frau.«

»Wir teilen hier einen intimen Moment, wo man die ganze Wahrheit sagen darf, oder nicht? Gehört das nicht auch dazu?«, fragte Gal.

»Wir haben gerade einen Drogenrausch.«

»Da hast du's, ich blicke dir tief in die Seele. Du kannst es nicht leugnen.«

»Du gräbst dich wirklich ins Bergwerk der menschlichen Seele.«

Dazu lächelt Gal, dieser Bösewicht.

»Ich will wissen, warum es dir so wichtig ist, dass ich das zugebe.«

»Weil ich weiß, dass ich recht habe.« Gal lächelt, er denkt, dass du gleich nachgibst. Nur jemand, der unnachgiebig ist, glaubt ans Nachgeben.

»Und wohin soll uns das führen? ›An dem Ort, an dem du recht hast, werden niemals Blumen wachsen im Frühjahr.‹«

»Also gibst du's zu.«

»Das sage nicht ich, das sagt Jehuda Amichai. Dieses Zitat steht in der Signatur der E-Mails vom Kindergarten meiner Kleinen. Ich rede nur, mehr nicht.«

»Und das macht dich interessant.«

»Und dass wir uns geküsst haben, ist für den Arsch?«

»Ich gebe dir einen gewaltigen Credit, Micki. Du bist wirklich ziemlich gut trainiert.«

»Im Küssen? Eher eingerostet.«

»Nein, mit den Drogen. Ich wusste, dass du früher ab und zu was genommen hast, aber nicht wie viel. Du hast ja richtig viel genommen. Wie schaffst du es nur, in diesem Zustand überhaupt ans

Lügen zu denken? Wer will mit solchen Drogen im Blut überhaupt noch was denken? Wer kann überhaupt denken?«

»Ich kann immer denken.«

»Dann los.«

»Auch jetzt.«

»Jetzt erst recht. Du weißt, der große Vorteil von Ecstasy – und ich sage das mit einer großen Vorliebe auch für Koks und LSD, über Ayahuasca will ich gar nicht erst reden; das heißt, will ich schon, aber dafür haben wir jetzt keine Zeit –, der große Vorteil ist doch, dass Ecstasy einen anregt, sich selbst alle möglichen Fragen zu stellen und auch eine Antwort darauf zu bekommen. Vielleicht tust du dir ja einen Gefallen, wenn du dich selbst fragst, warum du es nicht zugibst.«

»Ich glaube, jetzt verstehe ich.«

»Was, Kicki?«

»Warum du so hartnäckig bist. Wenn Fremdgehen etwas ist, was ich bei jeder Gelegenheit mache, dann hat das, was hier gerade zwischen uns geschieht, nicht viel Bedeutung, so wie auch ich weder viel Wert noch Bedeutung für dich habe. Ich bin bloß irgendeine Schlampe. Wie deine Ex-Frau. Nein, das, was hier geschieht, ist nichts Besonderes für dich. Du bist schon so oft fremdgegangen und vielleicht ...«

»Vielleicht was?«

»Vielleicht fällt es dir ja schwer zu glauben, dass du etwas Besonderes bist, Gal. Nicht unbedingt für mich, aber im Allgemeinen. Für irgendjemanden etwas Besonderes.«

»Ich bin nichts Besonderes. Ganz bestimmt nicht. Aber diese Drogen? Die haben was.«

Gal schließt seine Hand um deinen Oberschenkel, die Wärme breitet sich aus und klettert dir bis zum Scheitel hoch. Verströmt dort in der Form einer Feuerkrone.

»Du gibst es also zu?«

»Ich gebe zu, ich habe so etwas lange nicht mehr gefühlt. Sehne mich danach. Und fühle es jetzt.«

»Was?«
»Ich fühle.«

62. Ichdu

Sehe ichdu im Wasser des Brunnens, was ichdu sieht. Mehr nicht: Eine Ameise hüpft über das Netz von Frau Spinne, die sogleich auf ihrem Lager zu vibrieren beginnt. Ein Mädchen mit langem Zopf hält die Hand der Oma. Ein winziges Sandkorn, das die ganze Welt enthält.

Zu pompös? Sei froh, dass wir hier kein Poster aus den Eighties sehen: eine Pferdekarawane zwischen den Wellen am Strand, beinahe mit ihnen verschmolzen und selbst schon zu einer großen Welle geworden. Gal hält deine Hand, jetzt ist die Zeit.

Es wird ohnehin unmöglich bleiben, es so zu erzählen, wie es ist. Die Ameise. Das Mädchen. Das Sandkorn. Alles von vorn.

Jetzt kommt der schnellste Track; die Musik ist wohltuend, etwas Lebendiges, aus dem man Kraft ziehen kann – aber dieser Track? Er schlägt ein wie ein Blitz, ein abgeschossener Pfeil, mit voller Wucht. Da, schau nur, er kommt bis hierher, bis zu deinem Mund. Und mit diesem Track steigert sich das Begehren, ihn aufzusaugen; nicht nur durch die Ohren, nicht nur mithilfe der tiefen Bässe, die selbst das Loch im Hintern zum Schwingen bringen. Der Hunger ist so stark, dass du ihn niemals stillen kannst. Dieser Hunger füllt. Die Materie kocht.

Die schwarzen Boxen werden immer breiter und größer, es sind riesige, zitternde Wale. Die Bässe sind fließende Stalaktiten, ihre Spitzen dringen in den Blutkreislauf ein. Und dann plötzlich – Stille, Todesschweigen. Alles tritt auf der Stelle; die Stelle steht auf der Stelle, die Musik hält an. Wahrscheinlich Stromausfall, aber das Licht flackert nicht. Keine Stimme noch Antwort. Finsternis über dem Club. Tohuwabohu. Was wurde angehalten? Die Zeit oder die Welt? Und dann, plötzlich, öffnen sich quietschend und schwungvoll, Meter für Meter die Jalousien an den langen, schmalen Fenstern, rollen bis ganz nach oben: Und es ward Licht. Riesige

Feuersäulen im Tempel, die flammenden Sonnenstrahlen erfassen den Club; der volle Tag bricht lodernd herein, und das Feuer entzündet sich auf der Tanzfläche. Die Gesichter der Tanzenden wenden sich dem orangenen, gleißenden Licht zu. Sie schwanken. Ein Feld betender Menschen-Sonnenblumen. Das Feuer der Sonne entfacht die bewegte Masse, hebt sie hoch, nach oben. Das ganze Publikum im Club ist entflammt, und da, schau, wir gleiten zwischen ihnen durch die Luft. Ichdu, eine von vielen in dieser Menschenherde in urwüchsigem Zusammenhalt. Ganz leichtfüßig, unkontrolliert schwebst du zwischen den Lichtsplittern, tollst golden zwischen den Lichtscherben aus Mensch und Blut, dem entflammten Publikum. Zehntausend Herzen schlagen auf begrenztem Raum zusammen, ein endloses Begehren gefriert zu einem einzigen Moment, der sich fortsetzt ohne

Ende

Quellennachweise:
S. 235: Franz Kafka. Die Zürauer Aphorismen. Herausgegeben und mit einem Nachwort versehen von Roberto Calasso. Frankfurt/Main: Suhrkamp 2006
S. 235: Gustave Flaubert. Madame Bovary. Aus dem Französischen von Elisabeth Edl. München: Hanser 2012.
S. 236: Mischna, Sprüche der Väter. In: Altjüdisches Schrifttum außerhalb der Bibel. Aus dem Hebräischen von Paul Rießler. Augsburg: Dr. B. Filser 1928.
S. 236: Sanhedrin. In: Der Babylonische Talmud. Übertragen und erläutert von Jakob Fromer. München: Anaconda 2013.
S. 303: William Shakespeare: Hamlet, 3. Aufzug, 2. Szene. Übersetzt von August Wilhelm Schlegel. Stuttgart: Reclam 1990.
S. 400: Jehuda Amichai. Zeit. Gedichte. Aus dem Hebräischen von Lydia Böhmer und Paulus Böhmer. Frankfurt am Main: Suhrkamp 1998.

Die Originalausgabe erschien unter dem Titel אבל הלילה עוד צעיר bei Kinneret, Zmora, Dvir — Publishing House in Industrial Park 2019
Umschlaggestaltung: lowlypaper – Marion Blomeyer, München
Typografie und Satz: frese-werkstatt.de
Druck und Bindung: CPI – Clausen und Bosse, Leck
ISBN 978-3-95614-383-0